# HISTOIRE MÉDICALE

## GÉNÉRALE ET PARTICULIÈRE

# DES MALADIES ÉPIDÉMIQUES.

*TOME PREMIER.*

LYON. — IMPRIMERIE DE J. M. BOURSY,
RUE DE LA POULAILLERIE, N° 19.

# HISTOIRE MÉDICALE

## GÉNÉRALE ET PARTICULIÈRE

# DES MALADIES

## ÉPIDÉMIQUES,

## CONTAGIEUSES ET ÉPIZOOTIQUES,

QUI ONT RÉGNÉ EN EUROPE DEPUIS LES TEMPS LES PLUS RECULÉS
JUSQU'A NOS JOURS,

PAR

## J. A. F. Ozanam,

EX-DOYEN DES MÉDECINS DE L'HOTEL-DIEU DE LYON, CHEVALIER DE L'ORDRE DE LA
COURONNE DE FER, ET MEMBRE DES SOCIÉTÉS DE MÉDECINE DE LYON,
IÉNA, BRUXELLES, PALERME, ETC.

## SECONDE ÉDITION,

*REVUE, CORRIGÉE ET CONSIDÉRABLEMENT AUGMENTÉE.*

Certè non aliud utilius consilium est, quàm epidemias,
morborum nempè vitas, quasi scribere.
HALLER, *Hist. morb. Wratisl.*

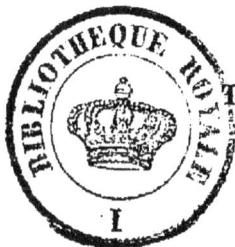

## TOME PREMIER.

A PARIS,

CHEZ TOUS LES LIBRAIRES POUR LA MÉDECINE.

A LYON,

CHEZ L'AUTEUR, RUE PIZAY, N° 5.

1835.

# AVERTISSEMENT

## SUR CETTE SECONDE ÉDITION.

———◦———

DOUZE années se sont écoulées depuis la publication
de la première édition de cet ouvrage; durant cet
espace de temps nous avons exercé la médecine dans
le Grand Hôtel-Dieu de Lyon, ce qui nous a mis à
même de rectifier nos opinions sur quelques principes
que nous avions émis dans le cours de notre travail.
Nous avons cru devoir retrancher la longue nomenclature des constitutions épidémiques : car, après les
avoir étudiées et comparées ensemble, nous n'y avons
reconnu aucun résultat satisfaisant pour la science.

Par contre, nous avons fait des additions considérables et importantes, telles que la monographie complète du Choléra indien, des détails extrêmement
curieux sur la Peste noire du XIVᵉ siècle, l'histoire
de la Variole et de la Siphilis, de la Dothinenterie,
de l'Acrodynie, de la Diphterie, de la Stomatite, etc.;
enfin nous avons terminé notre ouvrage par une table
bibliographique de tous les auteurs que nous avons
compulsés.

Nous espérons que les soins que nous avons donnés
à cette seconde édition, ajouteront un nouveau prix
à nos travaux.

# INTRODUCTION.

Les histoires exactes des maladies, dit F. Hoffmann, et
les observations faites avec soin, sont le premier et le principal fondement de la pathologie et de la thérapeutique; et,
si l'on veut porter la médecine au degré de perfection dont
elle est susceptible, il faut suivre l'exemple des astronomes
qui, par l'exacte comparaison des observations qui ont été
faites en différens temps sur le mouvement des astres, sont
parvenus à déterminer leur cours et leurs diverses positions
respectives, même cent ans à l'avance.

Si donc les médecins observaient avec attention tout ce
qui a rapport à la production, au cours et au traitement des
maladies, s'ils rendaient leurs observations publiques, notre
art acquerrait une certitude parfaite, non-seulement pour
prédire le cours des maladies, mais encore pour les prévenir.

Ces réflexions de l'illustre professeur de Hall sont très-
judicieuses, et nous ne manquons pas d'observations sur
toutes les parties de l'art de guérir; mais, pour les rendre
utiles, il faudrait en faire un choix raisonné, les coordonner
et les distribuer dans un ordre nosographique, pour en tirer
ensuite des corollaires aphoristiques sur lesquels serait fondée la pratique médicale. Ce serait sans doute le plus grand
service que l'on pût rendre à la médecine, mais le travail
serait immense. Quant à nous, nous avons borné nos recherches aux maladies épidémiques et contagieuses, qui sont
celles qui affligent le plus communément, et d'une manière
plus générale, la créature vivante, et qui embrassent d'ailleurs
la majeure partie des maladies.

Depuis long-temps la science médicale réclamait un travail
de cette nature : l'Académie de Paris en avait exprimé le vœu
dès son institution; elle recueillait elle-même, chaque année,
des observations et des mémoires particuliers sur ce sujet.

L'Encyclopédie, Degner, Sydenham, Maret et plusieurs autres écrivains célèbres, en avaient fait sentir l'importance et la nécessité. L'Hippocrate anglais dit : « Les maladies épi-
» démiques sont du nombre de celles qui attaquent le plus
» fréquemment les hommes, et qui sont les plus funestes à
» la jeunesse et à la virilité. Elles affectent presque chaque
» année une nature et un caractère différens, et comme elles
» dépendent de causes manifestes et physiques, et principa-
» lement de la constitution athmosphérique, des alimens, et
» de la manière de vivre propre à chaque pays, il serait bien
» à désirer que les médecins apportassent tous leurs soins et
» toute leur attention à rechercher ces causes et à observer
» ces maladies, afin de les prévenir, de les connaître et de
» les traiter d'une manière rationnelle. (*Syd. Path. schol.*) »

L'un des avantages les plus grands et les plus précieux de la médecine, selon le docte Maret, serait de prévenir et de reconnaître promptement les maladies auxquelles les diverses combinaisons des agens physiques nous exposent. La nouveauté apparente de leurs accidens étonne souvent le médecin même le plus habile, qui se voit avec douleur réduit à être comme le spectateur oisif des événemens les plus désastreux. L'inaction conseillée par Sydenham, est cependant le parti que lui suggère la prudence dans le début d'une épidémie. Mais si un tableau fidèle de toutes celles qui ont régné avant lui, les lui présentait avec leurs attributs; si la même main qui en aurait tracé les symptômes et la marche, en avait décrit le traitement, alors le médecin n'aurait pas besoin, pour connaître le caractère d'une épidémie, de s'en tenir à la seule observation de l'événement; on n'aurait vraisemblablement plus de surprises à craindre ni d'expériences à faire, expériences toujours dangereuses pour les malades, et délicates pour la réputation de celui qui les tente, *experimentum periculosum.*

L'Encyclopédie méthodique s'exprime à cet égard d'une manière plus précise encore : « Si l'on avait, dit-elle, un re-
» cueil d'observations exactes sur toutes les maladies qui ont
» paru jusqu'à présent, on serait peut-être assez instruit de

» leur différente nature, et des remèdes qui ont été employés
» avec succès dans chaque espèce, pour pouvoir appliquer,
» par analogie, une médication presque sûre à chacune de
» celles qui paraîtraient absolument nouvelles par rapport
» au passé. Leur variété est peut-être épuisée. Il est donc
» très-important pour le genre humain qu'on travaille à ce
» qui manque à cet égard. (*Encycl. mét.*, art. *Epid.*) »

Plusieurs écrivains d'un grand mérite ont recueilli des épidémies, et en ont présenté des tableaux intéressans, tels que
Sims en Angleterre, Baillou, Lepecq-de-la-Cloture et Sail-
lans en France; Ramazzini en Italie; Villalba en Espagne;
Sydenham, Van Swietten, Huxham ont écrit sur les constitutions épidémiques. Nous connaissons les travaux de Schnurrer,
Brandeis, Gutfeldt et Webster sur les épidémies en général;
mais la difficulté de rassembler une multitude de faits épars et
d'observations disséminées dans une immensité d'écrits et de
mémoires particuliers dans toutes les langues, a sans doute
empêché jusqu'à ce jour d'en former un corps complet de doctrine fondée sur la pratique; abstraction faite des théories le
plus souvent vaines et même dangereuses. Malgré les obs-
tacles que nous avions à vaincre, pénétrés de l'importance
d'un tel ouvrage, nous l'avons entrepris avec courage et per-
sévérance, et nous croyons avoir rendu service à la science
médicale.

Voici le plan que nous avons suivi : Après avoir recueilli
plus de mille maladies épidémiques et contagieuses, nous les
avons classées, autant qu'il nous a été possible, par espèces
et chacune par ordre chronologique.

Dans une première partie nous parlons du caractère générique de l'épidémie et de la contagion, de manière à établir
avec précision ces deux phénomènes morbides et en faire sentir la nature particulière et la différence. Nous passons ensuite
à l'histoire chronologique des maladies que nous avons divi-
sées en six classes principales, savoir : 1° maladies purement
épidémiques, 2° maladies épidemico-contagieuses et infectieuses, 3° maladies contagio-infectieuses ou miasmatiques
non épidémiques, 4° épidémies d'une nature indéterminée,

5° épidémies pandémiques ou propres à certains pays, 6° et épizooties.

En effet, on observe tous les jours des maladies purement épidémiques, comme les affections catarrhales ; d'autres, qui participent de l'épidémie et de la contagion, telles que la variole ; quelques-unes sont purement contagieuses, comme la peste, la siphilis, ou contagio-infectueuses ou miasmatiques, comme la fièvre jaune, le typhus ; une quatrième classe est formée des maladies indéterminées, telles que le Raphania, l'incube, etc. Une cinquième comprend les épidémies propres à certains pays, comme la Fégarite d'Espagne, la Pellagre de Lombardie, et enfin la sixième comprend les maladies épizootiques ou régnant parmi les animaux.

Nous expliquons l'histoire chronologique de chaque espèce de maladies depuis l'époque de leur première apparition en Europe jusqu'à nos jours : on verra souvent la même épidémie régnant en Allemagne, en France, en Angleterre et en Italie, décrite par les médecins les plus distingués de ces divers pays.

Après avoir terminé l'histoire d'une maladie, nous extrayons de l'ensemble de toutes ces descriptions, les symptômes généraux et particuliers qu'elle a présentés dans l'espace de plusieurs siècles et dans toutes les contrées où elle s'est montrée, afin d'établir son diagnostique le plus précis et de tracer la marche qu'elle a suivie dans toutes ses périodes. Nous faisons observer les symptômes accidentels ou épigénoméniques qui la compliquent parfois. Nous terminons cette monographie par l'exposé succinct de la méthode de traitement qui a le plus généralement réussi, abstraction faite de la polypharmacie empyrique dont plusieurs de ces descriptions sont surchargées. Les pronostics y sont pareillement exposés sous forme aphoristique, et les nécropsies n'ont point été oubliées.

Nous sommes convaincus que cette méthode est la meilleure pour conduire le médecin à la connaissance la plus exacte des maladies, parce qu'elle est fondée sur l'observation et l'expérience de plusieurs siècles et des praticiens les plus renommés de l'Europe.

Notre ouvrage est terminé par des considérations générales sur le retour plus ou moins fréquent des maladies, et sur celles qui affectent plus particulièrement certaines régions de l'Europe ; c'est une vraie statistique nosographique du continent que nous habitons. Cette statistique renferme un tableau de la mortalité que ces différentes épidémies présentent respectivement, d'après les notes que nous avons pu recueillir et surtout d'après l'intéressant ouvrage de W. Black, intitulé : *A comparative view of the mortality of the human species*, que nous avons traduit.

Telle est la tâche considérable que nous croyons avoir remplie ; heureux, si de ce code immense des misères humaines, nous pouvons faire jaillir quelques traits de lumière dans le labyrinthe obscur des maladies qui affligent sans cesse l'homme ! Puisse le fruit de nos travaux contribuer au soulagement de nos semblables : c'est la seule et la plus douce récompense que nous osons en attendre.

*Quid verò artem nostram magis illustrat, quid certè stabilit ac firmat quàm observationes et historias morborum ab iis ipsis fideliter conscriptas qui saluti hominum profuerunt?* (Hartmann, Degner. proem.)

# HISTOIRE MÉDICALE

GÉNÉRALE ET PARTICULIÈRE

# DES MALADIES ÉPIDÉMIQUES.

## PREMIÈRE PARTIE.

DE L'ÉPIDÉMIE EN GÉNÉRAL.

Avant de présenter l'histoire successive des maladies épidémiques et contagieuses, il convient de consacrer quelques pages à traiter de la nature et des effets en général de ces deux phénomènes. Nous nous garderons bien de rapporter ici toutes les théories qu'on a voulu en donner, et qui sont tombées dans un juste oubli; nous nous attacherons seulement aux notions les plus claires et les plus précises que peut fournir l'état actuel des connaissances humaines, et nous tâcherons d'établir et de bien caractériser les différences qui existent entre le système épidémique et le contagieux, afin qu'à l'avenir la science médicale ne s'égare plus en de vaines conjectures sur cette matière.

Il serait difficile et même superflu de rappeler les opinions de tous les auteurs qui ont traité de l'épidémie et de la contagion. Quel fruit pourrait-on retirer de ce chaos d'hypothèses, fondées la plupart sur la superstition ou l'empirisme? Qu'avons-nous appris en effet sur ces deux phénomènes morbifiques, depuis le *quid divinum* du vieillard de Coos? Cardan, Mercurialis, Guainerus, Mercatus, Salius Diversus, Valeriola et Valesco de Tarente, accusèrent l'ire divine ou l'influence maligne de la coïtion de certains astres d'être la cause efficiente des fléaux épidémiques. Vanhelmont, Paracelse et l'ancienne école allemande, prétendaient que le ferment contagieux et épidémique consistait en un sel, un soufre, un alkali, un arsenic même répandus dans l'atmosphère. Schenck,

Wirdig, Misald et les Curieux de la nature, ont recueilli sur ce sujet un grand nombre d'observations, dont bien peu présentent quelque lumière utile.

Baillou, Sydenham, Ramazzini, Huxham, Tissot, Grant, Zimmermann, Lepecq, Monro et Pringle sont les auteurs qui nous ont laissé les meilleurs aperçus et les réflexions les plus judicieuses sur ce point important de la médecine. Des écrivains plus modernes ont recherché la cause des épidémies dans l'air vicié spontanément par une matière hétérogène inconnue, que la physique et la chimie ont tâché, mais vainement, de découvrir dans les principes constituans de ce fluide.

Webster s'est engagé dans de pénibles recherches, pour prouver la coïncidence des épidémies avec les phénomènes physiques, tels que les comètes, les éruptions des volcans, les tremblemens de terre, etc.; mais à quoi ont-elles servi relativement à la pratique médicale? Jusques à présent elles n'y ont pas ajouté un seul aphorisme.

Toutes les régions du monde, les continens, les îles, l'Océan même, sont sujets à des épidémies. Le Matlazahual, espèce de *Diapédèse* ou sueur de sang, règne souvent parmi les Sauvages qui errent sur les Cordillières. Le Siamois de l'ancien continent, et l'habitant du Massachusset dans le nouveau, succombent à la fièvre jaune. L'insulaire des Maldives, le colon de l'humide Cayenne, l'Anglais relégué à Botany-Bay, dans la cinquième partie du monde, voient trancher le fil de leur frêle existence par des fièvres de mauvais caractère. Le matelot est atteint du scorbut pendant les navigations de long cours. Enfin, les déserts glacés de la Sibérie, le climat tempéré et salubre de la Suisse, la vallée chaude et humide que le Nil inonde et fertilise, les provinces chaudes et sèches du midi de l'Espagne, les hautes montagnes des Alpes et du Caucase, les plaines immenses de la Pologne, les bords de la Baltique et de la Méditerranée, les marais de l'état Ecclésiastique, les belles et fertiles campagnes de la France et de la Lombardie, et les rians vallons de la Toscane, éprouvent tous l'influence des maladies épidémiques.

Il en est de stationnaires, c'est-à-dire, qui affectent plus particulièrement certains pays, comme le *Sibbens* en Ecosse, et le *Tara* en Sibérie. D'autres parcourent les deux hémisphères, telles que l'*influenza*, épidémie catarrhale, et le choléra. Le génie ou agent épidémique, *ens epidemicum*, est un vrai Protée qui revêt tour à tour mille formes morbides, et qui n'épargne aucun pays, aucune latitude, aucun climat. Les saisons, les diverses températures, les vents variables, ne sont point un obstacle à son apparition. Aussi un auteur célèbre disait-il avec raison : « Rien n'est si difficile que d'assi- » gner aux maladies épidémiques leurs véritables causes; » qu'il nous suffise d'en saisir la marche et les effets, pour » parvenir à leur traitement rationnel. »

C'est de la fin du XVᵉ siècle seulement, que datent les premiers écrits sur la peste et les maladies épidémiques. Massaria, Arnaud de Villeneuve, Capivaccius, Gallus, Guy de Chauliac, Fracastor et ensuite Zacutus Lusitanus, Ferri et le cardinal Gastaldi, ont donné des observations intéressantes sur les maladies contagieuses qui régnèrent de leur temps. Fracastor fut le premier qui parla des fièvres pétéchiales et des épizooties. Ramazzini, Lancisi et Vallisnieri suivirent ses traces. Ce dernier proposa, d'après Virgile, de tuer sur-le-champ les animaux frappés d'une maladie contagieuse, afin d'en éviter la propagation.

Les travaux du père Kircher, de Boyle, de Hales, et les expériences ingénieuses de Beddoës, n'ont malheureusement fait faire aucun progrès à la théorie des épidémies et de la contagion. Nous avons trouvé des matériaux plus intéressans dans Forestus, Caïus Britannicus, Diemerbroeck, Degner, Penada, Maret, Vicq-d'Azir, Morand, Geoffroi, et dans une infinité d'autres illustres écrivains vivans, auxquels nous sommes redevables d'une partie de notre ouvrage.

Nous diviserons cette première partie en deux chapitres, dont le premier comprendra ce que nous avons à dire sur l'épidémie, et le second traitera de la contagion.

## § 1. — *Des Constitutions épidémiques.*

Ce fut Hippocrate qui, le premier, donna le nom d'épidémies aux maladies qui, peu à peu et d'une manière latente, se propagent parmi le peuple, et s'étendent ensuite plus généralement. Depuis lors, on appela épidémies ces maladies communes qui ont également une cause commune. Le père de la médecine et ses disciples désignaient par ce nom, toutes les maladies produites par les changemens des saisons et par les mutations ou perturbations atmosphériques qui se font sentir à tout le monde, et qui, en affectant chaque individu d'une manière particulière, produisent en lui une maladie différente en apparence de celle d'un autre, mais dont le caractère générique est identiquement le même. C'est ainsi qu'au printemps on voit régner les maladies inflammatoires variées sous mille formes. Voilà ce qu'on entend par constitution épidémique.

Nous devons distinguer deux sortes de constitutions épidémiques; l'une stationnaire et l'autre temporaire ou *saisonnière*. La première n'a pas de durée limitée, et peut subsister pendant un grand nombre d'années. On peut en reconnaître quatre espèces générales; savoir : la constitution gastrique ou bilieuse, celle fébrile purement dite, la catarrhale et rheumatique et l'inflammatoire, comme nous le démontrerons plus loin.

La constitution épidémique saisonnière est celle qui se montre dans chaque saison de l'année. Ainsi, au printemps, nous voyons les maladies inflammatoires, comme nous l'avons dit plus haut; en été, les diarrhées, les dyssenteries, les fièvres gastriques ou bilieuses; en automne, les fièvres de toute espèce; et en hiver, les catarrhes, les rhumes, les affections arthritiques, etc.

Ces deux espèces de constitutions épidémiques diffèrent absolument de l'épidémie propre que l'on peut nommer éventuelle, accidentelle et passagère ou intercurrente.

Les épidémies constitutionnelles sont produites par l'état de l'atmosphère; car ce n'est point un principe, un miasme, un germe ou ferment contenu dans l'air qui les engendre, mais bien une altération sensible dans les qualités de ce fluide, eu égard aux saisons : altération qui agit sur l'économie vivante dont elle trouble ou dérange les fonctions naturelles.

Ces épidémies ne peuvent point avoir de retour périodique et régulier, comme l'ont avancé certains auteurs, puisque ce sont les qualités manifestes de l'atmosphère qui les provoquent. Il y a bien de la différence, par exemple, entre la constitution épidémique d'un hiver rude et brusque, et celle de la même saison humide et tempérée. Cette vérité est si évidente, que si une constitution atmosphérique subsiste malgré le changement de saison, les maladies qui surviennent dans celle-ci participent toujours de l'épidémie dominante : aussi Hippocrate, et, d'après lui, Baillou et Sydenham recommandent-ils expressément d'observer la constitution des temps.

« *Non possunt præsentes morbi cognosci, nisi ex præteritâ*
» *temporum constitutione, nec futura divinari, nisi ex præ-*
» *sentium consideratione.* »

Ce fut par l'oubli de ces principes que Ramazzini attribua la cause de la fièvre pourprée épidémique de Modène, en 1692, aux vents méridionaux, faute d'en avoir recherché l'origine dans l'intempérie de l'année précédente, qu'il avait si bien exposée dans ses tables météorologiques.

Sydenham commit une erreur semblable, lorsqu'il prédit que la péripneumonie épidémique qui régnait à Londres en 1685, devait cesser en été, époque où elle augmenta au contraire considérablement. Elle ne se termina qu'au mois de janvier de l'année suivante. Il n'avait pas fait attention qu'elle dépendait de la constitution épidémique automnale de 1684 qui subsistait encore.

Les observations météorologiques sont essentielles pour connaître quelle a été la température d'une saison, et de-là préjuger l'influence qu'elle peut exercer sur la saison suivante, relativement aux maladies régnantes; car cette influence ne se fait pas toujours sentir subitement sur la machine vivante, et Hippocrate ne cesse de répéter :

*« Morbi præsentes à præteritâ temporum conditione fluunt;*
*» accipiunt verò etiam differentiam à conditione præsentis :*
*» quare utriusque oportet habere rationem. »*

La cause des maladies, selon Perkins, est souvent engendrée plusieurs mois avant que celles-ci n'éclatent. On en trouve des preuves convaincantes dans les personnes qui étant fort éloignées d'un pays qu'elles habitaient, sont néanmoins souvent atteintes de l'épidémie qui s'y manifeste quelque temps après leur départ; tandis qu'au contraire, des étrangers qui arrivent dans ce même pays où règne l'épidémie, ne la contractent point. Caïus Britannicus rapporte que dans le temps où parut la *Suette* ou Éphémère britannique, des Anglais qui avaient passé la mer peu de temps avant que cette épidémie se déclarât, en furent attaqués dans le pays qu'ils habitaient alors. Heister, Fabrice de Hilden, Degner et quelques autres, nous fourniront des observations semblables dans les épidémies d'Altorf, de Bâle, de Nimègue, etc.

Le climat, les alimens et le genre de vie n'influent pas moins que l'air sur la vie de l'homme, et leurs altérations sensibles portent nécessairement atteinte à son existence physique. On voit cependant à Rome, à Venise, et dans d'autres lieux mal-sains, des personnes qui parviennent à une grande vieillesse, soit parce qu'elles savent régler leur manière de vivre, soit parce qu'un corps doué d'une vitalité plus vigoureuse et plus active que d'autres, surmonte l'impression exercée par les puissances nocives, et s'habitue à cette impression ou action délétère, à laquelle d'autres tempéramens ne sauraient être soumis sans en éprouver les dérangemens les plus graves.

Mais, des six choses que les vieilles écoles nommaient si improprement *non naturelles*, il est évident que c'est l'air qui exerce la plus grande influence sur le corps vivant, et que les variations atmosphériques sont les causes principales de certaines maladies, telles que les affections des membranes muqueuses.

*Permutatione temporum morbos fieri, et morbos certis anni temporibus certos novari, et eosdem aliàs per quodque tempus mutatâ cœli temperatione ingravescere perspicuè confirmatum est*, a dit Hippocrate; et vingt siècles d'expérience ont confirmé cette vérité.

Ce principe posé conduit naturellement à trouver des moyens suggérés par l'hygiène pour prévenir ces maladies, et des secours tirés de la thérapeutique pour les combattre. L'illustre docteur Barbier, d'Amiens, en a été vraisemblablement pénétré, lorsqu'il a composé son excellent traité d'hygiène appliquée à la thérapeutique, dans lequel il considère les actions variables de l'air, des saisons, des climats et des alimens sur l'économie vivante: actions tantôt analogues, tantôt contraires, et qui, par leur similitude ou leur opposition, permettent de les contre-balancer ou d'augmenter leurs effets réciproques, selon le résultat que l'on se propose d'obtenir. Ce nouveau point de vue sous lequel on peut considérer l'hygiène, donnera lieu sans doute aux découvertes les plus intéressantes dans l'art de guérir.

Ce serait cependant une erreur bien grande, que d'admettre l'influence atmosphérique comme cause constante des maladies épidémiques et de leurs changemens. Il arrive quelquefois que cette influence n'est point assez sensible pour exciter des désordres ou un mouvement morbide dans la créature vivante; ou bien que cette cause s'unit à d'autres, et produit alors un effet différent de celui qu'elle produirait seule.

Hippocrate, en créant l'étude des constitutions épidémiques, a mérité notre admiration et notre reconnaissance éternelles; mais il a laissé de grandes lacunes à remplir. Il appartient à notre siècle de perfectionner cette branche importante de la médecine.

Galien, enthousiasmé de ses constitutions humorales, connut trop tard le génie épidémique qui régnait à Taxos, et il perdit beaucoup de malades par suite de cette fatale ignorance.

Rosa renouvela la doctrine galénique sur la prédominance absolue des saisons et des quatre humeurs.

Stoll, croyant avoir rencontré une constitution épidémique bilieuse, traitait toutes les maladies par la même méthode, et il commit une grave erreur.

Huxham fixa une seule cause aux épidémies de Plimouth ;
et exagérant leur fréquence , il vit dans toutes les maladies
un génie ou principe épidémique qui n'y existait point en
effet.

Allioni tomba dans le même excès , en voyant partout des
miliaires ; comme le savant Raggi , professeur à Pavie, qui
croyait que tous les sujets qui se présentaient à sa clinique
étaient affectés de maladies compliquées de pétéchies-la-
tentes.

Les changemens de saisons et de l'état atmosphérique n'influent parfois en rien sur une constitution épidémique stationnaire. Celle décrite par Hippocrate n'a-t-elle pas duré
près de trois ans? Sydenham n'observa-t-il pas une même
constitution se maintenir à Londres pendant plusieurs années?
A Milan , nous avons vu la constitution inflammatoire dominante depuis plus de dix ans. Les affections catarrhales,
même les plus légères, y dégénéraient promptement et souvent
en péripneumonies. Les rhumatismes , les affections arthritiques y portaient presque toutes un caractère décidé d'inflammation. Les accouchemens laborieux y produisaient des
métrites ou des péritonites mortelles , ainsi que nous en
avons été témoin pendant une assistance de sept ans à l'hospice des femmes en couche. Le médecin avare de saignées ,
voit avec surprise ses malades emportés subitement par une
métastase encéphalique, et notre prévention contre l'abus
de ce moyen puissant de la thérapeutique , a failli plusieurs
fois compromettre notre pratique à notre début dans cette
capitale. L'ouverture que nous y avons faite à l'amphithéâtre
de l'hôpital, de plus de deux cents cadavres, nous a confirmé
ce fait, en y observant des épanchemens sanguins entre les
meninges, des turgescences dans les vaisseaux du système
cérébral, et de violentes hépatisations du poumon.

Nous pensons que le régime de vie des habitans de Milan
contribuait puissamment à entretenir cette constitution , par
l'usage immodéré qu'ils font des salaisons, du fromage de
Parme, du vin et des liqueurs spiritueuses.

A Lyon, au contraire, il semble que depuis la fameuse

épidémie catarrhale de 1801, une constitution de ce genre y domine presque constamment; et M. le docteur Loudun, médecin de l'Hôtel-Dieu de cette ville, a fait un rapport parfaitement raisonné sur les maladies observées dans cet hôpital depuis le 1er juin 1806 jusqu'au 1er janvier 1814. Il en résulte que, sur 10,086 malades, il y en a eu 1,300 attaqués de fièvres catarrhales ou muqueuses, ce qui donne près de 13 pour cent de proportion avec les autres maladies. M. Loudun attribue la cause de cette influence catarrhale, à l'augmentation progressive du froid humide que l'on remarque en Europe depuis l'époque du terrible tremblement de terre de Lisbonne, et à l'affaiblissement des tempéramens, conséquence du régime de vie, des mœurs, des usages, des événemens de la fin du siècle qui vient de s'écouler, et du commencement du siècle actuel. De pareils faits militent assez sans doute en faveur de notre opinion, à l'appui de laquelle viennent encore les observations du docteur Bréc, dans son célèbre ouvrage intitulé : *Inquiries on the diseases of the respiration.* ( *Recherches sur les maladies de la respiration.* )

« Parmi la foule de dérangemens morbides, dit-il, que l'on
» suppose être produits ou augmentés par des états parti-
» culiers de l'atmosphère, l'opinion populaire assigne le pre-
» mier rang aux maladies des poumons. L'état ou la consti-
» tution atmosphérique dans toute l'Europe, pendant l'été de
» 1807, et les maladies qui l'accompagnèrent, ne s'accordent
» point avec cette hypothèse. A Paris, la chaleur fut exces-
» sive, avec des calmes de longue durée; cependant les af-
» fections catarrhales et la phthisie pulmonaire y furent
» extrêmement fréquentes. A Londres, on vit rarement de
» plus longues et de plus fortes chaleurs que dans cette
» saison-là, et la fréquence des maladies pulmonaires, du-
» rant les mois de juin et juillet, paraissait en quelque sorte
» liée à cette élévation de température. »

Un caractère particulier des épidémies constitutionnelles, est leur variété apparente, quoique leur génie soit le même dans le fond. C'est par cette raison que l'on voit régner, sous une même constitution inflammatoire, l'ophthalmie, la pé-

2..

ripneumonie, le rhumatisme aigu, etc.; et cependant, au milieu de ces diversités apparentes de maladies, la diathèse est toujours identiquement la même, comme le traitement doit l'être aussi.

Un autre caractère de ces épidémies, est de revêtir souvent la forme de maladie occasionnée par une certaine prédisposition du corps, et d'intéresser tout le système, ou seulement une partie. Ainsi, sous l'influence de la constitution inflammatoire, tel individu sera attaqué préférablement d'une péripneumonie, tandis que tel autre sera seulement atteint d'une ophthalmie ou d'une angyne : ce qui confirme ce que nous venons d'exposer plus haut.

Une propriété des constitutions épidémiques saisonnières, est de paraître en certains temps de l'année, et de disparaître au bout de deux ou trois mois. Mais il arrive aussi que ces épidémies se montrent parfois dans une autre saison que celle où elles ont coutume de régner. Quelquefois aussi, sous une même influence atmosphérique, on voit naître des maladies différentes de celles qui devraient régner, et qu'une épidémie, qui semblait marcher vers son déclin, reprend tout-à-coup une vigueur nouvelle, sans qu'il soit possible de rendre compte de ces phénomènes.

Une seconde propriété des épidémies régnantes, est de faire taire les maladies intercurrentes, ou de les faire participer à leur nature.

Enfin, une troisième propriété est de faire connaître leur nature générique dès leur début, suivant les âges et les tempéramens qu'elles affectent de préférence. Ainsi, la constitution catarrhale attaque d'abord les enfans, les femmes délicates et les vieillards ; tandis que celle inflammatoire ne dirige ses effets que sur les jeunes gens robustes et sur les individus d'un tempérament sanguin.

L'un des grands moyens de la médecine dans le traitement des épidémies, est, comme nous l'avons déjà observé, de considérer la constitution morbifique précédente ; mais il n'est pas moins important d'avoir égard au génie épidémique actuel qui complique souvent l'autre, ou du moins qui peut en altérer la nature et les effets. Ce n'est point sans raison que l'on a reproché à Sydenham d'avoir trop négligé ce dernier, pour donner toute son attention à la constitution précédente. On doit sur-tout observer la maladie livrée à elle-même chez les pauvres gens qui n'ont pas le moyen de se procurer les secours de la médecine, examiner sa marche, les périodes qu'elle parcourt, et le travail de la nature qui bien souvent indique les voies qu'elle suit pour combattre la puissance nocive et se débarrasser de l'agent morbifique. Il faut comparer les méthodes de traitement que suivent les autres médecins dans cette même maladie, pour connaître et juger celle qui aura le mieux réussi.

« *Lucem vero effundit medico in cognoscendo malum epi-*
» *demicum et curando :* 1° *determinata ejus species ;* 2°
» *observatio hujus qui eo tempore juxta æquinoxium autum-*
» *nale et vernale frequentior est ;* 3° *attentio ad phenomœna*
» *spontanea quæ ad mortem, salutem, vel pejorem, vel me-*
» *liorem statum sequuntur ;* 4° *plerumquè inevitabiliter*
» *geruntur adjumentum vel nocumentum ;* 5° *comparatio*
» *plurimorum eodem tempore decubentium simul ; scientia*
» *omnium quæ ad malum pertinent.* »

Tels sont les principes qui doivent guider le vrai médecin dans les constitutions épidémiques.

## § II. — *De l'épidémie proprement dite.*

On entend toujours par épidémies ces maladies qui surviennent sous des constitutions quelconques, incertaines, anomales, ou qui paraissent étrangères à leur production. Quoiqu'elles se répandent dans un pays, elles ne sont pas communes à tous les habitans. Elles ne dépendent pas toujours d'une cause générale, car alors elles se propageraient partout en même temps. Elles paraissent sous des conditions inconnues, à des époques indéterminées ; elles ne sont pas plus familières dans un pays que dans un autre, autrement on les regarderait comme endémiques. Les épidémies revêtent aussi quelquefois des formes non ordinaires, insidieuses et imposantes, ce qui les distingue des maladies constitutionnelles des saisons. On peut les appeler, comme nous l'avons dit, éventuelles, et passagères ou intercurrentes. Les écoles leur donnèrent le nom consacré par Hippocrate, aux premières dont nous avons déjà traité. En effet, le mot grec *épi-dêmos* exprime bien leur propriété. Ensuite on nomma *épi-zóon* ( épizooties ) les maladies épidémiques qui attaquent les animaux. Ne pourrait-on pas aussi nommer *épi-oikion* ( épioxies ) certaines maladies épidémiques qui attaquent seulement quelques familles ou une seule communauté, telle que la fièvre ardente qui, en 1711, attaqua seulement les professeurs et les élèves de l'université d'Altorf?

Il n'est pas facile, dit M. Paulet, de déterminer au juste quelles sont les maladies qui méritent exclusivement le nom d'épidémies. La généralité, ou du moins la propagation seule, paraît établir leur différence d'avec les maladies communes ou sporadiques, car la même maladie qui règne épidémiquement dans un lieu, peut exister ailleurs sur quelques individus pris isolément, sans changer pour cela de nature ni de caractère.

Souvent on a cru épidémiques et dépendantes de l'influence atmosphérique, des maladies qui provenaient de causes bien différentes, telles que le Raphania et la colique du Poitou, qui doivent, dit-on, leur origine au blé ergoté, et celle du Devonshire, qu'on attribue aux vaisseaux de plomb dont on fait usage dans cette province pour préparer le cidre, ainsi que l'a démontré le docteur Backer.

Une épidémie est une maladie quelconque qui, n'ayant aucune limite ni pour le temps ni pour les lieux, attaque en même temps, et d'une manière généralement uniforme, un grand nombre de personnes habitant un espace de pays déterminé; tantôt fixe et circonscrite, et tantôt parcourant successivement plusieurs régions. Le printemps et l'automne sont les saisons où les épidemies règnent le plus communément. Leur durée est assez limitée pour l'ordinaire, et elles cessent parfois, lorsqu'il survient un changement brusque de température; elles se montrent rarement de nouveau bientôt après leur cessation, sans changer de caractère. Il n'est presque pas de maladie aiguë qui ne puisse régner épidémiquement.

Une maladie épidémique présente ordinairement les mêmes symptômes prodromiques qu'elle offre dans son état sporadique; et si quelque complication vient obscurcir son début et sa marche, c'est sans doute par un effet de l'influence de l'épidémie constitutionnelle régnante, ou par d'autres accidens que l'on observe également comme des épigénomènes dans les maladies sporadiques. C'est ainsi qu'une fièvre intermittente, débutant épidémiquement, peut se compliquer d'une affection catarrhale dominante, et qu'une angyne pareillement épidémique, peut se combiner avec un caractère gangréneux. Ces deux cas se rencontrent aussi tous les jours dans les maladies individuelles de la même espèce. De même nous avons vu des fièvres intermittentes pernicieuses, soit épidémiques, soit sporadiques, voiler leur caractère sous les formes les plus insidieuses, et simuler tantôt une apoplexie, tantôt une fièvre catarrhale, ou présenter le début d'une fièvre gastrique.

L'épidémie ne consiste point dans le caractère de la maladie, mais bien dans son extension sur une étendue de pays ou sur une ville; soit qu'elle y règne durant un certain temps, soit que son influence ne s'y fasse sentir que passagèrement.

## § III. — *Origine et cause de l'Epidémie.*

On a toujours beaucoup disserté sur l'origine et les causes des épidémies, et il est arrivé, comme dans les choses qui ne sont pas susceptibles d'une démonstration précise et rigoureuse, que l'esprit s'est laissé égarer dans un chaos d'hypothèses vaines ou ridicules; ou bien qu'il a embrassé l'opinion de quelque écrivain emphatique, plutôt que de se donner la peine de scruter et d'interroger les lois de la nature, et de les réduire à une analyse scrupuleuse, seul moyen de s'élever à des considérations positives sur l'objet que l'on médite.

Les anciens confondaient l'épidémie avec la contagion : aussi, que d'erreurs dans leurs écrits! que de théories indigestes ont entravé et obscurci la marche sévère de la science médicale! Un très-petit nombre d'auteurs ont senti et exprimé la démarcation qui existe entre ces deux phénomènes morbifiques; mais quant à leur cause génératrice, les opinions ont toujours été singulièrement partagées : *Tot capita tot sensus.* Citons en peu de mots les plus marquantes.

Hippocrate, *De naturâ hominis et de flatibus*, attribue l'origine des fièvres malignes aux exhalaisons terrestres et aux vices de l'air.

Galien, *lib.* 1, *de diss. febr.* c. VI, répète le sentiment d'Hippocrate, quand il dit : « *In pestilenti aeris statu, ins-« piratio potissimùm febris causa est.* »

Sydenham admet la même opinion, dans son livre *Obs. de morbis acutis*, § I, *cap.* 1.

Denis d'Halicarnasse, *Antiq. Rom. lib.* VII, raconte que les Volsques souffrirent une terrible épidémie causée par les exhalaisons des marais Pontins.

Paul Diacre, *Hist. miscell. lib.* XX, *cap.* 2, et Nicetus Acomatus, dans la vie de l'empereur Léonce, font mention d'une fièvre maligne qui ravagea Constantinople lorsque ce prince en fit curer le port.

Paolo Alessandri et Nicolas Massa attribuèrent la peste de Venise, en 1535, aux exhalaisons fétides des canaux qui forment les rues de cette ville; et le dernier ajoute que les pluies considérables de 1527 produisirent des fièvres pestilentielles par toute l'Italie.

Philippe Ingrassia, *Informazione del pestifero morbo di Palermo*, dit que les pluies continuelles de 1557, occasionnèrent une maladie si terrible dans la capitale de la Sicile, qu'en cinq mois il y mourut près de huit mille personnes.

Le collége de médecine de Padoue, consulté sur les causes de la maladie épidémique de Venise en 1576, l'attribua aux eaux stagnantes et bourbeuses des lagunes.

Baccio Baldini, dans son commentaire sur le livre d'Hippocrate, *De aere, acquis et locis*, prétend que les débordemens de l'Arno provoquèrent une épidémie au Pian de Ripoli, à l'est de Florence.

Andrea Gratiolo, *Discorso di peste*, n'hésite pas à assurer que les eaux corrompues des canaux de Venise, y produisent de fréquentes maladies pétéchiales et d'autres fièvres de mauvais caractère.

Placentino, *De peste*, *cap. VI*, rapporte qu'une cruelle épidémie dévasta la ville de Nola en Calabre, par l'effet des exhalaisons putrides de la plaine où elle est située.

Silvius de le Boë pensa que la peste de Leyde fut occasionnée par les eaux stagnantes des canaux qui traversent et environnent cette ville.

Nicolas Pechlin et Forestus donnent la même raison des épidémies de Delft et de Leyde.

Lancisi, *De nox. palud. effluv.*, raconte que l'épidémie qui sévit à Rome en 1695, y fut produite par les eaux stagnantes des fossés du château Saint-Ange et des prairies qui sont au bas du Monte-Mario.

Rosinus Lentilius rapporte que la ville de Stuttgard fut sujette à une épidémie de fièvres intermittentes, causée par un étang qu'on avait creusé près de la ville.

Ramazzini attribua l'épidémie qui ravagea la plaine du Modénois, en 1680, aux exhalaisons putrides des eaux qui y séjournaient.

Gotlieb, Ephraïm Berner et Olde donnèrent la même origine aux épidémies de Clèves en 1720, et de Cullembourg en 1741.

Je n'en finirais pas, si je voulais récapituler ici toutes les causes qu'on a données aux épidémies, soit par ignorance, soit par empirisme, soit pour en imposer à la multitude crédule et superstitieuse. On n'a pas manqué d'en accuser les volcans (a), les tremblemens de terre (b), les comètes et l'ouverture des cavernes d'où s'exhalaient des vapeurs vénéfiques (c), les exhalaisons minérales (d), le froid (e), la

---

(a) Portius. (b) Massaria.. (c) Zacchias. (d) Arbuthnot. (e) Riverius.

chaleur excessive (*f*), la sécheresse (*g*), les pluies (*h*), l'été froid et pluvieux (*i*), l'été chaud et sec (*l*), les changemens subits des saisons (*m*), le silence des vents (*n*), les rosées (*o*), les brouillards (*p*), le vent du midi (*q*), les vastes incendies (*r*), les matières animales putréfiées (*s*), la macération du lin et du chanvre (*t*), les chenilles et les sauterelles (*u*); enfin, on a accusé tour à tour les élémens, les métaux, les minéraux et les créatures elles-mêmes, le phlogistique, l'oxigène, l'acide carbonique, l'azoth et l'hydrogène prédominant dans l'atmosphère.

M. Noah Webster, physicien américain, dans son ouvrage publié il y a environ trente ans, sur les maladies pestilentielles et épidémiques, et sur leur connexité avec les principaux phénomènes du monde physique, prétend que ces maladies tirent leur origine des agens délétères qui agissent par le moyen de l'atmosphère, tantôt localement, tantôt sur tout le globe, et qui disparaissent et reviennent à des périodes inégales; qu'il existe un rapport entre les maladies pestilentielles et divers autres phénomènes, tels que les comètes, les éruptions volcaniques, les tremblemens de terre, les météores, les extrêmes de la chaleur et du froid, les pluies et les sécheresses excessives, les tempêtes, la quantité extraordinaire d'insectes, la disette, la famine, etc.

Voici quelques-unes des époques remarquables que cite cet auteur :

Entre l'an du monde 480 et l'ère chrétienne, il y eut plusieurs pestes terribles, dont certaines coïncident avec le phénomènes ci-dessus. De treize comètes indiquées durant cette période, huit correspondent avec les éruptions volcaniques de l'Etna, qui est le seul volcan dont parle l'histoire ancienne, et onze avec la peste. Les diverses époques où ce fléau a sévi contre l'espèce humaine, ont été marquées par de violentes agitations des élémens. Ainsi, les années

---

(*f*) Pringle et Hoffman. (*g*) Diemerbroëck. (*h*) Degorter. (*i*) Mathew Hessi. (*l*) Pringle. (*m*) Sauvages. (*n*) Gastaldi. (*o*) Pujati. (*p*) Portius. (*q*) Sauvages. (*r*) Targioni Tozzetti. (*s*) Angelucci. (*t*) Alessaudri. (*u*) *Idem.*

après J.-C., 80, 167, 252, 375, 400, 445, 542, 590, 639, 679, 682, 745, 762, 802, 905, 994, 1005, 1031, 1044, 1069, 1106, 1135, 1142, 1162, 1181, 1222, 1244, 1300, 1347, 1368, 1400, 1477, 1500, 1531, 1577, 1602, 1625, 1636, 1665, 1692, 1709, 1719, 1722, 1743, 1751, 1760, 1770, 1783, 1789, le phénomène le plus généralement lié avec la pestilence, est le tremblement de terre. Les plus légères secousses même, ont été suivies de maladies épidémiques graves, telles que la rougeole, la coqueluche, les maux de gorge, comme en 1669, 1720, 1737, 1757, 1761, 1769, 71, 91 et 97.

Les hivers rigoureux de 1762 et 1779 furent principalement suivis d'éruptions volcaniques. Le froid s'étend parfois aux deux hémisphères, comme en 1607, 1608, 1683 et 84, 1762, 63, 66, 67, 69, 80, 83 et 84.

Selon M. Webster, la durée et les variétés des épidémies paraissent dépendre de ces désordres dans les élémens; et comme les éruptions volcaniques et les mouvemens du fluide électrique dépendent de certaines lois connues, leur irrégularité peut contribuer à varier l'ordre et la nature de ces maladies.

Dans quelques époques, il y a eu une continuité d'épidémies pendant vingt années. Il y en a un exemple remarquable entre 1727 et 1744. De 1631 à 1637, les trois principaux volcans de l'Europe vomirent une quantité immense de feu et de lave, et une horrible pestilence régna sur toute l'Europe et l'Amérique. On a fait la même remarque de 1660 à 1663, et de 1783 à 1786.

Cette opinion du physicien américain n'est point nouvelle. Le plus grand nombre des écrivains du 15e et du 16e siècle, tels que Fracastor, Mercatus, Massaria et autres, n'ont pas manqué d'attribuer les épidémies qu'ils ont décrites, aux phénomènes extraordinaires de la nature, que l'on ne contemplait alors qu'avec les yeux de la superstition. Leonardo de Capoue (*Lezioni intorno alla natura delle mofette*, n° 35), rapporte qu'à Rome, sous le consulat de Marcus Cornelius et Lucius Papirius Crassus, un tremblement de terre occa-

sionna une grande peste. Sous Vespasien, le même phénomène causa aussi à Rome une peste qui y faisait mourir dix
mille personnes par jour, au rapport d'Eusèbe. Villani, Ar-
nod de Villeneuve, Platina, Quercetanus, Baronius, etc.,
font mention de faits semblables.

Quant à nous, nous n'admettons point une telle opinion;
nous avons été témoin de trois violentes éruptions du Vésuve;
nous avons vu et éprouvé les effets des redoutables tremblemens de terre de 1806 à Naples, et de 1808 à Livourne;
mais nous n'avons vu succéder aucune épidémie à ces terribles
convulsions de la nature. Disons plutôt que les éruptions
volcaniques et les tremblemens de terre étant extrêmement
fréquens, surtout au Vésuve et à l'Etna, il est bien probable
que ces phénomènes se rencontrent quelquefois en coïncidence avec quelques épidémies qui ne sont pas moins fréquentes sur notre continent. Consultez l'histoire des éruptions du
Vésuve par le P. della Torre, et vous y trouverez, depuis l'an
79 de l'ère chrétienne jusqu'à nos jours, plus de quatre cents
éruptions ou tremblemens de terre. Celle du mois de novembre 1754 dura seule jusqu'en 1760.

Jusqu'à présent, la physique et la chimie ont vainement
cherché à découvrir dans le fluide atmosphérique le principe
morbifiant des épidémies. L'illustre Volta, de Côme, recher-
chant, il y a quelques années, quelle influence l'air pouvait
avoir sur les maladies qui régnaient dans la plaine qui est
au sud de cette ville, soumit ce fluide à une analyse rigoureuse, et reconnut que ses principes constitutifs étaient égaux
en bonté à celui des lieux les plus élevés de cette même
province, où l'épidémie ne s'était point montrée.

Les exhalaisons marécageuses limitent ordinairement leur
influence aux localités où elles se développent, et elles y
occasionnent des maladies endémiques ou pandémiques, qui
diffèrent essentiellement de l'épidémie : car elles sont per-
manentes, continuelles ou périodiques; telles que les fièvres
intermittentes et mésentériques de la campagne de Rome,
qui reparaissent chaque année au mois d'août, et cessent vers

la fin de novembre. Ce sont des fièvres annuelles, ou, si l'on veut, des épidémies intermittentes.

En attribuant la cause de certaines épidémies aux exhalaisons méphitiques, comme les maladies qu'elles produisent sont purement locales et circonscrites, ce serait une raison bien plausible pour prouver que l'air ne les transporte pas ailleurs, et que ce fluide n'est point, par conséquent, le véhicule constant des épidémies.

Beaucoup d'auteurs confondent les exhalaisons des marais avec celles que nous appelons proprement méphitiques : elles sont d'une nature bien différente. Nous pensons que le méphitisme constitue un genre particulier de miasmes qui n'engendrent que certaines maladies particulières, telles que le plomb et l'asphyxie. Il faut distinguer ce genre d'exhalaisons qui proviennent des puits fermés, des fosses d'aisances, du charbon, des cavernes telles que la grotte du Chien près de Naples, d'avec celles produites par les fosses sépulcrales et les matières animales en putréfaction, qui provoquent souvent des maladies, lesquelles peuvent, par dégénérescence, devenir contagieuses.

Gianini, dans son traité des fièvres, nie l'existence des miasmes morbifères des marais; car, dit-il, s'ils existaient réellement, ils auraient un effet spécifique et uniforme, et ils produiraient conséquemment une seule espèce de maladie particulière. Cependant on leur en attribue un grand nombre d'une nature bien différente entre elles, comme les fièvres intermittentes, les pétéchiales, la peste, etc.

Les fièvres intermittentes sont, il est vrai, endémiques dans les pays marécageux, comme dans le Latium; mais les habitans n'y sont sujets que parce que l'air, surchargé d'hydrogène, affaiblit considérablement le système nerveux, et rend consécutivement le système artériel languissant et inerte; dès-lors il empêche le développement du calorique nécessaire au soutien et à la conservation de la vitalité, et premier moteur de toutes les fonctions de la créature vivante.

Volta, dans ses lettres sur l'air inflammable, a fait connaitre la quantité considérable de gaz hydrogène qui se développe dans les marais ; il ne s'y engendre pas moins de carbonique. L'atmosphère des lieux marécageux a des principes différens de l'atmosphère ordinaire, ou du moins ces principes entrent en proportion différente dans la formation d'un nouveau mélange atmosphérique. Le gaz oxigène, seul respirable, s'y trouve en moindre qualité. Il y a donc une moindre décomposition de ce gaz, et par conséquent un moindre développement de calorique dans l'acte de la respiration des habitans de ces lieux marécageux. Or, comme le principe du calorique y est moins abondant, parce que l'hydrogène et le carbone qui, pour la conservation de l'équilibre des forces vitales, doivent être éliminées constamment dans la même proportion, ne se trouvent point dans cette proportion voulue par les lois de la nature vivante, il n'est donc pas étonnant que souvent, dans l'espace d'une nuit, des personnes faibles contractent la fièvre dans ce pays-là, et plus promptement encore, si elles arrivent de quelque pays montagneux où l'air est très-vif et chargé d'oxigène.

M. Fodéré, dans son mémoire sur les maladies du Mantouan, et le savant et modeste Thouvenel, dans son traité sur le climat d'Italie, ont parfaitement bien saisi et indiqué les causes des maladies endémiques qu'on y observe dans plusieurs provinces. Targioni Tozzetti, dans son *Alimurgia della Toscana*, en a aussi donné des observations intéressantes.

Nous ajouterons aux causes ci-dessus exposées, que la quantité de gaz hydrogène sulfuré qui s'exhale en certains pays non marécageux, tels que dans la campagne des environs de Rome, laquelle est sèche et déserte, ne contribue pas moins à y rendre les forces vitales languissantes, et à y occasionner des fièvres endémiques très-opiniâtres. De plus, ces causes physiques sont souvent compliquées d'une autre non moins pernicieuse à la santé, et principalement sur toute la côte maritime occidentale de l'Italie, depuis Piombino jusqu'à Naples ; c'est que des nuits très-fraîches succèdent à des journées très-chaudes, et une rosée des plus abondantes couvre la terre depuis le coucher du soleil jusqu'à neuf heures du matin. Les personnes qui s'exposent imprudemment à ce changement subit de température, contractent immanquablement la fièvre. Nous avons vu à Torre de' tre Ponti, au milieu des marais Pontins, un maître de poste qui y jouissait d'une santé parfaite. Nous lui demandâmes comment il se maintenait ainsi dans un pays dont l'atmosphère est sans cesse chargé d'insectes et de miasmes vraiment délétères. « Il y a » plus de quarante ans que je l'habite, répondit-il, et je n'y » ai jamais eu la fièvre. La seule précaution que je prenne, » est de ne sortir de chez moi que lorsque le soleil est déjà » assez élevé sur l'horizon, de rentrer à son coucher, et de » faire alors allumer un peu de feu. Je me nourris bien, et je » bois du vin : voilà tout mon secret. »

Comme il est incontestable que les principes qui constituent l'air atmosphérique des marais contribuent à y rendre la vitalité languissante, il en résulte aussi, par le même motif, que les hémoptysies actives y sont plus rares, plus légères, et quelquefois même cessent dans ces endroits, à cause du degré de faiblesse que l'air imprime au système nerveux et artériel, en les privant du stimulus surabondant qui provoque cette maladie.

Résumons ces diverses considérations : c'est dans l'air sans doute qu'il faut chercher généralement les élémens épidémiques. Il est à croire que les molécules émanées de toutes les substances de la nature, et transportées dans l'atmosphère, y forment des combinaisons infinies et inconnues qui donnent naissance à cette multiplicité de phénomènes physiques et morbifères dont nous sommes journellement témoins. De là différentes espèces d'épidémies, et divers degrés de force, d'action, de durée et de terminaison de leurs symptômes. Une preuve de cette assertion, c'est que presque toutes les maladies purement épidémiques se portent sur les membranes muqueuses, comme les catarrhes et les dyssenteries ; tandis que celles contagieuses attaquent de préférence le système absorbant et celui nerveux.

Il est probable, dit le savant commentateur de Boerhaave, que la cause des épidémies existe dans l'air ; mais il est difficile de connaître la nature de cet agent morbifique. Il n'est pas douteux que les variations de la température n'influent sur les systèmes divers de la machine animée, et ne la disposent plus ou moins à contracter certaines maladies; mais il faut, pour le développement d'une épidémie, le concours d'autres circonstances ou de combinaisons que nous ne parviendrons vraisemblablement jamais à connaître.

Les qualités du fluide atmosphérique, quoique dignes d'une certaine attention de la part du médecin, ne conduisent point cependant à la connaissance exacte des épidémies proprement dites. Sydenham avoue ingénument qu'il s'est appliqué pendant nombre d'années à noter avec le plus grand soin les températures des saisons et les variations de l'air, pour parvenir à expliquer la cause de tant de maladies épidémiques, mais qu'il y a perdu son temps et son travail.

Van Swietten ne fut pas plus heureux : vainement nota-t-il dix ans de suite, trois fois par jour, la hauteur du baromètre et du thermomètre, la direction et la force des vents, la quantité d'eau tombée, les variations atmosphériques, les phénomènes physiques, les maladies dominantes, le nombre des malades et des morts : *Indè circà morborum epidemicorum originem doctior non evaserim*, dit-il à la fin de cette remarque.

Ramazzini lui-même, dans la constitution épidémique de 1692, s'exprime ainsi : « Que chacun croie ce qu'il voudra, » et qu'il tire à sa fantaisie les conséquences de l'influence des » mutations manifestes de la température des saisons, sur la » production des constitutions morbeuses : quant à moi, je » ne vois point des effets constans correspondre à ces ingé- » nieuses suppositions; et au milieu de toutes ces belles maxi- » mes, je vois au contraire que chaque année je suis toujours » novice dans cette partie. »

Réaumur, dans son Mémoire sur les insectes, renouvelant l'opinion antique d'Alessandri, prétend que l'épidémie catarrhale qui infesta l'Europe en 1732 et 1733, fut produite plutôt par l'air rempli d'insectes, que par les variations atmosphériques. M. Cassini qui, à cette époque, se trouvait à l'île

Bourbon , écrivit que cette épidémie y régnait dans le même temps. Elle attaqua même des Européens durant leur traversée aux Grandes-Indes (*Ac. des sciences*, 1733 ). Nous sommes loin de partager le sentiment de Réaumur, qui se rattacherait à celui si souvent rebattu et oublié sur la formation animale des contages : théorie purement hypothétique, soutenue par Vallisnieri, et confutée par le docte Raymond , qui observa avec raison que les insectes qu'on a cru remarquer dans certains exanthèmes, pouvaient être plutôt le résultat que la cause de la maladie.

Nous avons dit que l'air n'était pas toujours l'occasion des épidémies : effectivement, il en est qui doivent leur origine à certaines qualités manifestement nocives des alimens ou des boissons. N'est-ce point à ces causes qu'on attribua le *Scelotyrben* ou scorbut qui infesta l'armée romaine qui vint sous les ordres de Germanicus faire la conquête de l'Allemagne , après que les soldats eurent bu des eaux mal-saines? Le Raphania, la colique du Poitou, de Madrid, du Dewonshire, la fameuse épidémie de Brunn en Moravie, dont nous parlerons en son temps , ne reconnaissent-elles pas des causes matérielles de cette nature ?

Enfin , les passions de l'ame ont quelquefois donné lieu à des épidémies convulsives ou de démence, qui se propagent par imitation. L'histoire ancienne et moderne en fournit plusieurs exemples.

Pausanias fait mention des filles de Prœtus et des femmes d'Argos, qui se croyaient métamorphosées en vaches.

Les filles de Milet, au rapport de Plutarque, voulurent un temps se pendre toutes.

M. Desloges, médecin de Saint-Maurice en Valais, observa, il y a quelques années, une épidémie semblable au bourg de Saint-Pierre-Monjan. Les sages exhortations du curé du lieu prévinrent les funestes effets d'une pareille frénésie.

Bonnet (*Med. sept. p.* 228), et Primerose (*Malad. des femmes*), parlent d'un transport de même nature qui saisit les filles de Lyon et les portait à se noyer.

Les épidémies de possédés furent très-communes en Allemagne et en France, au 15e et au 16e siècle. Celle des Nonains fut célèbre en Saxe, dans le Brandebourg, et elle gagna même la Hollande. Au 17e siècle, les démoniaques du pays de Labour en Gascogne, et les possédées de Loudun, firent beaucoup de bruit en France. Vinrent ensuite les convulsionnaires des Cévennes ; et dans ce dernier siècle, ceux du tombeau du bienheureux Pâris ; et enfin, les crucifiemens des femmes de Fareins en Dombes, en 1786, 87 et 88.

L'épilepsie et l'hystérisme peuvent devenir épidémiques par la force de l'imitation. Les annales germaniques font mention de la danse de Saint-Guy ou de Saint-Witt, qui régna en 1374 en diverses parties de l'Allemagne. Les malades sautaient jusqu'à ce qu'ils tombassent de lassitude : un état soporeux succédait à ces mouvemens violens, et était suivi de la mort ou d'une transpiration considérable, signe de la guérison.

## § IV. — *Propriétés de l'Epidémie.*

L'épidémie a des propriétés qui lui sont particulières, et d'autres qui lui sont communes avec les constitutions épidémiques et la contagion : nous allons les exposer en peu de mots.

Une propriété particulière de l'épidémie est d'affecter en général un caractère franc et distinctif, et de se déclarer dans son début telle qu'elle doit être pendant sa durée. Elle ne revêt pas de forme latente ni insidieuse ; et pour peu que le médecin en observe attentivement les symptômes et la phénoménologie, il en aura bientôt acquis le vrai diagnostic.

L'épidémie naît spontanément ; tantôt elle n'attaque que les hommes seuls, d'autres fois les femmes, ou bien les deux sexes ensemble ; tantôt elle s'attache seulement aux jeunes gens ; souvent elle n'atteint que les enfans, les femmes délicates et les vieillards ; parfois elle se propage parmi quelque espèce d'animaux, comme les bœufs, les chevaux, les moutons, les chiens, les chats, les poules ; enfin, on la voit assez fréquemment s'étendre à la fois sur les hommes et les animaux. Nous vîmes, en 1814, le *Typhus* ou fièvre hongroise, sévir en même temps contre les hommes et les bœufs en Italie.

L'épidémie affecte à la fois un grand nombre d'individus, et elle se déploie parmi eux, quel que soit le pays qu'ils aillent habiter, et quelque éloignés qu'ils se trouvent de celui où ils résidaient lorsqu'ils ont contracté l'influence ou le germe épidémique.

Un phénomène dont il est assez difficile de donner une raison pathologique, c'est la propriété qu'a une maladie épidémique d'attaquer certains sujets préférablement à d'autres, quoique tous soient exposés aux mêmes influences de l'air, du climat, des alimens, du régime de vie, etc., à moins de l'expliquer par les différences d'âges, de sexe, de tempéramens, et par la prédisposition. Cette explication serait admissible relativement à certaines maladies, telles que les catarrhales et les inflammatoires. Mais lorsque Fabrice de Hilden raconte que l'épidémie de Bâle n'attaquait que les naturels du pays, et épargnait tous les autres habitans étrangers; lorsque Hartmann Degner rapporte que la dyssenterie de Nimègue ne sévissait point contre les Français et les Juifs qui habitaient cette ville; lorsque Heister enfin et Van Swieten nous disent que l'épidémie d'Altorf se limita aux professeurs et aux étudians de l'université, sans se propager aux habitans de cette petite ville : voilà des phénomènes dont il nous paraît impossible de reconnaître la cause.

Une épidémie parcourt quelquefois une immense étendue de pays en peu de temps, et même s'y déploie simultanément, comme l'épidémie catarrhale de 1733.

D'autres fois elle parcourt tour à tour diverses contrées, telle que l'épidémie catarrhale de 1742 et de 1775. Cette dernière commença en Russie, de-là se jeta en Pologne, puis en Prusse, et successivement en Allemagne, en France, en Angleterre, et en Italie où elle expira. Elle ne séjournait qu'un mois à six semaines dans chaque pays qu'elle parcourait.

Assez fréquemment aussi l'épidémie se borne à un seul royaume, à une seule province, à une ville, à une seule

3..

communauté et même à une seule famille : nous en verrons plusieurs exemples dans le cours de cet ouvrage.

C'est donc une erreur ou une fausse induction que d'attribuer toutes les épidémies aux intempéries des saisons ou de l'air, puisque alors ces premières seraient générales, ou du moins ne se borneraient pas à un lieu assez circonscrit, comme à une ville, à une communauté, etc., ce qui confirme ce qu'on a dit dans la section précédente : aussi Baglivi avait raison de dire : *Contagium in aere ab ejus pravis qualitatibus, non ita frequens in singulis morbis, ut multi arbitrantur medici.* Et s'il était nécessaire d'en citer des exemples, ne savons-nous pas que le catarrhe épidémique de 1580 se déclara à Rome par un temps chaud et à l'époque de l'assemblée des savans pour la réforme du calendrier ? que le froid de 1709 arriva par un vent du midi accompagné d'une influence gastrique ? N'observa-t-on pas, en 1718, qu'il ne régnait aucune épidémie à Paris ni dans toute la province de l'Ile-de-France, tandis que la suette miliaire exerçait les plus grands ravage en Picardie ? La dyssenterie de Nimègue ne borna-t-elle pas ses effets à la ville seule ? La fièvre bilieuse décrite par Tissot, ne se retint-elle pas dans les bornes du canton de Lausanne ? Et combien d'autres cas ne pourrait-on pas citer encore ?

Deux maladies épidémiques peuvent régner contemporainement dans le même lieu. Ainsi, nous avons vu la coqueluche et la rougeole se propager en même temps ; mais elles n'attaquaient pas simultanément les enfans : la coqueluche fut beaucoup plus générale que la rougeole.

Enfin, une maladie épidémique peut s'associer à une contagieuse, et alors elles marchent de front, faisant néanmoins chacune leur cours particulier. Ce cas-là arrive surtout lorsqu'il règne une maladie contagieuse à périodes déterminées, telle que la scarlatine. Ces complications sont même très-fréquentes, et donnent souvent lieu à une confusion dans le diagnostic et dans la méthode de traitement. Nous ne pouvons nous empêcher de rapporter à ce sujet un cas bien extraordinaire que nous avons lu dans le tome 2, *Rat. med. de Dehaën.* Ce savant professeur de Vienne raconte qu'une jeune fille âgée de huit ans, ayant très-chaud au mois de juin, à la suite d'un exercice violent, but une grande quantité d'eau fraîche. Elle fut subitement saisie d'un frisson suivi de fièvre, et il se déclara une péripneumonie que l'on négligea de soigner. Le quatorzième jour de la maladie, il survint une fièvre suppuratoire. On observa sur le visage de la malade, des efflorescences scarlatineuses. Quatre jours après, une fièvre ardente s'alluma, avec dyssenterie et éruption considérable et bien décidée de scarlatine. Dehaën, en l'examinant à la loupe, y remarqua une grande quantité de miliaire blanche, élevée ou scabreuse. Le soir du même jour, parurent quelques pustules varioleuses naissantes, et le lendemain, la face, le col et les bras en furent couverts. La malade succomba enfin à une aussi étrange complication de maux. Mack neveu, Erndt et autres savans médecins, furent témoins de ce cas extravagant.

Les propriétés de l'épidémie qui lui sont communes avec celles des constitutions épidémiques, ne sont pas nombreuses. Comme celles-ci, elle fait parfois participer à sa nature les maladies intercurrentes, ou plutôt elle se combine avec elles. Les maladies épidémiques ont aussi, pour l'ordinaire, leurs saisons où elles paraissent de préférence sous tel ou tel autre caractère. Ainsi, c'est au printemps que l'on observe le plus fréquemment les épidémies de nature inflammatoire et celles exanthématiques; sur la fin de l'été, celles dyssentériques; en automne, les fièvres diverses, et en hiver, les catarrhales et rheumatiques. Mais les différences de l'épidémie proprement dite, d'avec les constitutions épidémiques, sont bien marquées, comme nous le verrons dans la section suivante.

Nous terminons cet article par une remarque digne d'attention. Les fièvres intermittentes qui sont endémiques dans les environs de l'étang de Berre, formé par les eaux de la mer en Provence, semblent préserver ce canton des autres maladies épidémides. Le docteur Goïraud qui l'habitait en a fait l'observation, et il ajoute que ces fièvres ayant été très-rares en 1763 et 1764, il survint une épidémie qui occasionna de grands ravages dans toutes les paroisses de son arrondissement.

Nous avons nous-même observé que dans notre pays natal, qui est couvert de bois et d'étangs, et où les fièvres intermittentes règnent constamment en été et en automne, il survient rarement des maladies épidémiques particulières. Nous ne nous rappelons même de n'y avoir vu, depuis trente-six ans, qu'une fièvre typhode contagieuse qui s'y déclara en 1795, à la suite de l'exhumation de beaucoup de cadavres enterrés dans une église dont on voulait renouveler le pavé. Elle fit périr en deux mois un dixième de la population, et elle cessa ensuite presque subitement, grâces aux mesures sanitaires qui y furent prises.

Nous avons habité Rome pendant quelque temps, et nous n'avons pas ouï dire qu'il régnât d'épidémies éventuelles dans tout le Latium, pays couvert de bois et de marais immenses, et où les fièvres intermittentes dominent durant près de six mois de l'année. Nous laissons aux physiologistes le soin d'expliquer la cause d'un tel phénomène.

### § V. — *Différence entre l'Epidémie et les Constitutions épidémiques.*

Nous avons dit qu'une constitution épidémique est un espace de temps indéterminé, durant lequel règnent des maladies qui, quoique d'un caractère différent en apparence, n'en ont pas moins toutes la même origine et la même diathèse. C'est une maladie unique, dont les formes variées ne sont, pour ainsi dire, que des symptômes, et qui n'exige qu'une seule méthode générale de traitement. Ainsi, sous une constitution épidémique inflammatoire, nous observons des céphalites, des ophthalmies, des esquinancies, des péripneumonies, des rhumatismes aigus, etc. La propriété principale de la constitution épidémique, est donc d'attaquer l'homme sous différentes formes, et souvent sous des formes insidieuses, selon l'âge, le sexe, le tempérament et les dispositions physiques de chaque individu.

L'épidémie proprement dite se montre toujours sous la forme qui doit la caractériser, et elle attaque l'homme d'une manière uniforme. Ainsi, la coqueluche, la miliaire, le catarrhe, sont identiquement les mêmes chez tous les sujets où ces maladies se déclarent; on les reconnaît même dans les cas où elles se compliquent d'autres affections morbides, parce que la prédominance de leur symptomatologie est toujours marquée.

Une constitution épidémique stationnaire prolonge quelquefois sa durée à plusieurs années, comme nous l'avons fait observer dans la section première. Celle saisonnière ne s'étend guère au-delà du règne de la saison à laquelle elle appartient.

L'épidémie éventuelle n'a au contraire qu'une durée limitée, mais indéterminée; néanmoins elle n'outre-passe pas en général un ou deux mois.

La constitution épidémique saisonnière règne en même temps dans tous les pays soumis à la même influence des saisons; c'est-à-dire, qui se trouvent sous une même latitude, à moins que quelques circonstances particulières, telles que des pluies considérables, des coups de vent, etc., ne viennent changer ou modifier les effets de cette influence; et de plus, elle a des retours périodiques annuels.

L'épidémie éventuelle paraît à des époques indéterminées; elle est tantôt générale, sans avoir égard aux saisons, aux latitudes, ni aux variations ou accidens atmosphériques; tantôt limitée ou circonscrite à une localité peu étendue; tantôt stationnaire, et tantôt vagabonde.

On peut, d'après les observations météorologiques, prédire, pour ainsi dire, la constitution épidémique de la saison future. Il n'en est pas ainsi de l'épidémie propre, qui débute brusquement et à l'improviste : il est impossible de la prévoir.

La constitution épidémique ne paraît exercer son action que sur l'homme; du moins nous manquons d'observations qui prouvent qu'elle ait une influence sur les animaux. L'épidé-

mie propre attaque les hommes et les animaux, soit simultanément, soit par espèce en particulier.

La constitution épidémique a une influence plus générale
sur l'espèce humaine; mais son action ne se fait sentir que
d'une manière irrégulière et diversifiée, ce qui produit la
variété des maladies qui en dérivent; au lieu que l'épidémie a
la sienne plus directe, plus uniforme et plus marquée sur les
individus qu'elle attaque, et cette action n'est point latente
ou masquée comme dans la première.

Nous ne reconnaissons généralement que quatre espèces
de constitutions épidémiques primitives, qui sont la catarrhale et rheumatique, l'inflammatoire, la gastrique ou bilieuse,
et la fébrile intermittente; au lieu qu'il existe plus de cent
espèces d'épidémies, dont plusieurs ne participent en rien aux
quatre constitutions ci-dessus.

Telles sont les différences qui distinguent le caractère des
constitutions épidémiques et de l'épidémie proprement dite;
elles sont assez marquées, pour qu'il ne soit plus permis de
les confondre.

Nous venons d'exposer tout ce que nous avons pu recueillir
d'une lecture réfléchie des auteurs les plus judicieux sur le
système des épidémies, et tout ce que nous pensons nous-
même sur cette matière intéressante.

Au surplus, que ces phénomènes dépendent ou non de la
température atmosphérique, ou des eaux stagnantes, ou des
excès de chaleur et de froid, ou bien qu'ils doivent leur origine à un agent inconnu; qu'il nous suffise d'en connaître
les différences, les propriétés et les effets, puisque ce sont
les seuls caractères qu'il nous est donné de saisir, et que ces
derniers sont aussi les seuls que nous puissions combattre. Il
est sans doute au-dessus de l'esprit humain de pénétrer dans
les secrets intimes de la nature, et de découvrir les causes
premières et efficientes des maladies : heureux de pouvoir en
saisir quelques-unes secondaires, et plus heureux encore de
savoir bien en distinguer la marche et les effets!

La médecine, dit le célèbre Cotugni, n'admet que deux
connaissances pures : connaissance des maux, et connais-

sance de leurs remèdes. Si la première n'est pas tirée des faits, elle sera un songe, un empirisme, et non une science réelle. La connaissance des moyens capables de détruire telle ou telle cause de maladies, veut de la véracité et des preuves : ce sont les deux premiers pas et peut-être les seuls qui peuvent conduire la médecine à sa perfection.

## SECONDE PARTIE.

### DE LA CONTAGION ET DE L'INFECTION.

### § I.

DE grandes controverses s'élevèrent, il y a quelques années, dans les écoles de médecine, sur la théorie de la contagion et de l'infection. C'était une pure dispute de mots; donnons-en une explication claire et succincte, pour nous faire mieux comprendre de nos lecteurs.

Nous appelons *contage*, une substance ou un agent morbide spécifique, qui se communique par le contact d'un corps malade avec un corps sain, par le moyen du système absorbant cutané. La *contagion* est le mode de propagation du contage. Ainsi, la peste et la gâle sont des maladies contagieuses par absorption.

La siphilis, l'hydrophobie et le vaccin le sont par insertion. Nous nommons *infectieux* un effluve émané d'un corps malade ou mort d'une maladie, qui se communique à un individu sain par le véhicule atmosphérique et qui s'introduit, soit par le système absorbant de la peau, soit par la respiration. L'*infection* est le mode de sa transmission. Ainsi le typhus, la fièvre jaune, le scorbut sont des maladies infectieuses, parce qu'elles se propagent, par leurs effluves, à l'individu qui s'expose à leur influence dans l'atmosphère ou l'air ambiant du malade.

Une maladie peut être à la fois épidémique, contagieuse et infectieuse, comme la variole.

Nous ajouterons ici une autre explication que nous jugeons nécessaire : nous appelons *effluves*, les émanations morbides provenant des cadavres et des corps affectés de maladies contagieuses ou infectieuses; nous les distinguons des miasmes provenant des corps organiques végétaux, en décomposition et des *mofettes*, qui sont le produit des décompositions minérales.

Nous appelons *virus*, un liquide ou substance élaborée par un corps malade ou un cadavre qui se transmet par absorption ou par insertion, tels que les virus vaccin et siphilitique, et qui produit une affection morbide de la même nature.

Enfin nous regardons comme *venin*, une substance nocive qui existe naturellement chez un animal sain, à qui elle a été donnée par le créateur, soit pour sa propre défense, soit pour se procurer la proie qui le nourrit. Ainsi, la vipère parmi les reptiles, le scorpion parmi les insectes ; le nautile et la sèche parmi les poissons, sont pourvus d'un véritable venin.

Il n'existe pas de quadrupèdes venimeux, à moins qu'on ne regarde comme tels, le Lamas du Pérou qui lance contre l'ennemi qui le fatigue, une salive âcre qui enflamme les parties qu'elle atteint, et le *Sunck* ou chat du pôle, qui lance de sa queue sur l'animal ou la main qui l'attaque, une liqueur noire, corrosive, qui remplit l'air d'une odeur empestée, à une assez grande distance.

Le virus hydrophobique n'est pas un venin, mais bien un contagt, puisqu'il est le produit d'une affection morbide.

Ce ne sont pas les anciens qui peuvent nous fournir des lumières ni des notions exactes sur la phénoménologie de la contagion; car, quelle confusion, que d'erreurs, que d'hypothèses absurdes règnent dans ces écrits sortis de l'école galénique et de l'école arabe! Thomas Cornelius, de la secte des cartésiens, est le seul écrivain de ces temps reculés, dont les recherches et les expériences physiologiques présentent quelques aperçus intéressans sur la contagion. Il fut le premier qui avança que la cause de certaines maladies existe dans la respiration et dans cet *esprit* qui donne la chaleur et la vie au corps.

Sydenham, Mead, Lancisi, Carmichaël Schmidt et quelques doctes médecins français, sont ceux qui ont le mieux discuté cette matière.

Le contage est une substance *sui generis* douée d'une subtilité, d'une force et d'une activité incompréhensibles, qui se transmet, soit par le contact d'un corps affecté d'une maladie de nature contagieuse, soit par l'insertion mécanique à un corps sain, dans lequel elle produit une maladie de même caractère. Un phénomène singulier et dont nous ne saurions trouver une explication positive, c'est que les animaux herbivores, tels que les chevaux, les bœufs et les moutons peuvent rester enfermés durant vingt-quatre heures dans une écurie peu aérée, sans en être incommodés, tandis que les hommes et les carnivores ne sauraient rester ainsi renfermés pendant plus de trois à quatre heures, sans être menacés d'asphyxie, comme on le verra plus loin. Quelques expériences que nous avons tentées à cet égard, nous ont paru démontrer :

1° Que les animaux carnivores renfermés dans un lieu privé d'air, donnent lieu à la formation d'une grande quantité d'azoth, qui cause la mort ou des maladies infectieuses meurtrières;

2° Que les animaux herbivores au contraire en dégagent fort peu et produisent plutôt de l'acide carbonique.

Ces expériences mériteraient d'être suivies.

Le contage est donc introduit par le système absorbant, dans lequel nous comprenons la respiration, et rarement par le système sanguin, qui n'admet guère que le contage hydrophobique et les venins; encore doutons-nous que dans ce cas ce ne soit pas le système absorbant qui agisse de préférence, puisque, dans les solutions de continuité qui mettent à découvert le système veineux ou artériel, celui lymphatique, par ses diramations infinies et capillaires, doit se trouver, au moins autant que le premier, en contact avec la matière contagieuse qui est insérée dans la blessure, vu son activité absorbante continuelle, et même stimulée encore par l'action mécanique qui a produit la plaie ou la blessure.

Si la contagion sévit d'une manière féroce; si elle attaque un grand nombre de sujets à la fois, et qu'elle en fasse périr beaucoup, c'est une maladie pestilentielle; mais si elle est brusque et violente dans son invasion, si elle détruit subitement les forces vitales; si à une fièvre véhémente se joint le délire suivi d'une éruption de bubons ou d'anthrax, c'est une véritable peste. Les Grecs nommèrent ces deux états *Pestilence* et *Pestilité*.

Mais les anciens confondaient l'épidémie avec la contagion. Fracastor ne fit qu'augmenter ce chaos de théories. Mercurialis et Capivaccius ne considérèrent dans la peste qu'un caractère épidémique. Boerhaave lui-même avança que la petite vérole était seulement épidémique. Dehaën donna aussi à quelques maladies exanthématiques le caractère épidémique, et leur refusa celui contagieux.

Brown resserra les bornes des maladies contagieuses, et oublia entièrement les épidémies; c'est un oubli de plusieurs nosologistes.

On n'a pas manqué non plus de donner, pour cause des maladies contagieuses, les conjonctions des astres, les volcans, les intempéries des saisons, les vents, la famine, les guerres et les autres désastres physiques et moraux. Ces hypothèses sont de pures chimères : si quelques-uns de ces phénomènes participent en quelque manière à la contagion, ce n'est tout au plus qu'en secondant l'action de la cause première.

On inculpe bien gratuitement l'air d'être le véhicule de la contagion. S'il l'était en effet, combien la propagation des maladies contagieuses ne serait-elle pas plus générale, plus prompte et plus fréquente! et combien ne serait-il pas difficile de s'en préserver! Ces maladies, au contraire, ont une marche lente, cachée, insidieuse, et c'est ce qui en fait le danger. Rien n'est plus obscur que le début de la peste; aucune maladie ne présente des symptômes plus douteux dans son commencement. Nous en avons une triste preuve

dans celle qui ravagea Marseille en 1720; et avant que Chi-
coyneau et ses adulateurs eussent prononcé sur le caractère
de ce fléau, vingt mille personnes en avaient été déjà victimes.

L'état atmosphérique n'influe guère non plus sur les maladies contagieuses : car on en voit régner dans toutes les saisons
et dans tous les climats; seulement elles sont moins communes
dans le Nord, où l'absorption du système dermoïde est moins
active. L'inspiration des effluves qui émanent des malades
frappés de contagion, a une distance limitée à une ambiance
de trois pieds environ, où le contact des sujets ou des matières contagiées, sont les deux seules conditions nécessaires
pour la propagation de la contagion. A Moscou, la peste fit
périr 133,299 personnes. L'air aurait dû être infecté par les
effluves des malades, des cadavres et de leurs dépouilles;
cependant ceux qui évitèrent tout commerce avec les contagiés, ne contractèrent point la maladie. Le docteur Mertens
en préserva, par ce seul moyen, l'hôpital des orphelins de
cette ville. Le courageux professeur Valli donne les preuves
les plus évidentes de cette vérité, dans ses deux mémoires sur
les pestes de Smyrne et de Constantinople; et les médecins
français et italiens qui firent partie de l'expédition d'Egypte
en 1798, purent en acquérir la conviction. Nous savons
toutefois que M. Degenettes, qui était alors médecin en chef
de l'armée, prétend que la peste n'est point contagieuse par
elle-même, et que ce sont seulement les anthrax ou charbons
qui ont cette propriété. Les bubons même, suivant son opinion, ne la possèdent pas non plus. Il cite l'expérience qu'il
en fit sur lui-même, en s'inoculant le pus pris avec une
lancette à l'un des bubons d'un militaire pestiféré; opération
qui ne fut suivie que d'une légère phlogose locale. Nous ne
pouvons adopter un principe qui n'est appuyé que sur un fait
isolé, et sur une expérience qui ne fut tentée que légèrement
et pour tranquilliser l'armée française épouvantée des ravages
que la peste occasionnait dans ses files; tandis que nous avons
l'expérience et l'observation de plusieurs siècles et des médecins les plus célèbres, pour nous confirmer dans l'opinion
contraire.

Rien n'est plus obscur et plus hypothétique que la nature et l'origine des contages : il est bien prouvé aujourd'hui que l'air n'y a aucune part. Les fermens ou principes délétères de certaines maladies contagieuses, telles que la fièvre nosoco- miale, carcérale, navale, ne se forment et ne se développent précisément que par le défaut du renouvellement de l'air. Ces maladies ne se déploient jamais spontanément dans les lieux où l'air circule librement et se renouvelle sans cesse. Les émanations seules du corps humain, lorsqu'elles sont con- centrées, sont capables de produire des maladies qui de- viennent contagieuses et infectieuses par dégénérescence. Les effluves des animaux n'ont pas la même propriété; du moins nous n'avons pas d'observations qui démentent cette assertion.

La chimie démontre que, dans un atmosphère renfermé, l'air respiré par une foule de personnes, s'altère dans ses qualités physico-chimiques. Il se dépouille de son oxigène, se surcharge d'acide carbonique, d'azoth et d'autres principes délétères. Il s'abreuve en outre d'une humidité superflue, ré- sultat de la respiration et de perspiration cutanée. Si cette altération est portée à un degré extrême, elle éteint rapide- ment la vitalité. Qui ne connait point l'histoire des fameuses assises de Old-Bayley, le 11 mai 1750, où presque tous les assistans périrent, excepté ceux qui se trouvèrent à la droite du président, près duquel une fenêtre était ouverte? Le fait suivant, cité par l'historien anglais Camden, n'est pas moins déplorable.

Pendant la tenue des assises d'Oxfort, en 1577, pour juger le libraire Roland Jankins, et autres détenus qui avaient ou- tragé le roi par des paroles et des écrits injurieux, les hexa- laisons que repandirent les accusés dans la salle d'audience, soit par la transpiration de leurs pieds, soit par leur mal- propreté ( ayant été renfermés pendant long-temps dans des cachots privés d'air), jointes aux émanations d'une assemblée extrêmement nombreuse, occasionnèrent une maladie si ter- rible parmi les assistans et les juges, que dans l'espace de quarante jours, plus de trois cents personnes en moururent.

Les Anglais appellent encore ce jour-là, *the mournful day of justice* (le jour lugubre de la justice). Cependant cette maladie ne fut point contagieuse; car ces trois cents malades, habitant différens quartiers de la ville, l'auraient communiquée à d'autres personnes, ce qui n'eut pas lieu. C'était proprement une maladie méphitique ou infectieuse.

Un fait à peu près du même genre est rapporté par M. le professeur Percy, dans le Journal de médecine de 1810. Le voici : Après la bataille d'Austerlitz, en 1805, on renferma pendant la nuit, dans une de ces cavernes que l'on rencontre assez souvent en Moravie, trois cents prisonniers russes, pour les mettre à l'abri du froid. Vers le milieu de la nuit, la sentinelle entendit des hurlemens effroyables. Comme elle craignit quelque soulèvement de la part de ces étrangers, elle appela la garde, qui se prépara à faire feu sur eux. On enfonça la porte, et quarante de ces infortunés se précipitèrent au-dehors, jetant de l'écume et du sang par la bouche. On se hâta de leur administrer des secours. Les deux cent soixante autres étaient morts ou expirans.

Peu de temps après, deux cent vingt-cinq prisonniers renfermés dans un cachot à Moelk, périrent tous pendant la nuit.

Enfin, pour dernière preuve des principes que nous avons établis ci-dessus, et pour animer notre sujet par quelque trait intéressant, rapportons l'anecdote suivante, l'une des plus horribles que présente l'histoire moderne.

Au mois de juin 1756, le vice-roi du Bengale, pour se venger du gouverneur Drake, et dans l'espérance de trouver et de s'approprier de grands trésors, assiégea le fort Guillaume, factorerie anglaise dans le Calicut. Drake s'échappa furtivement, et abandonna lâchement son poste. M. Hollwell, avec les négocians de la factorerie et la garnison, prit le parti de se défendre; et en effet, il s'en acquitta avec la plus grande bravoure; mais à la fin, le vice-roi s'empara du fort de vive force. Il s'y trouva en tout cent quarante - cinq hommes et une femme. Quelques-uns étaient blessés légèrement, beaucoup l'étaient grièvement, et tous étaient harassés par les longues veilles et les fatigues du siége. Le même soir, d'après l'ordre du vice-roi, ils furent tous jetés dans un cachot de dix-huit pieds carrés. L'espace que chaque prisonnier pouvait occuper, bien calculé, se réduisait à dix-huit pouces carrés. Cette prison était close de murailles, et avait à l'orient deux fenêtres munies d'une forte grille. Les Anglais l'appellent encore actuellement *la Grotte-Noire*.

L'air était excessivement chaud, et l'on ne pouvait pas espérer qu'il fût renouvelé et que la prison pût être ventilée. Cette pensée jeta d'abord le plus grand nombre de ces infortunés dans le désespoir. Ils firent inutilement tous leurs efforts pour ouvrir la porte. M. Hollwell s'était accroché fermement à une fenêtre et s'y tenait en repos, pensant qu'il ne courait point le risque de suffoquer tant qu'il pourrait se maintenir dans cette position. Il ordonna à chacun de se tenir en repos autant que possible, afin de ne point épuiser ses forces en se foulant avec les pieds. Cet ordre redonna un peu de calme, qui n'était interrompu que par les gémissemens des blessés et par le râle des moribonds. Cependant la chaleur augmentait à chaque minute. M. Hollwell conseilla à ses compagnons de se dépouiller de leurs habits, afin de gagner de l'espace; ce qui fut aussitôt exécuté, mais avec peu de succès. On chercha à se procurer quelque fraîcheur, en s'éventant avec les chapeaux; mais ce mouvement fatigua bientôt ces malheureux, dont les forces étaient épuisées. Un autre Anglais proposa de se mettre à genoux, pour obtenir une plus grande masse d'air. On adopta encore ce parti; et pour éviter toute confusion, il fut convenu que l'on se baisserait et qu'on se relèverait tous ensemble; ce qui fut exécuté à un signal donné. Ils se maintenaient dans cette posture tant qu'ils pouvaient résister; mais chaque fois qu'ils se relevaient, ceux qui n'étaient pas assez prompts pour le faire en même temps, étaient foulés aux pieds par leurs voisins, et mouraient suffoqués. Telle fut leur position dès la première heure de leur emprisonnement.

Vers les neuf heures du soir, une soif des plus ardentes mit en fureur une partie des prisonniers. En vain tentèrent-

ils une seconde fois d'enfoncer la porte, et d'obliger la garde
à faire feu sur eux. En peu de temps un grand nombre d'entre eux tombèrent comme étouffés au fond de la prison, et
passèrent ensuite à un état de délire. Le tumulte, les soupirs, les gémissemens, les hurlemens de l'angoisse et du désespoir, mais surtout les cris pour obtenir de l'eau remplissaient ce lieu d'horreur. La garde arriva enfin et apporta de
l'eau. M. Hollwell et deux de ses amis la recevaient à la fenêtre
dans leurs chapeaux, et la faisaient passer à leurs camarades;
mais la foule de ceux qui se pressaient pour en avoir, fut telle,
que plusieurs, et surtout deux amis de M. Hollwell, furent
étouffés et périrent. M. Hollwell fut occupé à faire cette dis-
tribution depuis neuf heures jusqu'à onze, et il se voyait en-
touré des cadavres de ses compagnons écrasés et foulés aux
pieds.

Jusqu'alors on avait eu quelques égards pour M. Hollwell,
considéré comme le chef et le bienfaiteur de ces malheureux;
mais bientôt on ne le distingua plus des autres. Toute la
compagnie non-seulement se pressa sur lui, mais plusieurs
grimpèrent même sur sa tête et ses épaules, et s'accrochèrent
tellement aux barreaux de la fenêtre, qu'il ne put pas se
maintenir long-temps à cette place. Il demanda par pitié à
ceux qui étaient sur lui, de lui permettre de se retirer, pour
qu'il pût au moins mourir tranquillement. On lui fit place,
et il parvint, non sans peine, jusqu'au milieu de la prison.
Le tiers des prisonniers était déjà mort, et ceux qui vivaient
encore, se pressèrent tellement vers les fenêtres, que M. Hollwell se trouva un peu plus à l'aise; mais l'air était si vicié et
si fétide, que sa respiration en devint difficile et douloureuse. Il passa par-dessus un tas de cadavres, et se plaça
vis-à-vis la seconde fenêtre, appuyé sur un autre monceau
de morts, pour y attendre aussi sa dernière heure; mais
après dix minutes environ, il fut saisi d'une telle douleur
dans la poitrine, et d'une si violente palpitation, qu'il fut
obligé d'aller chercher de l'air frais. Entre lui et la fenêtre,
il y avait cinq rangs d'hommes à traverser. Le désespoir lui
ouvrit la route, et il en gagna quatre. Peu de minutes après,

il se sentit délivré de son oppression ; mais il était tourmenté d'une soif dévorante, et il demandait de l'eau en désespéré. Cette eau ne faisait qu'augmenter sa soif, c'est pourquoi il s'abstint dès-lors de boire, et il se mit à sucer la sueur attachée à sa chemise, ce qui lui procura quelque soulagement. Un jeune Anglais qui était nu à côté de lui, prit la manche de la chemise de M. Hollwell, et le priva pendant quelques instans de ce secours si important.

Il n'était pas encore minuit, et il ne restait guère de prisonniers vivans, que ceux qui étaient aux fenêtres, et qui se trouvaient dans un état de délire furieux : tous demandaient de l'air, parce que l'eau que la garde leur avait procurée par un divertissement barbare, ne leur procurait plus aucun soulagement. En vain insultèrent-ils les sentinelles pour les obliger à faire feu sur eux. Enfin, le tumulte finit tout d'un coup ; la majeure partie des prisonniers encore vivans ayant perdu leurs forces, se laissèrent tomber par terre, étendus sur les cadavres de leurs compagnons, et ils mouraient paisiblement : d'autres cependant cherchèrent à chasser M. Hollwell de son poste. Un quartier-maître hollandais grimpa sur l'une de ses épaules, et un soldat nègre sur l'autre. Il resta dans cette posture depuis minuit et demi jusqu'à deux heures. Enfin, ne pouvant plus y résister, il prit un couteau pour se tuer : cependant il se décida à se retirer de la fenêtre, et offrit sa place à un officier de marine anglais qui était auprès de lui avec sa femme, qui avait voulu l'accompagner dans la prison pour y mourir avec lui. L'officier accepta la place avec reconnaissance ; mais le quartier-maître hollandais s'en empara aussitôt : l'officier se retira et tomba mort à terre. M. Hollwell perdit dès-lors tout sentiment.

Vers les cinq heures du matin, l'un des prisonniers encore vivans chercha M. Hollwell, dans l'espoir d'obtenir par son moyen sa délivrance : il le reconnut à sa chemise, et le retira de dessous plusieurs autres qui étaient morts sur lui. Il donnait encore des signes de vie.

Le vice-roi, informé de cette scène d'horreur, fit alors froidement demander si M. Hollwell était encore en vie ; et sur la réponse affirmative, il fit ordonner d'ouvrir la porte et de le lui amener. La porte devait s'ouvrir de dehors en dedans; mais elle était tellement encombrée de cadavres, et les prisonniers vivans étaient tellement affaissés, que vingt minutes s'écoulèrent avant de pouvoir l'ouvrir.

Enfin, à six heures et quart, on vit sortir de ce lieu épouvantable, vingt-trois personnes seulement. M. Hollwell était attaqué d'une fièvre aiguë; il ne pouvait se soutenir, et il fut long-temps sans pouvoir parler au vice-roi. De-là il fut transporté à Maxadarad, capitale du Bengale, chargé de chaînes qui lui déchirèrent les chairs jusqu'aux os. La fièvre eut cependant une crise heureuse; tout son corps se couvrit de pustules qui passèrent promptement en suppuration. A peine arrivé, le vice-roi le fit mettre en liberté avec quelques-uns de ses malheureux compagnons.

Ces exemples célèbres prouvent que l'air renfermé et non renouvelé dans un lieu de rassemblement, peut produire la mort ou des fièvres de mauvais caractère, mais qu'il ne produit point directement la contagion. Le typhus qui se développe dans les prisons, les hôpitaux et les vaisseaux, ne devient contagieux que par dégénérescence des humeurs, et ne se communique que par l'atmosphère ambiant des malades entassés les uns sur les autres, ou par le contact immédiat de ceux qui les approchent ou qui les assistent.

Résumons : l'air n'est point le véhicule des contages, et n'en favorise pas le développement; il les prévient souvent, au contraire, et empêche leur propagation s'il a un courant actif dans les lieux infectés. Le défaut de son renouvellement peut seul occasioner des maladies de mauvais caractère.

On a cru long-temps que le contage était produit par les effluves animaux en état de putréfaction : cependant il n'arrive presque jamais que les bouchers, les chandeliers, les savonniers, les tanneurs, les boueurs, les vidangeurs, et tant d'autres ouvriers qui, par leur état, sont occupés à convertir en objet d'utilité les substances animales putréfiées, soient attaqués de maladies contagieuses se déclarant spontanément chez eux.

4..

Dans le voisinage de Bryton en Angleterre, à un mille de Withebridge, il existe une fabrique de produits chimiques, où, après avoir extrait l'huile médullaire des os des animaux per l'ébullition, on les distille pour en retirer le muriate d'ammoniac et le sulfate de soude. Ces opérations engendrent des exhalaisons d'une fétidité extrême qui infectent l'atmosphère à plus d'un mille à la ronde ; cependant jamais on ne s'est plaint qu'elles aient été nuisibles à ceux qui habitent dans le voisinage, et M. Henderson, intendant de cette fabrique, où il réside constamment, y jouit d'une santé parfaite.

Entre Bristol et Hanham, sur les bords de l'Avon, est le bourg de Conham, où est établie une fabrique d'adipocyre. M. Bolston, qui la dirige depuis plusieurs années, n'y a jamais éprouvé d'incommodité, non plus que les ouvriers qui y sont employés. Cependant l'opération consiste à jeter dans des caisses de bois, percées de beaucoup de trous, les muscles de chevaux, d'ânes, de chiens, et d'autres animaux morts, et à les placer dans des fosses de sept pieds de profondeur sur quatre de longueur et de largeur, pleines d'eau. Chaque caisse contient la chair musculaire de cinquante chevaux et de beaucoup de chiens, de chats, etc. Il y en a six, ce qui fait trois cents chevaux et presque autant d'autres cadavres, dont la chair est tenue en macération pendant près de trois mois, jusqu'à ce qu'elle soit réduite en adipocyre. Il s'en exhale une odeur affreuse, qui cependant n'occasionne aucune maladie dans le pays.

A Bristol, on emploie dans les raffineries de sucre du sang de bœuf qui, étant gardé quelques jours dans des baquets, exhale une odeur putride insupportable qui se répand dans toute la ville, et personne ne se plaint qu'elle y produise des maladies.

Il y a soixante tanneries à Bermontley, occupant sept cents ouvriers ; on n'y voit jamais de maladies contagieuses.

Nous avons habité pendant près de deux ans à côté d'une fabrique d'orseille, teinture violette formée avec un lichen macéré dans de l'urine, qui répand une odeur très-nauséabonde, d'autant plus qu'on la brasse plusieurs fois par jour;

néanmoins ni les ouvriers ni les voisins n'en sont incommodes.

Clavigero, d'après l'autorité de Torquemado, rapporte que lors de la dédicace du grand temple de Mexico, en 1486, on sacrifia aux idoles 72,344 victimes humaines prises à la guerre, et réservées pour cette cérémonie. Lorsqu'on y érigea le grand autel, on en sacrifia plus de douze mille; et, année commune, on égorgeait vingt mille victimes humaines, indépendamment d'un nombre prodigieux d'animaux. Leurs cadavres étaient précipités au bas des marches de l'autel, où on les laissait se putréfier; le sang s'écoulait dans un marais voisin, dont les eaux en étaient toujours teintes et salies. Malgré l'infection horrible qui s'exhalait de ces lieux, la ville de Mexico, dont la population était immense, éprouvait rarement des épidémies.

Comme la dissolution de l'animal et sa réduction à ses premiers élémens est une loi constante de la nature, nécessaire à la reproduction et à la succession des êtres animés, ce serait une erreur de la Providence, si le procédé de cette dissolution avait des effets nuisibles aux créatures vivantes, puisque son effet final est la régénération des êtres. Cette dissolution de la matière animale est comme la chaîne physique qui lie la vie à la mort. Nous prétendons donc que, lorsque cette dissolution s'opère à l'air libre, elle est incapable de produire des effets nuisibles à la santé; mais qu'il n'en est pas de même si elle a lieu dans le sein de la terre ou dans un espace renfermé que l'on mettrait à découvert au bout d'un certain temps, comme nous allons le voir.

D'après le savant docteur Burdach, il paraît que la décomposition d'un cadavre se fait en trois périodes. La première est celle de la fermentation : le cadavre se tuméfie par le développement du gaz ammoniacal qui s'échappe en produisant une fétidité extrême. Cette première opération dure plusieurs mois. La seconde période dure plusieurs années, pendant lesquelles les parties molles se convertissent en une matière liquide, pultacée, verdâtre ou brun-foncé. Le cadavre s'affaisse, parce qu'il se volatilise en grande partie, en se convertissant en hydrogène carboné, sulfuré et phosphoré, en acide carbonique, en ammoniaque, et en eau en état de fluide aériforme. Pendant la troisième période, les produits gazeux finissent de s'échapper; l'odeur fétide se transforme en odeur de moisissure, et il ne reste plus que quelques livres d'une matière terreuse grasse, brunâtre et noire. Cette matière, composée de chaux, d'oxigène et d'un charbon onctueux qui s'est formé par-voie humide, se convertit, au bout d'un nombre considérable d'années, en une cendre qui, mêlée à la terre ordinaire, forme un terreau très-végétal.

Plus un cadavre est enfoui profondément dans la terre, ou renfermé hermétiquement dans un sépulcre, plus sa décomposition s'opère lentement; et il est à présumer que les parties gazeuses qui se forment, ne pouvant se dégager à l'air libre, acquièrent des propriétés éminemment délétères, lorsqu'on leur ouvre tout-à-coup un dégagement après un certain temps de leur développement. Ainsi, les cloaques et les sépultures qu'on ouvre subitement et sans précaution, frappent de leurs émanations pernicieuses ceux qui s'y exposent immédiatement, et peuvent même infecter l'air ambiant jusqu'à une distance limitée. Nous pourrions citer plusieurs exemples de maladies pernicieuses produites par les émanations cadavériques à la suite d'exhumations imprudentes, ou de fouilles dans les églises et les cimetières; mais dès que ces émanations se combinent avec un air libre et courant, elles perdent leurs qualités nocives en se divisant à l'infini.

Le charbon allumé et les fosses d'aisances ne produisent pas d'émanations contagieuses, mais seulement des exhalaisons ou vapeurs méphitiques, du gaz acide carbonique, du gaz hydrogène sulfuré, et autres, capables d'asphyxier l'individu qui s'y expose immédiatement et durant un espace de temps plus ou moins considérable.

Les émanations des matières stercorales exposées à l'air libre, quoique d'une odeur infecte, ne produisent aucun effet nuisible à la santé. Nous avons vu au nord-est de Paris, sur les hauteurs de Saint-Gervais, la fabrique de poudrette, qui consiste à faire dessécher à l'air, dans de larges fosses, ces matières, que l'on met ensuite en tas sous des hangars aérés pour en exciter la prompte fermentation et la réduction en un terreau brun, inodore et extrêmement actif pour la fertilisation des terrains froids. Le voisinage de cette fabrique se plaint fort de l'odeur qui s'en exhale, mais non de ce qu'elle produit des maladies.

Le contage ou matière contagieuse n'est point le produit des exhalaisons ou mofettes des marais, des eaux stagnantes, des cavernes, des puits, des fosses d'aisances, des volcans, ni des effluves des matières animales et végétales en état de putréfaction et exposées à l'air libre ; mais les émanations seules des cadavres putréfiés dans un lieu renfermé, lorsqu'on leur donne une issue, disposent le corps vivant à contracter certaines maladies de mauvais caractère qui, par dégénérescence, peuvent prendre une propriété contagio-infectieuse, ainsi que nous l'avons déjà fait observer.

D'autres conditions particulières produisent encore des maladies qui dégénèrent en contagion. Une femme en couche, saine d'ailleurs, que l'on tient renfermée dans une chambre chaude, dont l'air n'est point renouvelé, et que l'on traite par un régime échauffant, contracte souvent une fièvre non-seulement aiguë et maligne, mais qui devient même parfois contagieuse. Le professeur Carminati, de Pavie, vit une miliaire succéder tout-à-coup à une péripneumonie, par la même erreur de régime. Cette maladie se communiqua à plusieurs personnes de la maison. Un traitement mal raisonné peut provoquer des exanthèmes épigénoméniques, qui revêtent assez fréquemment un caractère contagieux. Grant a donné plusieurs exemples de typhus traités par une méthode stimulante intempestive, dans lesquels survenait une éruption pétéchiale contagieuse.

Les alimens contribuent aussi à la production de certaines maladies contagieuses. L'Eléphantiasis est endémique en Egypte, et surtout à Alexandrie, où le peuple se nourrit de farine bouillie, de lentilles, de coquillages, de salaisons et de chair d'âne salée. La chaleur ambiante et humide du pays, jointe à la qualité de la nourriture, force le mouvement des humeurs à se porter à la peau, dont le relâchement des fibres ne permet plus l'action excrétoire. De-là ces croûtes hideuses, cette tuméfaction œdémateuse des jambes, qui constituent le symptôme de cette maladie. Aussi ce ne fut pas sans motif que Moïse et Mahomet firent un article de leur religion de la prohibition des viandes salées, et surtout de celle du porc, imprimant, par-là, à un peuple ignorant, superstitieux et crédule, une sainte horreur pour des alimens qui étaient si pernicieux à sa santé.

Le scorbut n'est-il pas de même produit souvent par la qualité dépravée des alimens? On en voit tous les jours des exemples dans les navigations de long cours. Les poissons et autres alimens gras et grossiers, dont se nourrissent les habitans des bords de la Baltique et de la Nort-Hollande, y rendent cette maladie endémique; et si nous invoquons le témoignage du savant et laborieux Black, nous saurons que le scorbut, dans ces deux derniers siècles, exerça les plus grands ravages dans le nord de l'Europe. Plusieurs armées, et des garnisons de villes assiégées, privées de végétaux frais, furent décimées par cette maladie affreuse. Ses ravages seraient encore plus étendus, sans le choucroute et la bière spruce, dont on fait un si grand usage dans ces pays.

Ingenhouse a prouvé, par d'ingénieuses expériences, qu'il s'exhale constamment des arbres et des plantes une espèce de méphitisme ou azoth, lequel altère l'air qui n'est pas renouvelé faute de circulation. Les fruits conservés dans un fruitier bien clos, se gâtent successivement, si l'un commence à se gâter, et qu'il soit en contact avec les autres.

Les effluves des viandes corrompues, font corrompre celles qui ne le sont pas, lorsque celles-ci se trouvent en contact avec elles.

Il est une loi de la nature par laquelle, lorsque des substances animalisées sont privées de quelques-uns de leurs élémens constitutifs, ou altérées par quelques causes, celles qui ont de l'affinité avec ces premières, s'altèrent pareillement, et les parties qui étaient en parfaite harmonie entre elles et qui contribuaient à maintenir la vie, deviennent tout-à-coup nocives et se transforment en véritables virus délétères. On en voit une preuve dans les dégénérations gangréneuses et cancéreuses.

Il en est de même de certains végétaux alimentaires, qui changent de nature en se décomposant, tels que la cassave, qui est un poison, tant qu'elle n'est pas privée de son suc corrosif, et les champignons de la meilleure qualité, qui deviennent un poison dangereux, dès qu'ils commencent à se flétrir et à tomber en pourriture.

D'après ces considérations, il est indubitable qu'il existe des exhalaisons ou effluves ennemis des corps vivans, et qui, doués de propriétés inconnues et incompréhensibles, affectent la machine animale, et en troublent l'organisme en diverses manières, mais qui ne sont point d'une nature directement contagieuse. Il est également prouvé que certains alimens disposent à des maladies qui dégénèrent en contagieuses; mais il ne l'est point que les contages se forment hors du corps vivant: car leur formation exige non-seulement une affinité, mais même une identité de substance.

## § II. — De l'origine animale des contages, et de leur mode d'action.

Nous connaissons un grand nombre d'auteurs qui ont écrit sur l'animalisation des contages. Plusieurs ont avancé que leurs principes, non-seulement émanent de la substance animale, mais même qu'ils sont organiques et animés. Varron, Columelle, Lucrèce, le père Kircher, Lancisi, Vallisnieri, Réaumur, Christ, Lang, Plenciz, Menuret, Rasori et quelques autres, ont embrassé cette opinion. Fremont a prétendu que les contages naissaient et se développaient dans les corps par la fermentation; nous ne perdrons pas de temps à confuter ces hypothèses absurdes.

L'expérience, dit Rosa, et le développement spontané de certains contages, démontrent que leurs élémens existent dans la dégénération des humeurs animales; car on pourrait provoquer, pour ainsi dire à volonté, une maladie d'un génie contagieux, en entassant des criminels dans un cachot

obscur, sale et presque privé d'un air libre et courant. Bacon
de Vérulam, Zimmermann et quelques autres écrivains res-
pectables, ont confirmé cette vérité. En 1746, les Français
préparèrent une escadre pour aller reprendre Louis-bourg
et inquiéter les établissemens anglais ; elle partit de la Ro-
chelle le 22 juin, sous le commandement du duc d'Anville.
L'armée était de dix mille hommes ; elle arriva le 10 septembre à Québec, et dès le 13 novembre suivant, le duc lui-même
et la moitié de ses troupes étaient morts de la fièvre navale.
En 1757, les Français préparèrent une flotte puissante pour
aller défendre la même place : treize mille hommes restèrent
embarqués durant cinq mois ; mais au bout de trois mois de
débarquement, les neuf dixièmes de cette armée avaient péri
de la même maladie.

Si l'on demande pourquoi les contages étant une matière
animalisée, n'affectent pas tous les corps animaux en général,
on répondra que les miasmes contagieux ont une action nocive non absolue ni générale, mais relative, et qu'ils attaquent de préférence les corps qui se trouvent les plus disposés à contracter une assimilation avec eux ; et c'est ce qui
constitue leur différence d'avec les poisons et les venins,
qui ont généralement une action directe et presque mécanique. Ceux-ci agissent plus sur les solides que sur les fluides ;
ceux-là au contraire portent de préférence leur action sur
ces derniers.

L'affinité des divers contages pour les différens systèmes
de la machine vivante, produit la diversité des maladies
contagieuses. Les unes attaquent plutôt le genre nerveux,
comme les fièvres typhodes ; d'autres le sang, comme le
scorbut ; d'autres le tube intestinal et l'appareil biliaire, telle
que la fièvre jaune ; quelques-unes enfin, le système glandulaire, lymphatique et dermoïde, comme la siphilis, la
peste, la gale, etc. Il en est de même des divers venins
animaux : ainsi le venin de la vipère (*coluber berus*) enflamme
tout le système musculaire, et celui du serpent à sonnette (*cro-
talus horridus*) attaque le système nerveux, et celui de l'hé-
morroïs (.....) le système sanguin.

La disposition des corps à contracter les maladies contagieuses, est de deux espèces, l'une positive et directe, et
l'autre négative. Dans la première, la machine vivante reçoit
et contracte complètement la contagion; dans l'autre, elle
y résiste ou elle en est moins affectée : de-là cette diversité
d'action de la part de l'agent morbifiant. On doit de même
admettre deux propriétés des corps et de certaines substances
à l'égard du contage : celle positive, qui est de le recevoir, et
la propriété négative, qui est celle de le transmettre.

Il arrive aussi quelquefois que la matière contagieuse se
trouve moins cohérente et moins active, ou bien que certaines conditions de l'atmosphère ou d'autres modifications
inconnues rendent les systèmes moins disposés à une dyscrasie particulière : dès-lors les maladies contagieuses ont
une marche plus modérée et plus bénigne. De même on peut
tronquer ou du moins atténuer considérablement quelques-
unes de ces maladies à leur début, par des moyens thérapeutiques qui, administrés judicieusement, excitent une perturbation salutaire dans ces systèmes. Mais il est des contages, et surtout certains exanthèmes à périodes déterminées,
dont aucun moyen médical ne saurait atténuer ni arrêter le
cours.

Il est constant que les individus d'une constitution lâche
et fluxionnaire contractent plus facilement une maladie contagieuse; mais aussi la maladie, chez eux, est plus mite, et
ils s'en tirent plus facilement que les sujets d'un tempérament robuste.

## § III. — *Matière et formation des Contages.*

La vie animale consiste dans la chaleur et le mouvement.
Les alimens introduits dans le corps sont, par ces deux
moyens, assimilés à la substance animale, entraînés dans la
circulation : animés eux-mêmes, ils contribuent à leur tour
à entretenir l'énergie des forces vitales; mais il est une loi
de l'économie vivante, ou une nécessité naturelle qui fait
que rien ne demeure long-temps dans le corps en un même

état; c'est pourquoi tout se renouvelle continuellement par le moyen du mouvement vital; il faut que les substances animales se volatilisent pour faire place à d'autres nouvelles qui suivent la même progression et qui subissent les mêmes changemens. C'est cette exhalation continuelle des effluves animaux qui produit, comme on le sait, cette odeur particulière à chaque espèce d'animal à sang chaud. Cette vapeur animale est expansible et même souvent visible. Une telle exhalation est nécessaire pour maintenir la vie et la santé; mais si quelque cause l'interrompt ou la trouble; si l'animal est attaqué de quelque maladie contractée, il s'opère dès-lors un changement dans ses fonctions naturelles; les excrétions et les effluves perdent leur odeur ordinaire; les sécrétions ne se font plus, ou s'exécutent d'une manière pénible et irrégulière. Le changement qui s'opère dans les systèmes est universel ou partiel, selon le genre de la maladie. Dès-lors ces effluves exhalent une odeur particulière, telle que celle de la miliaire et de certains exanthèmes; ou une odeur fétide, comme dans la dyscrasie scorbutique, dans les ulcères phagédéniques, dans les affections cancéreuses et gangréneuses, dans la dyssenterie; mais dès que la vie s'éteint, cette odeur disparaît pour être remplacée par celle cadavéreuse, qui émane alors de toutes les parties du corps.

Si au contraire l'animal est vivant ou récemment mort, les effluves qui émanent de son corps affecté de quelque maladie contagieuse, s'attachent facilement à ce qui est proche d'eux; et s'ils se trouvent en contact, soit direct, soit indirect avec un autre corps vivant de même espèce que celui d'où ils sortent, ils s'y insinuent promptement, soit par l'inspiration soit par l'absorption cutanée, pénètrent dans la circulation des fluides, et affectent ces parties du même vice dont ils sont eux-mêmes contaminés : voilà le véritable contage.

Le contage est donc le produit ou l'élaboration des humeurs animales dans un état morbide; tandis que les effluves dégagés d'un corps sain vivant ou nouvellement privé de la vie par le fer tranchant, tel que le bœuf à la boucherie, s'introduisant dans d'autres corps vivans, y produisent une nou-

velle énergie vitale. C'est pourquoi la plupart des bouchers
doivent leur constitution heureuse aux émanations des animaux qu'ils égorgent; plutôt qu'à leur régime de vie. Cette
observation physiologique, depuis long-temps reconnue et
vérifiée, est une preuve qui vient à l'appui de ce que nous
avons dit sur l'effluve contagieux. Mais le cadavre humain
possède une propriété délétère inexplicable. Une blessure,
même légère, que se fait un anatomiste en disséquant, prend
aussitôt un caractère inflammatoire et une gangrène mortelle
ne tarde pas à se manifester, si l'on n'a pas eu soin de cau-
tériser sur-le-champ et profondément la plaie.

### § IV. — *Propriétés des Contages.*

Les contages ont des propriétés générales et spécifiques.
Les premières, sont que l'agent contagieux transmis à un
corps, y exerce sa puissance entière, soit que ce corps qui l'a
reçu y résiste, soit qu'il s'en trouve imprégné de manière à
contracter la même maladie que celle de l'individu qui la lui
a transmise; et dans ce dernier cas, lorsqu'il a commencé
cette action, il change subitement l'état de la vitalité et des
fonctions animales, dans lesquelles il porte le trouble en
détériorant leur nature.

La propriété spécifique de chaque contage, est d'attaquer
la créature vivante, de s'y introduire par des voies qui lui
sont propres, d'y déployer son action plus ou moins promptement, d'après des lois déterminées, et de produire toujours
une maladie conforme à sa nature particulière. Ainsi, le contage variolique produit constamment la petite vérole; la
vaccine ne peut communiquer que la vaccine, ainsi que nous
le démontrerons *ex professo*, par de nombreuses expériences
que nous rapporterons à la fin de cet ouvrage.

La substance contagieuse a la propriété de s'attacher plus
particulièrement aux corps vivans en vertu de la puissance
attractive, et à certains corps inorganiques, tels que la
laine, le coton, le linge, les vêtemens; mais le bois, la terre,
les métaux, le verre, la soie, la toile cirée, et les objets

recouverts d'un vernis, là reçoivent difficilement, et en sont de mauvais conducteurs. L'eau la reçoit, mais l'absorbe; et si elle est transmise à l'air, elle s'y décompose et se dissipe dans l'espace atmosphérique, en s'y divisant à l'infini, parce qu'elle est gaziforme, et par conséquent plus légère que ce fluide.

Il n'en est pas de même des mofettes, qui ne s'élèvent pas facilement dans l'air, mais qui se maintiennent dans une espèce de densité près de la surface du sol. Elles ne s'élèvent que difficilement, et avec l'aide de la chaleur qui les vaporise; arrivées à une certaine hauteur, elles s'y raréfient et se dissipent, emportées par la concitation des vents.

Le savant et illustre comte Moscati, de Milan, l'homme des sciences physiques et médicales de l'Italie, fut chargé, il y a quelques années, par le gouvernement italien, d'analyser l'air des rizières, et de reconnaître la qualité des exhalaisons qu'elles produisent. Il observa que, pendant le jour, en été, et après le lever du soleil, elles ne présentaient aucune différence d'avec les exhalaisons ordinaires de la terre; mais ayant suspendu le soir, à trois pieds au-dessus du sol d'un champ de riz, des globes de verre remplis de glace, le lendemain, au lever de l'aurore, il recueillit sur les parois extérieurs de ces globes, les vapeurs qui s'y étaient condensées, et les mit dans des bouteilles; peu de jours après, il trouva une matière floconneuse qui surnageait dans le vase. C'était une espèce de substance muqueuse qui répandait une odeur cadavéreuse très-fétide.

La même expérience fut pratiquée dans les salles du grand hôtel-dieu de Milan, en plaçant entre les lits des malades ces mêmes globes remplis de glace, et la vapeur condensée qu'on en obtint, donna les mêmes résultats.

Il serait à désirer que l'on répétât ces mêmes expériences, en suspendant de ces globes au haut de la salle d'un hôpital, de la voûte d'une église, au plafond d'une salle de spectacle, lorsqu'une foule nombreuse s'y trouve rassemblée.

Les mofettes de gaz hydrogène sulfuré qui s'exhalent de la grotte du Chien, près de Naples, ne s'élèvent guère à plus de 6 pouces du sol; plus haut, elles n'ont aucun effet sensible.

Les contages n'ont point la propriété de reparaître après une certaine révolution de temps, comme l'ont prétendu Sydenham et quelques autres; l'expérience et les faits démentent formellement une telle assertion; seulement il paraît que chaque siècle a eu jusqu'à présent ses maladies particulières, c'est-à-dire, que certaines maladies ont dominé plus particulièrement dans un siècle que dans un autre. Ainsi, par exemple, le scorbut parut pour la première fois en Europe sous Germanicus. Ce général, qui parvint ensuite à l'empire, dans son expédition en Allemagne, ayant fait camper ses troupes au-delà du Rhin, elles furent tout-à-coup attaquées d'une maladie dont l'effet était d'excorier les gencives, de faire tomber les dents et de causer un relâchement dans toutes les articulations. Pline, *Hist. nat. liv.* 25, *ch.* 3, dit que les médecins en attribuèrent la cause à l'eau d'une fontaine dont l'armée s'abreuvait. Ils nommèrent cette maladie *Stomacacen* ou *Scelotyrbea.*

Ce fut sous la censure de L. Paulus et de Q. Martius qu'on observa pour la première fois la grenouillette, maladie particulière à la Gaule narbonnaise, où deux personnages consulaires, Julius Rufus et Q. Lecanius Bassus, en furent attaqués et en moururent. Il survient, dit Baronius, dans les parties les plus secrètes du corps, et ordinairement sous la langue, une petite dureté semblable à une varice noire ou livide; bientôt le corps se tuméfie sans douleur ni prurit, et sans autre symptôme qu'un assoupissement continuel, et en trois jours les malades succombent. Quelquefois il survient un frisson, mais rarement de la fièvre. Parfois aussi de petites pustules se montrent autour de cette tumeur. Si la grenouillette se forme dans l'estomac ou à la gorge, le malade meurt subitement. Cette maladie ne serait-elle pas plutôt le charbon malin?

Pline assure que l'éléphantiasis ne parut en Italie que sous le grand Pompée; elle y fut apportée de l'Egypte, mais elle disparut bientôt après.

Le même auteur rapporte encore que ce fut sous le règne
de Tibère que l'on vit régner pour la première fois à Rome
la colique intestinale et le flux céliaque, dont le fameux Arius
et Charles IX sont morts.

Environ dans le même temps on observa aussi pour la
première fois en Italie la *mentagre* ou *lychena*, espèce de
dartre contagieuse qui attaquait le menton et qui exhalait une
odeur très-fétide; quelquefois elle s'étendait sur tout le visage, excepté sur les yeux, descendait sur le cou, la poitrine,
les bras et les mains; alors l'aspect des malades était hideux.
Cette maladie fut apportée de l'Asie; on ne pouvait la guérir
que par les caustiques et le feu, en brûlant parfois jusqu'à l'os.

Blondus, *lib.* 7, *dec.* 2, dit que dès l'an 1221 il survint à
Rome un *tabes* épidémique qui y régna durant plusieurs
années, et qui fit périr un grand nombre de ses habitans.

La podagre et les autres affections arthritiques parurent
dans le huitième siècle, et régnèrent presque épidémiquement durant vingt ans, au rapport de Hegesander dans Athé-
née, *Dispnosoph. lib.* 1, *syn.*

Depuis 880 jusqu'en 895, les toux et les ophthalmies régnèrent en Italie et en Allemagne.

En 1200 une epistaxis irrépressible ravagea l'Etrurie et la
Romagne; en vingt-quatre heures elle emportait ceux qui en
étaient attaqués.

Depuis 1348 jusqu'en 1354, l'Europe fut dépeuplée par
la peste noire, décrite par Guy de Chauliac, qui était con-
temporain. On accusa les Juifs d'avoir occasionné cette maladie en empoisonnant l'air, et l'on en massacra un grand
nombre.

De 1505 à 1580, les fièvres malignes ou typhoïdes furent
très-fréquentes dans tout le midi de l'Europe.

De 1585 à 1621, presque toute cette partie du monde
éprouva de violentes épidémies de péripneumonies, et des
pestes.

Le dix-septième siècle vit paraître la fièvre miliaire, d'abord
en Allemagne où elle était inconnue, et de-là elle se répandit
dans toute l'Europe.

On connaît aussi les époques où la petite vérole, la rou-geole et la siphilis vinrent infester notre continent : tristes résultats des irruptions des Arabes et de l'ambition des Espagnols.

Le dix-huitième siècle a été remarquable par les nombreuses épidémies catarrhales qui ont infesté toute l'Europe.

Le commencement du dix-neuvième a été, malheureusement, fertile en fièvres typhoïdes, que les fléaux de la guerre ont propagées dans toute cette partie du monde. Mais le fléau le plus terrible, qui ait affligé et qui dévaste encore l'Asie et l'Europe, c'est le choléra indien, qui parcourt ces contrées depuis près de vingt ans.

D'après cet aperçu, et l'histoire que nous exposerons des maladies épidémiques et contagieuses, on sera pleinement convaincu qu'elles ne sont point sujettes à des retours périodiques.

Une propriété singulière des contages, est qu'ils peuvent demeurer comme assoupis pendant long-temps, et se ranimer, pour ainsi dire, sous de certaines conditions physico-chimiques et pathologiques, et quand ils trouvent un corps auquel ils peuvent s'attacher par le contact immédiat : c'est ainsi que des hardes qui ont servi à des pestiférés et qui ont été renfermées sans avoir été purifiées, peuvent, après un temps dont on n'a pas encore déterminé la durée, communiquer la contagion pestilentielle à ceux qui s'en serviraient.

Geoffroy, Poissonnier, Lorry, Marquet, Desperrières, de Hosne et Vicq d'Azir, ont prouvé par des faits bien constatés, que les effluves des corps morts de maladie contagieuse, s'échappant tout d'un coup du lieu où ils étaient renfermés, attaquaient à l'instant même les individus qui s'y exposaient d'une manière immédiate. A Corbeil près de Paris, une femme morte de la petite vérole depuis une année, ayant été exhumée, causa des syncopes et même la mort subite à quelques-uns des assistans, dont l'un contracta la même maladie, qu'il n'avait pas eue auparavant. J'ai lu dans un auteur anglais que des fossoyeurs ayant déterré le cadavre d'un homme mort depuis dix ans de la petite vérole, en furent eux-mêmes attaqués, et la maladie fit un cours accompagné de malignité.

Il est des contages qui, introduits dans le corps de l'animal vivant, y demeurent assoupis ou du moins ne se déclarent qu'après un espace de temps plus ou moins long. Trois ou quatre jours suffisent ordinairement pour que les maladies exanthématiques fébriles se déclarent, la vaccine en prend quatre à six, la gale de huit à quarante jours; cela dépend de l'âge, de la constitution des sujets, et d'une température plus ou moins chaude. Le contage siphilitique n'a pas d'époque bien déterminée. Cependant on peut avancer qu'il se déclare ordinairement dans les dix jours de sa communication, lorsque celle-ci a eu lieu directement par le coït, les baisers lascifs ou l'alaitement. Le contage hydrophobique se déclare le plus souvent dans les six ou sept premiers septénaires qui suivent son insertion.

Comme le contage est le produit de la matière animale dégénérée, il s'ensuit qu'il forme divers genres de maladies selon la qualité des humeurs en dégénérescence et selon les espèces d'animaux, les climats, la manière de vivre des peuples, les localités, etc. Il s'ensuit pareillement que selon la diversité des corps, les humeurs et les émanations animales doivent être différentes en nature, en force et en propriété.

Une observation consolante pour l'Europe, c'est que le contage de la peste, de la siphilis, de la variole et de la fièvre jaune n'y sont point indigènes, et qu'on n'y a vu ces madadies que lorsqu'elles y ont été importées des autres parties du monde. Plus on avance vers les climats situés au nord, moins on y observe de maladies pestilentielles ou contagieuses. L'établissement salutaire des Lazarets, dont on doit la première idée aux Vénitiens, et le système de police médicale établi dans l'Europe civilisée, la mettent à l'abri des ravages que ces fléaux y ont exercés pendant long-temps.

Si l'air était le véhicule de la contagion, comment pourrait-on concevoir que les maladies de ce genre pussent cesser ni tôt ni jamais? que serviraient ces Lazarets qui ont si souvent préservé les ports de la peste? comment ce fléau resterait-il concentré dans une ville? que servirait l'isolement des contagiès ? le monde, hélas! se trouverait bientôt entièrement dépourvu de créatures vivantes.

Quant aux contages qu'on peut nommer indigènes en Europe, nous admettons qu'ils ont la propriété de paraître et de se déclarer quelquefois spontanément sans intus-susception préalable, opinion admise par les praticiens les plus célèbres. Vainement certains écrivains sceptiques demandent d'où vient la première origine du contage, tel que celui pétéchial, par exemple. On pourrait leur demander d'où viennent les fièvres de mauvais caractère, celles pernicieuses, les péripneumonies. Ces maladies naissent spontanément et supposent certaines conditions pathologiques particulières à l'économie animale vivante qu'il serait trop long de détailler ici, et qui seraient le sujet d'un travail très-étendu.

En effet, depuis que les observations les plus exactes ont prouvé que la petite vérole et la rougeole nous sont venues de l'Abyssinie et de l'Ethiopie où elles sont endémiques, que l'éléphantiasis l'est en Egypte et en Syrie, que la siphilis et la fièvre jaune le sont en Amérique, que le scorbut règne continuellement sur les bords brumeux de la Baltique; il est bien permis dès-lors de croire à la formation spontanée des maladies contagieuses, puisque l'on voit souvent des maladies simples dégénérer en ce caractère. Nous savons que les alimens altérés provoquent le scorbut à bord des navires dans les voyages de long cours, et que la famine ou la mauvaise nourriture ont la même propriété : car nous en avons un exemple récent sous les yeux. Les récoltes de 1815 et 1816 ayant été très-mauvaises en Italie, et ayant même manqué cette dernière année dans la partie nord-est, les habitans des montagnes du Brescian et du Bergamasque ont été obligés de se nourrir d'herbes et de racines; le scorbut, maladie très-rare en Italie, s'est déclaré dans ces contrées, et au mois de juin 1816 on comptait près de trois cents scorbutiques dans les hôpitaux de Brescia. La gale aussi naît souvent spontanément.

Jusqu'à présent la chimie a vainement travaillé à découvrir la nature spécifique et essentielle de chaque contage; il est probable que de pareilles recherches seront toujours vaines, et que ce labeur secret de la nature ne sera jamais révélé à l'homme. Nous n'irons pas affirmer avec Wirdigius que le contage le plus terrible est produit par les exhalaisons des cadavres des soldats morts en combattant; car, dit-il, *spiritus hos iracundos ab his in sana corpora permeantes vindictam furoremque excitant et exterunt*. ( Barthol. diss. xv. ) Ce fait n'a lieu que pour la morsure de certains animaux venimeux, qui est plus dangereuse s'ils sont irrités.

D'autres propriétés sont encore particulières à de certains contages : les uns sont susceptibles de récidive, c'est-à-dire, qu'un même individu peut les contracter plusieurs fois : telles sont la siphilis, la peste, la gale, les fièvres typhoïdes, etc. D'autres ne se contractent qu'une seule fois, du moins les cas contraires sont des phénomènes ou des erreurs d'observations, ou bien les maladies auront été larvées ; comme la petite vérole, la rougeole, la scarlatine.

Il paraît que les maladies contagieuses, non sujettes à récidives, sont celles exanthématiques, fébriles, à périodes déterminées, comme les dernières citées plus haut. Cette différence forme deux classes distinctes dans la doctrine des maladies contagieuses.

Il est de ces maladies qui n'attaquent qu'une seule classe dans les êtres vivans, et d'autres qui sont communes à plusieurs espèces. Le petite vérole, la rougeole et la scarlatine, par exemple, sont propres à l'homme. On a cependant vu des singes contracter la première par inoculation et par cohabitation avec un contagié. Le charbon ou anthrax est commun aux hommes et aux animaux, ainsi que le typhus, le catarrhe, ta péripneumonie, l'angine et la gale.

L'hydrophobie l'est de même à ces deux espèces, et semble néanmoins épargner quelques animaux ruminans, tels que les moutons et les chèvres. L'hydrophobie est une vraie maladie contagieuse qui naît spontanément chez l'animal, lequel ensuite la communique à d'autres par morsure ou par absorption du virus. Nous pourrions citer ici plusieurs exemples d'hydrophobie spontanée et provoquée ; même chez l'homme, à la suite d'un violent accès de colère. Voici un cas assez extraordinaire, arrivé il y a quelques années à Venise, et que nous trouvons consigné dans les nombreuses observations pratiques que nous avons recueillies : un boucher, fâché de voir une belle chienne qu'il avait, couverte par un chien de vilaine espèce, coupa à celui-ci la verge dans le moment même du coït ; l'animal furieux se jeta sur cet homme et le mordit en plusieurs endroits. Six semaines après, l'hydrophobie se déclara chez lui et il y succomba.

Sydenham et quelques autres ont fait une observation singulière sur une autre propriété des contages, c'est que pendant le règne de la peste les autres maladies semblent assoupies. Cependant d'autres auteurs ont remarqué que durant les maladies pestilentielles, les autres intercurrentes prennent un caractère plus sévère et ont une terminaison plus funeste. Nous n'avons pas trouvé un assez grand nombre de faits relatifs à l'une et à l'autre de ces hypothèses pour pouvoir en donner un résultat décisif.

Enfin, une dernière propriété des contages est que deux maladies de ce caractère peuvent régner ensemble, attaquer le même sujet, et faire chacune leur cours particulier et indépendant l'un de l'autre. Ainsi, nous avons vu la petite vérole unie à la scarlatine, la siphilis avec la gale, etc.

Les maladies contagieuses s'associent aussi parfois avec les épidémiques.

## § V. — *Division des Contages, et leur mode de communication.*

D'après les considérations ci-dessus exposées, il s'ensuit que les contages peuvent se diviser d'abord en deux classes générales :

1º En halitueux ou infectieux, c'est-à-dire, qui sous une forme de vapeur invisible et expansible transportent la maladie d'un individu contagié à un autre qui est sain, telles que l'émanation pestilentielle (*Mead*); la fièvre tiphoïde (*Pringle, Lindt, Kramer, Zimmermann*); la petite vérole, la rougeole, la scarlatine, la miliaire, la dyssenterie (*Rosen, Plenciz, Ludwig, Zimmermann*). Cette vapeur se communique pas le contact immédiat du corps affecté, ou à une très-petite distance calculée à trois pieds au plus.

2° En non halitueux, c'est-à-dire, qui se communiquent sous forme d'un véhicule sensible, comme la vaccine, le pus variolique, le virus siphilitique, celui des affections herpétiques, de la gale et de l'hydrophobie.

Il est des contages qui se communiquent par l'insertion du virus contagieux dans un corps sain, mais sous certaines conditions ; par exemple, le virus variolique, par l'inoculation faite au moyen d'une solution de continuité, avec effusion de sang ; le virus ou pus vaccin, par son insertion sous l'épiderme : et s'il y a effusion sanguine opérée par la piqûre, il arrive assez souvent que l'opération est manquée.

Il en est d'autres qu'on ne peut pas communiquer par insertion ou inoculation, tels que la rougeole, et, malgré les expériences de Home, nous nous sommes convaincus par nos nombreux essais, et ceux que nous avons vu pratiquer par l'illustre docteur Locatelli à l'hospice des Enfans trouvés de Milan, que cette maladie ne peut se communiquer par ce moyen ; elle se contracte plutôt d'une manière halitueuse, par le système absorbant.

Nous avons inoculé pareillement la miliaire ; et il y a quinze ans environ que nous fîmes des tentatives sur divers animaux, pour leur communiquer le pemphigus ; mais nous n'avons obtenu aucun résultat dans ces deux circonstances.

Le système absorbant paraît jusqu'à présent le seul qui ait une affinité spécifique pour accueillir les contages. Nous n'avons pas encore des observations exactes sur les propriétés du système sanguin à cet égard.

On divise encore les contages en aigus ou fébriles et chroniques ou apyrétiques. Grant met au nombre des premiers la peste, la fièvre jaune, la petite vérole, la rougeole, la scarlatine, la miliaire, l'angine et la péripneumonie gangreneuse, le typhus pétéchial, et la fièvre pestilentielle de Sydenham.

Les contages chroniques ou non fébriles sont le scorbut, la siphilis, la gale et l'éléphantiasis.

Les contages fébriles se distinguent en maladies à périodes déterminées, comme les maladies éruptives dont aucun moyen thérapeutique ne saurait tronquer ni arrêter le cours sans occasionner des désordres mortels. Ces maladies poursuivent leur marche, lors même qne d'autres affections morbides viennent les compliquer.

La manière dont se communiquent les contages est différente des venins et des poisons. D'après les expériences de Redi et de Fontana, on peut avaler impunément le venin de la vipère, pourvu qu'il ne se trouve point d'excoriation dans la bouche. L'armée française, en Dalmatie, fut témoin en 1807 de la hardiesse du docteur Valli, qui suça la plaie qu'un chien hydrophobe venait de faire à la femme d'un employé français. Mais on n'avalerait pas de même le virus variolique, si l'on n'avait pas eu déjà cette maladie. On a inoculé ainsi des enfans. Nous avons lu aussi dans un journal de médecine, qu'un enfant vacciné ayant sucé un de ses boutons, fut peu de jours après couvert de cinquante-trois pustules de vaccine véritable. Cette observation serait digne d'être confirmée par des expériences.

Le virus siphilitique se communique par le coït, les baisers lascifs, l'allaitement, l'emploi des ustensiles que l'on porte à la bouche, l'insertion du virus par quelque solution de continuité ou de dénudation de l'épiderme; mais on peut toucher impunément le virus et celui qui en est atteint.

La gale ne se contracte point par les baisers, ni par l'accouplement des deux sexes; mais par le simple attouchement du malade ou des effets qu'il a touchés, ou de ses habillemens.

Il est des auteurs qui ont prétendu que l'ophthalmie se propageait par le simple regard attentif de deux personnes placées l'une près de l'autre : nous ne pouvons affirmer ce fait.

La dyssenterie, suivant Zimmerman, se transfère en respirant l'odeur des matières excrémentielles des malades.

Le scorbut se communique en couchant avec un sujet af-

fecté de cette maladie, ou en se servant des cuillers, four-
chettes et verres qu'il a portés à sa bouche, et même en s'ex-
posant trop à son haleine.

Enfin, il y a des contages récidifs et d'autres non récidifs.
Nous plaçons au nombre des premiers la peste, la fièvre jaune,
les typhus, l'angine et la péripneumonie gangreneuse, la
gale et la siphilis. Les seconds sont la petite vérole, la rougeole et la scarlatine. Nous avons dit que les exemples de récidive de ces maladies, sont de véritables phénomènes ou des
erreurs d'observation.

## § VI. — *Odeur et saveur des Contages.*

La plupart des contages, et surtout de ceux fébriles, ont
une odeur spécifique à laquelle le médecin exercé peut les
reconnaître en opprochant le malade. Par exemple, le virus
pestilentiel, selon Bacon de Verulam, a l'odeur du muguet
( *convallaria majalis* ), douceâtre et nauséabonde. L'odeur
de la petite vérole et celle de la fièvre jaune, ont quelque res-
semblance. La miliaire s'annonce aussi par une odeur acide
et comme de sueur corrompue bien particulière, ainsi que le
typhus accompagné de pétéchies. La dyssenterie est la maladie dont l'odeur est la plus pénétrante; il est impossible
de résister long-temps dans une salle de dyssentériques.
La gangrène a aussi une fétidité cadavéreuse insupportable.
Le scorbut, enfin, est facile à distinguer à son odeur de putridité.

On a analysé plusieurs matières contagieuses, telles que le
pus sorti d'un bubon pestilentiel et celui d'un bubon siphilitique; ils ont l'un et l'autre les mêmes apparences que le pus
sorti d'un abcès ordinaire.

Nous avons analysé et goûté du pus vaccin et de l'humeur
extraite d'un pemphigus d'une nature prodigieuse; ni l'une ni
l'autre matière n'ont d'action sur les couleurs végétales; leur
saveur est celle d'une sérosité assez insipide au goût; la solution d'acétate de plomb les réduit en grumeaux très-blancs;
le feu les fait concentrer comme le blanc d'œuf, et nous

avons conclu que ces deux matières étaient purement une espèce de mucus et d'albumine unis ensemble.

Il serait intéressant de bien constater par des expériences
réitérées l'odeur particulière de chaque contage, ce qui con-
tribuerait encore puissamment à fixer leur diagnostic. Quant
à leur saveur, nous croyons l'expérience trop dangereuse et
trop incertaine, pour qu'elle puisse devenir un moyen de distinguer les maladies contagieuses. Tenons-nous-en seulement
aux syndrômes pathognomoniques.

## § VII. — *Parallèle entre l'Epidémie et la Contagion*

Après avoir établi, par les notions les plus précises que
puissent fournir les connaissances de nos jours, la nature et
les propriétés de l'épidémie et de la contagion, il est indispensable de nous élever de ces considérations spécifiques à
celles générales de ces deux phénomènes, afin d'en faire
mieux ressortir la différence; mais pour être plus concis, nous
les exposerons ici d'un manière pour ainsi dire aphoristique.

L'élément épidémique existe généralement dans l'air, et
surtout celui qui affecte de préférence les membranes muqueuses; mais il n'y existe point constamment : il y est produit, sans doute, par des combinaisons infinies et inconnues,
qui donnent naissance à cette diversité de maladies épidémiques que nous voyons si souvent se renouveler. Cet élément
ou principe est un agent virulent incompréhensible et latent
dans l'air qui en est le véhicule, et qui est doué de la faculté
de le transmettre aux corps animés qui y sont prédisposés.
Nous pensons que les épidémies qui portent leur action sur
les membranes muqueuses, dépendent plus particulièrement
de quelque variation subite dans la température atmosphérique, telle que la transition brusque du chaud au froid.

L'observation de plusieurs siècles prouve que jusqu'à ce
jour les épidémies sont limitées à un nombre assez modéré
qui ne va guère au-delà de soixante-quatre espèces, dont le
tiers seulement comprend celles plus communes; les deux
autres tiers sont d'espèces assez rares.

Les alimens et les boissons, le genre de vie, le fanatisme et l'imitation, constituent aussi quelques épidémies.

La variété des épidémies semble épuisée : car depuis plusieurs siècles il n'en a pas paru d'une espèce absolument nouvelle.

Les contages, au contraire, n'existent nullement dans l'atmosphère ; ils sont l'élaboration et le produit du corps animal malade dans lequel ils se forment par une dégénérescence spécifique des humeurs :

*Morbosum effluvium corporis ægri, quod in aliis corporibus similem morbum producit*, dit Hippocrate : et l'air, loin d'en être le véhicule, en est souvent le préservatif. Il est prouvé que les effluves contagieux ou l'infection n'agissent qu'à une très-petite distance du corps d'où ils s'échappent ; et qu'étant portés dans l'air ils s'y raréfient et se dissipent entièrement.

Quelques contages doivent leur origine indirecte à un air atmosphérique renfermé et non renouvelé qui se vicie par les effluves animaux, et à des alimens ou boissons de mauvaise qualité.

Les variations atmosphériques influent généralement sur la marche des épidémies ; mais rarement elles troublent ou arrêtent celle des maladies contagieuses, excepté de la peste et de la fièvre jaune dont le froid fait ordinairement cesser les ravages, par la propriété qu'il a sans doute de condenser ou de décomposer les effluves pestilentiels, ou de rendre le système absorbant moins actif.

Les maladies épidémiques communes paraissent plus particulièrement dans certains temps de l'année ; comme les catarrhes en hiver, les flux en été, et les fièvres intermittentes en automne.

Les maladies contagieuses n'affectent aucune saison de préférence ; elles paraissent dans tous les temps de l'année, comme nous le verrons.

L'épidémie est tantôt générale et subite, tantôt vague et passagère, et tantôt limitée à une seule localité ; elle attaque en même temps un grand nombre de personnes à la fois, et revêt assez fréquemment une forme insidieuse.

Les maladies contagieuses ont leur invasion moins brusque, elles sont plus limitées : quelques-unes se montrent avec leur caractère naturel, continuent sous la même forme ou physionomie, et cessent lorsqu'on leur intercepte toute communication avec un nouvel aliment; d'autres revêtent des formes insidieuses.

Les épidémies n'ont aucune marche fixe; elles se prolongent ou bien elles cessent subitement, ou enfin changent de localité, sans qu'il soit possible de prévoir ces anomalies.

Les contages ne se propagent qu'à mesure que les points de contact se multiplient, ou que plusieurs individus se trouvent tous ensemble exposés à leur influence immédiate.

L'épidémie régnante fait souvent taire les maladies intercurrentes, ou du moins elle peut les faire participer à sa nature : propriété que n'ont point les maladies contagieuses.

Il n'existe pas d'épidémie d'une espèce chronique, si l'on en excepte le Raphania et quelques convulsions ou spasmes. Toutes en général sont aiguës. Il y a des maladies contagieuses de l'une et de l'autre espèce.

Toutes les maladies épidémiques et contagieuses fébriles sont aiguës. Les premières n'ont pas de périodes déterminées. Mais il en est plusieurs parmi les secondes qui en ont, telles que celles exanthématiques.

Les épidémies attaquent souvent les hommes et les animaux en même temps; quelquefois elles n'attaquent qu'un sexe, qu'un âge, qu'une seule espèce d'animal.

Fernel rapporte qu'en 1514 une épidémie fit périr presque tous les chats : nous en observâmes une semblable à Lyon en 1798.

En 1787 une péripneumonie tua presque toutes les poules en Lombardie; la saignée à la crête fut le seul remède qui sauva le petit nombre de celles qui restèrent.

Denys d'Halicarnasse rapporte une épidémie qui n'attaqua que les jeunes filles. Gentilis parle d'une autre qui n'affecta que les hommes les plus robustes. La fièvre catarrhale qui régna à Lyon en 1801, ne sévit que contre les jeunes gens. Boterus cite une épidémie de même nature.

La coqueluche est une maladie propre de l'enfance.

On vit en Angleterre l'*influenza*, en 1775, attaquer en même temps les hommes, les chiens et les chevaux.

David Spleiss raconte qu'en 1690, exerçant la médecine à Stekbor, il fut attaqué d'un maladie épidémique qui s'y était déclarée. Dans le moment où étant en état de transpiration il quittait ses vêtemens pour se mettre au lit, un petit chien de sept mois se mit à lui lécher les jambes. Le jour suivant cet animal vomit plus de dix fois ; il ne voulut pas manger, mais il buvait souvent et avec avidité ; il fut malade pendant quelques jours, ayant le corps rigide, étendu et froid. Cependant il récupéra ses forces et se rétablit peu à peu.

Les maladies contagieuses attaquent rarement à la fois des êtres animés d'une espèce différente ; mais lorsqu'elle est déclarée dans une classe, elle ne respecte ni âge, ni sexe, et elle affecte en général tous les individus qui s'exposent à son influence.

Les hommes, les chevaux, les bœufs, les brebis, les porcs, les chiens, les chats, les oiseaux et les insectes même, tels que les abeilles, ont des maladies contagieuses propres à leur espèce individuelle, et qui ont des causes et des effets spécifiques. Cependant on a vu la peste se communiquer des hommes aux chiens, aux oiseaux carnassiers et aux porcs qui se repaissaient de la chair des cadavres pestiférés. Le charbon des bœufs se communique aux hommes. Les chevaux sont sujets à la péripneumonie gangreneuse, les bœufs au typhus, les cochons à l'esquinancie, les chiens au catarrhe : maladies qui sont communes aux hommes, ainsi que la gale et l'hydrophobie.

Les maladies contagieuses semblent épargner parfois les vieillards et les sujets dont la fibre serrée, rigide, ou frappée d'atonie ou de paralysie, les défend de l'impression du contage. On a vu ces maladies attaquer seulement les habitans du pays où elles régnaient, et respecter les étrangers.

Cardan, en parlant de la peste de Bâle, dit qu'elle n'altaqua que les Suisses et épargna les Allemands, les Français et les Italiens qui habitaient cette ville. Jean Utenhove décrit la peste de Copenhague qui ne sévit que contre les Danois, respectant les Anglais, les Belges et les Allemands.

Au rapport de Degner, la dyssenterie de Nimègue ne toucha ni aux Français, ni aux Juifs.

En Amérique, les nègres sont affectés de certaines maladies contagieuses que les blancs ne contractent point.

Dans le Levant, dit Valli, la peste commence presque toujours à sévir contre les Juifs, puis contre les Grecs, et enfin contre les Turcs; les Francs ou Européens y sont moins exposés, parce qu'ils prennent à temps des précautions sanitaires, en s'isolant absolument et s'interdisant toute communication immédiate avec les gens du pays, dès que les premiers symptômes de la peste s'y manifestent.

Dans la peste de Marseille, tous les boulangers sans exception furent emportés par ce fléau.

Deux épidémies, comme deux maladies contagieuses, peuvent régner contemporainement. Quelquefois aussi une maladie épidémique s'associe avec une contagieuse, *et vice versâ*.

Une maladie épidémique dégénère souvent en contagieuse, comme la péripneumonie et l'angine. Et une maladie contagieuse peut prendre à son tour un caractère épidémique, comme la petite vérole et la rougeole.

Les maladies épidémiques portent généralement leur action sur les membranes muqueuses, comme les catarrhes et les flux intestinaux; ou sur le système sanguin, comme les maladies inflammatoires; ou bien sur celui bilieux et gastrique, telles que les différentes fièvres continues, rémittentes et intermittentes non compliquées; ou enfin sur le système nerveux, telles que les fièvres ataxiques.

Les maladies contagieuses affectent plus particulièrement les systèmes, absorbant, nerveux et glandulaire, et parfois l'appareil biliaire.

Toutes les épidémies sont sujettes à récidiver chez les mêmes sujets, lorsqu'elles reparaissent après un temps indéterminé.

Beaucoup de maladies contagieuses n'affectent qu'une seule fois le même individu, et quelques autres récidivent toutes les fois qu'un sujet s'expose à l'effet immédiat du contage, telles que la siphilis, le typhus et la peste.

Un homme qui a été exposé à l'influence épidémique d'un pays, peut contracter cette épidémie, quoiqu'il ait abandonné ce pays avant que la maladie ne s'y soit déclarée.

Il en est de même des maladies contagieuses; si un sujet a été exposé à l'effet immédiat du contage, il contracte la maladie quoiqu'il s'éloigne du foyer pestilentiel. Diemerbrœk et autres citent des faits relatifs à cette observation.

Mais si un individu a évité avec soin tout point de contact et toute communication avec les contagiés et leurs effets, ou ce qui a servi à leur usage, il ne craint point de contracter la maladie.

Le contact et la fréquentation des malades frappés d'une maladie purement épidémique, ne sont point une condition suffisante pour contracter la maladie qui attaque indifféremment ceux qui s'abstiennent d'approcher les malades et ceux qui les servent; au lieu que dans une maladie contagieuse, le contact ou la communication immédiate, ou l'exposition à l'ambiant de l'effluve contagieux, sont une condition nécessaire pour contracter la maladie.

La substance contagieuse ou le contage a la propriété de s'attacher à certains corps inorganiques, tels que la laine, le coton, etc., qui le reçoivent négativement, et qui, par leur vertu conductrice, le transmettent au corps vivant qui se met en contact avec eux. L'agent ou le miasme épidémique ne jouit point d'une propriété semblable.

Les maladies épidémiques qui attaquent les membranes muqueuses, sont les plus fréquentes, et sont celles qui parcourent une plus grande étendue de pays.

Les maladies contagieuses ou infectieuses sont toujours plus circonscrites. Le typhus est la maladie la plus commune.

Les maladies contagieuses sont caractérisées par de certains phénomènes sévères et imposans; et l'on peut en porter un pronostic funeste, lorsqu'on observe chez un malade un regard sinistre, une altération marquée dans la physionomie, l'haleine fétide, les flux de ventre colliquatifs, la diminution sensible de la chaleur à la peau, les parotides, les syncopes, les affections comateuses ou le délire féroce, la typhomanie, le pouls inégal et fréquent, les vomituritions opiniâtres, la tuméfaction du visage, les pétéchies noires ou livides, etc.

Ces signes ne s'annoncent jamais dans le début d'une maladie épidémique, et on ne les y observe que lorsqu'elle dégénère en contagieuse, ou bien dans une fièvre pernicieuse : cette vérité pathologique est confirmée par l'expérience.

Les miasmes des marais engendrent des maladies endémiques et non des épidémies : celles-ci diffèrent des premières en ce qu'elles ne sont que temporaires, au lieu que les endémies sont continuelles, et leur convalescence est plus longue que celle des épidémies.

Les effluves des rassemblemens d'hommes dans un lieu renfermé, causent des maladies d'asphyxie et d'autres qui dégénèrent en contagieuses; ceux des animaux vivans ne produisent point les mêmes effets : du moins nous manquons de faits et d'expériences à cet égard.

Les maladies épidémiques sont plus particulières aux climats situés entre les tropiques et les pôles. Celles contagieuses appartiennent plus spécialement aux régions situées entre les deux tropiques, où elles revêtent souvent un caractère épidémique.

Ces mêmes maladies sont plus contagieuses dans les régions méridionales que vers le nord; ce qui prouve que le contage est reçu par le système absorbant qui est plus actif sous ces premières latitudes.

Les épidémies se dirigent ordinairement de l'est à l'ouest dans les latitudes qu'elles parcourent, telles que la maladie noire de 1348, le choléra indien et les trois épidémies catarrhales de 1732, 1775 et 1782. En général, les maladies purement contagieuses ne suivent aucune direction.

Les saisons, les vents, les climats, ne paraissent avoir aucune influence sur la marche d'une épidémie, ni d'une maladie contagieuse; du moins si cette influence se fait sentir quelquefois, elle n'est pas assez constante pour pouvoir en faire un point de doctrine.

Les phases de la lune semblent plutôt influencer la marche des maladies épidémiques et contagieuses. Cornélius Gemma, Adam Chenot, Quercetanus, Dremerbroëck et d'autres écrivains en ont consigné des observations intéressantes dans l'histoire des pestes dont ils furent témoins.

Nous avons dit que les maladies épidémiques n'avaient aucune époque déterminée pour leur nouvelle apparition. Certaines maladies contagieuses affectent au contraire un retour presque périodique, mais non déterminé, lequel est en raison directe avec le degré de latitude où elles règnent. Ainsi, la peste qui reparaît en Egypte tous les sept ans, n'a régné en Angleterre qu'à une distance de quarante ans.

La fièvre jaune règne tous les douze ou quinze ans à St.-Domingue; mais elle n'a paru à Charles-Town et à Philadelphie, qu'après quarante ans d'intervalle.

Valentin prétend que cette fièvre a son retour périodique plus distant à mesure qu'elle s'avance vers le nord.

La petite vérole règne trois mois de l'année dans la presqu'île de l'Inde, tandis qu'en Islande elle ne se déclare que tous les vingt ans.

Nous faisons abstraction des fléaux particuliers qui peuvent occasionner des maladies contagieuses, comme la guerre et la famine. Nous ne parlons que de la périodicité générale de ces maladies.

Une maladie épidémique, tout en exerçant son influence sur les autres maladies intercurrentes, n'a aucun pouvoir pour les neutraliser. Ainsi, pendant une rougeole épidémique nous voyons les autres maladies se compliquer d'affections catarrhales. Sous le règne de la scarlatine les angines sont très-fréquentes.

Quelques maladies contagieuses ont aussi une influence sur certaines affections dont les localités correspondent avec celles que la première attaque de préférence : ainsi, les sujets qui auront été précédemment affectés de la peste ou de

quelques bubons vénériens, éprouveront de nouvelles douleurs aux glandes, à l'époque où une autre peste se déclarera.
Les mêmes douleurs se font sentir aux cicatrices des charbons.
Chez d'autres individus il survient des furoncles, ainsi que
l'observa Orræus dans la peste de Jassi. Souvent aussi les maladies intercurrentes prennent à cette même époque un caractère plus grave.

On peut communiquer certaines maladies contagieuses par
inoculation ou insertion, comme la petite vérole, la vaccine,
la gale, etc. : aucune épidémie simple ne jouit de cette propriété.

Il est enfin des maladies contagieuses qui ont la propriété
d'en neutraliser d'autres ou d'en arrêter le cours : ainsi, nous
savons que lorsque la peste règne dans un pays, et que la
petite vérole s'y déclare, la première cesse spontanément.
Nous avons vu la variole neutraliser une phthysie pulmonaire
bien caractérisée.

Les personnes attaquées de la petite vérole ne peuvent être
attaquées de la peste, tandis que la première maladie fait son
cours.

D'après ces observations, le docteur Valli se rendit exprès
en Turquie pour éprouver si l'inoculation de la vaccine neu-
tralisait le contage pestilentiel; il en fit même l'épreuve sur
lui, en s'inoculant d'abord la vaccine, et ensuite la peste;
mais il contracta celle-ci, dont il réchappa non sans peine;
et il paraît que ces expériences n'ont pas eu un résultat satisfaisant. Ce hardi médecin partit en 1816 pour l'Amérique,
afin d'y observer la fièvre jaune dans son *pays natal*, de se
l'inoculer, et d'éprouver aussi si cette maladie est vraiment
contagieuse, et si elle pourrait se neutraliser par quelques
moyens. Arrivé le 7 septembre à la Havanne, il brava tous les
dangers de la contagion. Le 21 du même mois il se mit nu en
contact avec un matelot qui venait de mourir de la maladie.
Le soir il se trouve mal à son aise et se coucha. Le 22 la maladie se déclara, et le 24 il mourut.

La vaccine ne neutralise point le contage variolique, si
celui-ci est déjà introduit dans un sujet d'une manière quel-

conque. La première fait son cours et la seconde se déclare contemporainement, et elles parcourent leurs périodes ordinaires sans être troublées l'une par l'autre. Mais la vaccine a la puissance d'empêcher l'action du contage variolique, toutes les fois que celui-ci n'a point encore atteint l'individu. Et une fois que la première a produit son effet en parcourant régulièrement ses périodes, on peut sans crainte s'exposer à l'action du second, qui se trouve absolument nulle.

On a essayé si le venin de la vipère et le virus vaccin pourraient neutraliser l'action du contage hydrophobique et de la morve; mais jusqu'à ce jour les expériences n'ont pas été couronnées de succès. M. le professeur Waldinger s'est occupé à Vienne en Autriche d'observations bien intéressantes sur l'hydrophobie; nous en ferons connaître quelques-unes en parlant de cette maladie.

Enfin, nous avons remarqué qu'une maladie épidémicocontagieuse alternait souvent avec une fièvre intermittente périodique, et que celle-ci faisait taire la première pendant ses paroxismes. Nous avons fait cette observation singulière dans une épidémie qui se déclara à Milan, en 1814, et dont un de nos jeunes enfans fut atteint. Les paroxismes de la coqueluche étaient très-violens, la fièvre s'y joignit, elle avait le type d'une double tierce. Dans l'accès de celle-ci, les enfans n'éprouvaient aucune quinte de toux; mais dès que l'intermittence survenait, la première reprenait tout son empire. L'émétique en lavage, les poudres tempérantes de Stahl et le quinquina, furent les seuls remèdes que nous employâmes et qui nous réussirent le mieux.

Tels sont les caractères généraux qui distinguent les maladies épidémiques de celles contagieuses; et il nous semble qu'en les saisissant bien, il ne sera plus possible de confondre ces deux phénomènes, ni de commettre des erreurs qui ont été si souvent funestes à l'humanité. Ainsi, par exemple, si les premiers médecins qui furent envoyés en 1720 à Marseille, pour y reconnaître la maladie qui s'y était déclarée, eussent été bien pénétrés de ces principes, ils ne se seraient point obstinés à la déclarer simplement épidémique, soit d'après

leur propre opinion, soit par une criminelle déférence à celle
du premier médecin du Roi ; et ils n'auraient point critiqué si
amèrement et avec tant d'injustice le sentiment du modeste
Bertrand qui avait jugé que cette maladie était la peste. Ce
conflit d'opinions coûta la vie à plus de quarante mille personnes. Une erreur du même genre ne fut pas moins funeste
aux habitans de Venise, en 1535.

Non-seulement les médecins, mais même les magistrats
chargés de surveiller la santé publique, doivent méditer les
principes qui viennent d'être exposés, afin de réunir leurs
lumières dans les cas où des maladies suspectes se déclarent dans un lieu, et d'en prévenir la propagation et les
ravages.

« L'homme ne commande point en maître à la nature;
» quelquefois il se croit son législateur, mais il est toujours
» son esclave, ou plutôt il est un des instrumens qu'elle met en
» œuvre pour remplir ses vues sur une partie de l'univers;
» c'est un instrument intelligent qui agit sur une matière
» aveugle et soumise à des lois nécessaires par lesquelles il
» est lui-même entraîné. Son pouvoir consiste à se prévaloir
» de ces lois que toutes ses forces ne sauraient enfreindre.
» L'observation est donc le premier pas de la philosophie; et
» les faits que l'observation accumule, doivent être regardés
» comme les matières premières de nos idées générales, et
» même comme la base de la science. » ( *Gueneau, Collect.*
*acad. disc. prélim.* )

## § VIII. — *Constitutions épidémiques des saisons.*

Nous avons expliqué, dans la § 1re, ce qu'on doit entendre
par constitution épidémique des saisons, et nous en avons
fait sentir la différence d'avec l'épidémie stationnaire et
l'épidémie proprement dite; c'est pourquoi nous croyons qu'il
est inutile de revenir sur ce point. L'état atmosphérique,
l'époque des saisons et les latitudes des climats, n'exercent pas
toujours sur les épidémies une influence marquée et positive;
car, comme le fait observer judicieusement Hildebrandt, on

ne. voit point dans les diverses régions, et même dans celles situées sous une même latitude, cette corrélation de maladies saisonnières qui devrait exister, si l'atmosphère et ses variations concouraient toujours exclusivement à leur développement.

Nous poserons pour principes fondamentaux des causes occasionnelles des constitutions épidémiques saisonnières, les excès du froid ou de la chaleur, continués au-delà de leur durée ordinaire ; les transitions brusques de la température, opérées par un vent du nord sec et violent, ou par celui chaud et humide du sud, lorsqu'ils règnent plusieurs jours. Nous en avons vu la preuve dans l'Italie méridionale. Lorsque le *Scirocco* ou vent du sud-est, qui est sans doute le même qui règne dans les déserts de l'Afrique, tempéré seulement par l'humidité de la mer qu'il traverse, vient souffler sur les Calabres et la campagne de Rome, on voit aussitôt les maladies régnantes revêtir un autre caractère, ou même changer totalement de nature.

La longue durée de la chaleur jointe à l'humidité, ou à une sécheresse excessive, ou une humidité froide ; suivie de fortes chaleurs, sont autant de causes influentes sur les constitutions épidémiques des saisons.

Un froid sec et soutenu, une chaleur sèche et tempérée sont les deux états atmosphériques, qui ne paraissent exercer aucune influence sur ces constitutions.

Nous admettons aussi, en maxime générale, que les maladies qui surviennent dans l'équinoxe d'automne, impriment ordinairement leur caractère à celles qui doivent se développer dans le courant de l'année, du moins, jusqu'à l'équinoxe du printemps, époque où s'opère un changement de constitution, lorsque l'hiver a été régulier pour sa durée. Dès-lors, nous voyons cesser les phlegmasies des membranes muqueuses et autres, les péripneumonies, les rhumatismes, etc., qui cèdent la place aux maladies exanthématiques, aux apoplexies, aux pyrexies de différens types, qui sont ordinairement de courte durée.

Nous avons relaté, dans la première édition de cet ouvrage,

environ 140 constitutions épidémiques, dans les différentes contrées de l'Europe : leur comparaison ne nous ayant présenté aucune base positive pour en établir une théorie exacte, nous avons jugé qu'il était inutile d'en redonner la longue et fastidieuse nomenclature; nous nous sommes bornés à en extraire quelques remarques utiles pour la pratique. Ainsi, Ramazzini dans la constitution épidémique de Modène, de 1689 à 1694, fit une observation singulière : au mois de janvier 1693, époque où dominaient les fièvres pétéchiales, il y eut une éclipse de lune, pendant laquelle la majeure partie des malades mourut. Cette observation méritait d'être recueillie et confirmée par d'autres nouvelles, ce qui serait facile dans les hôpitaux. Le même génie épidémique régnait à cette même époque à Augsbourg, Bâle et Berlin. Cependant la constitution atmosphérique y était bien différente de celle de Modène.

A quel agent épidémique rapporter ces erreurs de conceptions uterines et d'avortemens, que Hannœus et Muller observèrent dans ce même temps à Hildesheim?

Dans la constitution épidémique d'Augsbourg, de 1697-98, nous voyons les pronostics de la médecine sur la température australe en défaut; car elle n'exerça aucun empire sur les maladies régnantes. Les chaleurs ramenèrent les fièvres malignes des années précédentes.

Les constitutions épidémiques de Berlin, ne présentent de remarquable que la transplantation, dans ce royaume, des affections rachitiques, qu'y apportèrent les Français réfugiés, après la révocation de l'édit de Nantes.

De plus, le scorbut et la siphilis s'y déclarèrent et dominèrent, pendant plus de dix années consécutives, sous la forme épidémique.

La constitution épidémique de Tubingen, des années 1699 et 1700, fournit deux exemples d'épidémie de famille ou Epioïxie, qui furent deux fièvres malignes et contagieuses nées spontanément et sans aucune communication ou contact avec d'autres contagiés ou matières suspectes quelconques; ce qui est une preuve du développement naturel et spontané des contages, ainsi que nous l'avons fait observer dans notre introduction.

Nous voyons encore le génie épidémique des fièvres malignes se montrer en 1697 à Mansfeld, et l'année suivante, toute irrégulière qu'elle fut, n'offrir aucune épidémie, mais seulement des mélancolies, des manies et des fureurs utérines.

Les fièvres malignes se montrèrent aussi en 1699, 1700 et 1701, dans la Silésie. La constitution de St.-Gall, de 1696, ne fait mention que d'une fièvre semblable qui attaqua particulièrement les enfans, et surtout ceux des bouchers, chez qui elle fut mortelle.

Charles Raygers, dans les épidémies de Presbourg, fait mention de pleurésies qui parurent dans l'été, et de dyssenteries contagieuses en automne. L'année 1697 vit régner des fièvres malignes.

Les constitutions épidémiques de Laybach ne présentent aucune remarque intéressante. Celles de la Basse-Hongrie, pendant onze ans, font voir une prédominance des fièvres malignes qui furent particulièrement épidémiques en 1706 et 1707.

Si nous portons maintenant nos regards sur les constitutions épidémiques de Paris durant un intervalle de quarante ans, nous n'y observons aucune régularité dans le cours des épidémies saisonnières. Nous y apercevons une prédominance bien marquée et presque continuelle des fièvres malignes, des petites véroles et des rougeoles. Les autres maladies ne semblent y paraître que sporadiquement, et comme des acteurs en sous-ordre. Les calamités de la famine et de la guerre donnent lieu à des épidémies de scorbut qui sont peu durables. Le dernier fléau paraît donner une nouvelle vigueur aux fièvres de mauvais caractère, surtout au commencement et au milieu du dix-huitième siècle. Nous avons vu la même cause produire les mêmes maux vers sa fin, et au commencement de celui-ci.

En 1720 et 1721 la peste ravage la Provence. Les années 1733, 1738 et 1743 furent remarquables par trois vastes épidémies catarrhales, la Grippe, la Follette et la Russe, qui parcoururent les deux mondes. Vers ces mêmes temps une nouvelle maladie, encore peu observée, la Suette, se développa dans la Picardie, l'Artois, la Beauce, et autres provinces du nord-est de Paris. On la vit aussi à Bordeaux.

Il paraît, d'après ce tableau épidémique, que les affections des membranes muqueuses, les rhumatismes, les gouttes et l'apoplexie formaient, avec les épidémies dominantes, le complexe des maladies qui affligeaient le plus communément les habitans de Paris durant cet espace de temps.

Enfin, récapitulons les constitutions épidémiques de Londres, décrites avec cette supériorité de talent d'un observateur tel que Sydenham, pendant vingt-cinq ans. Nous y voyons cinq grandes épidémies dominantes : savoir, la fièvre continue ou *dépuratoire*, les fièvres intermittentes, la fièvre pestilentielle et la peste, les petites véroles et les dyssenteries, accompagnées des fièvres bilieuses. Nous faisons abstraction de ces fièvres varioleuses et dyssentériques, qui sont des variétés inutiles, puisque leur traitement était le même que celui des petites véroles et des dyssenteries. Nous ferons aussi un reproche à ce grand médecin, c'est d'avoir négligé l'étude des maladies exanthématiques, telles que la rougeole, la scarlatine, la miliaire, etc. Il paraît qu'il ne regardait ces maladies que comme des symptômes épigénoméniques et éventuels de ces grandes épidémies.

Après avoir exposé la partie, pour ainsi dire, expérimentale et pratique des constitutions épidémiques des saisons, nous ajouterons que nous avons lu et médité tout ce qu'ont écrit sur la théorie de ces phénomènes les illustres Raymond, Demars, Sims, Freïnd et tant d'autres auteurs estimables, et qu'à l'exemple de Van Swietten, nous avons nous-même noté avec l'attention la plus scrupuleuse et la plus suivie, pendant huit ans, les variations de la température, les hauteurs du baromètre et du thermomètre, le rapport des saisons entr'elles, leur influence réciproque; et nous confessons ingénument que nous n'avons pu parvenir encore à fixer d'une manière exacte le pouvoir et les effets de cette influence. Il existe

tant d'anomalies dans l'état physique des saisons des différentes années, que toute combinaison, tous rapprochemens,
toutes confrontations deviennent bien difficiles.

« Il y a, dit Sydenham, divers constitutions d'années qui
» ne dérivent ni du chaud, ni du froid, ni de la sécheresse,
» ni de l'humidité ; mais plutôt d'une altération secrète et
» inexplicable dans les entrailles de la terre, qui communi-
» que ensuite à l'air des qualités *morbifiantes* qui produisent
» les diversités des maladies. »

Il est facile de voir, dans les vingt constitutions épidémiques que nous venons de donner, combien peu la succession
des saisons influe d'une manière constante et uniforme sur
celle des maladies épidémiques. Il arrive même assez souvent
que dans deux saisons semblables, ayant une même constitution atmosphérique, on observe des maladies d'une nature
différente. Disons avec Sydenham : *Quæ qualis sit illa aeris*
*dispositio, nos pariter ac eum plura alia, circà quæ ve-*
*cors ac arrogans philosophorum turba nugatur, planè igno-*
*ramus.*

Ajoutons aussi ce que dit Ramazzini à la suite de ses constitutions épidémiques de Modène :

*Abundet quisquis in suo sensu ut libet, et ex anni tempo-*
*rum in manifestis qualitatibus exorbitantiis, tanquàm ex*
*fonte morbosas constitutiones derivet : ego sane, ex quo ad*
*epidemicorum affectuum naturam contemplandam animum*
*adverti, is quæ tam confidenter et magnificè proferun-*
*tur experientiam respondere non video, id quod me angit.*

Un grand obstacle se présentera toujours dans l'étude des
constitutions épidémiques générales ; c'est la diversité des climats, des températures, de la météorologie de chaque
pays, l'exposition des lieux, et tant d'autres circonstances
physiques qui changent absolument l'état constitutionnel
d'une province, d'un canton, d'une ville, relativement à
d'autres localités voisines. Il faut donc que chaque médecin,
d'après le sage précepte d'Hippocrate, se contente d'étudier
la topographie du pays qu'il habite, le cours des saisons, la
météorologie et les maladies qui y dominent. Mais cette

étude exige au moins dix ans de résidence, et une profonde méditation de l'excellent traité des eaux, de l'air et des lieux du père de la médecine, et de la troisième section de ses aphorismes. Toutefois il n'est pas inutile de connaître quelques descriptions de constitutions épidémiques de différens climats, comme celles que nous avons présentées. Cette connaissance apprendra que dans telle saison et sous telle température, on a vu se développer telles espèces de maladies, et quels sont les moyens thérapeutiques qu'on leur a opposés avec plus d'efficacité; que sous tel autre état atmosphérique, ces mêmes maladies ont présenté une physionomie ou des complications diverses, et qu'alors il a fallu les combattre par une autre méthode de traitement. Ce moyen nous semble le seul que l'on puisse adopter, et nous croyons qu'il est inutile de chercher à interroger la nature et ses lois physiques sur les causes premières ou phénoménologiques des épidémies saisonnières; contentons-nous d'en bien saisir les effets.

D'après toutes ces considérations, nous croyons poser comme axiomes fondamentaux de ces épidémies les phénomènes suivans, qui se présentent le plus clairement à notre conception.

Cinq constitutions ou états atmosphériques forment la base première de la météorologie des saisons, savoir : chaude-sèche, chaude-humide, froide-sèche, froide-humide et tempérée.

Ces constitutions ne régnant que passagèrement, n'exercent aucune influence marquée sur le développement des maladies; il est nécessaire qu'elles subsistent durant un certain espace de temps qu'on ne peut déterminer, pour devenir les causes efficientes et productrices de ces maladies. Leur influence même, lorsqu'elles n'ont pas été bien déterminées, ne se fait souvent sentir, que lorsqu'une constitution a remplacé la précédente.

Les faits et une longue expérience nous confirment les prénotions du vieillard de Cos, sur les espèces de maladies propres à chaque constitution des temps. Ainsi, les phlegmasies des membranes muqueuses qui tapissent le système de la respiration, se développent d'une manière plus ou moins active, toutes les fois que l'influence de la constitution froide-humide se fait sentir plus ou moins vivement et plus ou moins de temps. Est-elle vive et passagère? nous voyons des toux, des rhumes, des corysa, des catarrhes; est-elle forte et de longue durée? ces affections premières dégénèrent en péri-pneumonies, en pleurésies, en médiastinites et autres maladies inflammatoires qui ont souvent lieu secondairement par le consensus des parties internes.

Mais les maladies inflammatoires primaires, ou congénérées, sont le résultat d'une constitution froide-sèche soutenue.

Une constitution chaude-sèche produit presque toujours des fièvres bilieuses, des hépatites, des flux intestinaux, des choléra-morbus et des dyssenteries.

Enfin, c'est sous le règne de la constitution chaude-humide, que nous observons le plus communément les fièvres de tous les types. Et si cette constitution exerce son influence durant un assez long espace de temps, la plupart des fièvres intermittentes dégénèrent alors en continues; et dans certaines régions rapprochées des tropiques, elles revêtent promptement un caractère contagieux, en se compliquant d'éruptions exanthématiques, telles que les pétéchies, et de vermination.

La fièvre jaune, qui est une espèce d'hépatite, paraît aussi se développer et se propager sous cette constitution.

Ordinairement la constitution tempérée ne voit aucune espèce de maladie dominer d'une manière marquante. On y voit diminuer et s'éteindre peu à peu les maladies de la constitution précédente, surtout si la première subsiste pendant un certain temps.

Terminons cette digression par ces principes aphoristiques d'Hippocrate, que nous regardons comme des points fondamentaux d'observation-pratique.

« Si après un automne modérément pluvieux, l'hiver est » tempéré, et que le printemps et l'été soient convenable- » ment rafraîchis par des pluies : l'année sera salubre.

» Si au contraire l'hiver est sec et venteux, le printemps
» pluvieux et chaud : l'été sera nécessairement fiévreux et
» malsain.

» Si les chaleurs de la canicule sont modérées : l'automne
» sera salubre ; tandis que dans le cas contraire, les femmes
» et les enfans seront affectés de graves maladies. Les fiè-
» vres quartes seront communes, et se termineront fréquem-
» ment par l'hydropisie.

» Si l'hiver est chaud, pluvieux et influencé par les vents
» du midi, et que le printemps soit sec et boréal : les gros-
» sesses et les accouchemens seront fâcheux ; il y aura des
» dyssenteries et des fluxions sur l'organe de la vue.

» Un été sec et chaud produira des dyssenteries, des flux
» de ventre et des hydropisies secondaires.

» Si au contraire l'été et l'automne ont une température
» pluvieuse et australe, l'hiver offrira beaucoup de maladies,
» et surtout des fièvres ardentes, des pleurésies et des péri-
» pneumonies.

» Si un automne pluvieux et austral succède à un été sec
» et venteux : il règnera des céphalées, des enrouemens, des
» catarrhes et des toux, accompagnés de phthisie.

» Un temps constamment sec et serein convient surtout aux
» femmes et aux constitutions humides ; tandis qu'il est nui-
» sible aux personnes bilieuses, qui sont alors exposées aux
» inflammations et aux fièvres aiguës.

» Les femmes et les enfans éprouveront les mêmes acci-
» dens, lorsqu'un hiver froid et sec sera suivi d'un printemps
» chaud et pluvieux. »

Telles sont les maximes générales que nous devons adopter dans l'étude des constitutions épidémiques. Et nous com-
plèterons la somme de nos connaissances dans cette partie
si importante de l'art de guérir, si nous y joignons les circonstances des localités, des climats, des latitudes, des influences lunaires et des accidens physiques éventuels, qui
toutes influent plus ou moins sur le développement des maladies.

En marchant d'après de tels principes sur les traces d'Hippocrate, de Baillou, de Sydenham, de Baglivi, de Lancisi, de Ramazzini, et des observateurs célèbres de nos jours, il sera difficile de commettre des erreurs dans la pratique ; leur expérience sera notre guide le plus sûr ; et le médecin préparé, pour ainsi dire, à la constitution morbide qui va se développer, s'armera d'avance de tous les moyens propres, sinon à la prévenir, du moins à la combattre avec succès.

# TROISIÈME PARTIE.

## MALADIES ÉPIDÉMIQUES.

Nous avons expliqué ci-devant ce qu'on doit entendre par maladies épidémiques proprement dites ; c'est pourquoi nous ne reviendrons pas sur ce sujet, et nous allons passer à leur histoire. Nous commencerons par les plus simples pour passer ensuite aux plus compliquées. Nous nous servirons de leurs dénominations anciennes et nouvelles pour en établir la synonymie.

### § I. — *Fièvre catarrhale.*

*Peripneumonia notha* (Sydenham, Boerhaave, Selle). *Peripneumonia catarrhalis* (Huxham). *Pleuritis humida* (Stoll). *Febris catarrhalis* (Fred. Hoffmann, Sauvages, Strack, etc.). *Catarrhus* (Cullen). *Phlegmatorrhagia* (Junker). *Catarrhe pulmonaire* (Pinel).

Avant d'écrire l'histoire des maladies épidémiques propres, nous croyons devoir expliquer ce que nous entendons par le mot *fièvre* qui s'y trouve souvent exprimé.

Les diverses parties constituantes des corps ayant vie, se nomment *organes* (*organon*, instrument). En effet, les organes sont des instrumens mis en action par ce *quid divinum*, qu'on appelle *ame*, qui les fait mouvoir et leur donne à chacun des fonctions spéciales et une action, dont le concours contribue à entretenir la vie.

Le moindre dérangement, la plus petite lésion de l'un de ces organes altère aussitôt les fonctions dont il est chargé, et un état morbide s'y développe.

Mais la lésion organique ne constitue pas seule la maladie. Celle-ci résulte encore de l'altération des propriétés vitales qui y sont attachées. Ce n'est pas non plus la lésion organique qui donne la mort, mais bien l'altération vitale qui est la suite de cette lésion, et qui échappe à toute investigation matérielle.

Le cerveau, les poumons, le foie, le cœur, l'appareil digestif, la peau, les nerfs, etc., sont les principaux organes qui contribuent au maintien de la vie. Ils communiquent tous entre eux et sympathisent par l'intermède des systèmes nerveux, ce qui établit un consensus général, *consensus unus*, *consentientia omnia*, dit Hippocrate.

Bien plus, chaque organe secrète ou renferme un fluide qui lui est propre. Ces fluides sont ce que le vulgaire appelle *humeurs*. Ce sont le sang, la lymphe, le chyle, la bile, le suc pancréatique, le mucus, la sérosité, la sueur, etc., tous contribuent à maintenir l'état de vie et de santé de l'animal, et sont une conséquence nécessaire des fonctions vitales et organiques.

Mais si les organes dont ils dépendent viennent à être affectés d'une lésion morbide, dès-lors l'action vitale se trouble, les fluides s'altèrent, leur circulation s'accroît ou s'arrête, tarit ou se détourne; de-là, des aberrations de lien, des métastases, des congestions et une complication de maux.

Il est positif que les humeurs ou fluides du corps humain peuvent être viciés par suite de l'état morbide des organes où ils ont leur source : de-là, les fièvres qu'on a nommées muqueuses, bilieuses, etc.

D'après ces principes incontestables, nous établissons qu'il n'y a pas de *fièvre essentielle*, parce qu'il ne peut y avoir d'effet sans cause. La fièvre n'est qu'un phénomène morbide résultant d'un désordre dans les fonctions vitales, occasionné par une lésion organique quelconque. Cette lésion ne peut avoir lieu que par suite de l'irritabilité excitée dans les ramifications du système nerveux correspondant à l'organe lésé, et qui en transmet l'effet ou la commotion au sensorium commun, avec la rapidité du fluide électrique.

Cette lésion n'est pas la seule cause de la maladie, il faut encore la lésion de ses propriétés vitales.

La fièvre n'est donc que le prodrôme ou le premier symptôme expressif de toutes les affections organiques morbides, et toujours elle débute par une excitation du système nerveux, le seul qui ait la propriété de sentir. Ainsi, le bâillement, les pandiculations, les frissons, les nausées, la douleur au centre épigastrique, région du plexus solaire, la concentration de la circulation sanguine, puis la période de réaction, sont le début absolument nerveux de toute maladie, après lequel se manifeste la lésion organique, et la maladie reçoit le nom de l'organe lésé, auquel on ajoute celui de *fièvre ;* de-là, les noms de *fièvre cérébrale, fièvre bilieuse,* etc., au lieu d'*encéphalite,* d'*hépatite,* etc.

Quant aux affections morbides qu'on n'a pas pu localiser, telles que les fièvres continues, intermittentes, pernicieuses, on leur a conservé le nom générique de *fièvre,* dont les symptômes primordiaux sont les seuls dominans.

Mais d'après les recherches anatomico-pathologiques que nous avons faites, nous nous sommes convaincus qu'elles ont toutes leur origine dans les lésions organiques et vitales des systèmes nerveux cérébral, spinal et trisplanchnique. Nos travaux sur ce point important sont en ce moment soumis à l'examen de l'Académie royale de médecine de Paris. Telle est notre doctrine sur la *fièvre.*

Parmi les nombreux écrivains qui ont traité des épidémies catarrhales, nous distinguerons ceux qui nous ont transmis l'histoire chronologique et les meilleurs observations pratiques.

Un laborieux professeur de l'école de Padoue, le docteur Zeviani, a inséré dans les actes de l'institut d'Italie une excellente dissertation sur ce sujet; M. Perkins, de Boston, a traité avec beaucoup de sagacité les maladies de ce genre qui règnent dans le nouveau continent.

M. Saillant donna en 1780 un tableau raisonné des épidémies catarrhales de l'Europe depuis 1557; le professeur Cabanis, et le docteur Loudun, de Lyon, ont publié des mémoires intéressans sur le même sujet. Nous profiterons de leurs utiles recherches.

Les affections catarrhales n'étaient point inconnues aux anciens, et Hippocrate, dans la 3me section de ses aphorismes, dans ses prédictions ou pronostics, et dans ses prénotions, signale cette maladie. Mais comme ce père de la médecine et tous les anciens maîtres qui ont écrit après lui, jusqu'au douzième siècle, habitaient des climats très-chauds et voisins des tropiques, ils n'avaient point observé le génie particulier épidémique de cette affection ; d'abord parce qu'elle était rare sous ces latitudes, et ensuite parce que cette épidémie étant éphémère et peu stable, n'entrait plus dans ce que les anciens entendaient par constitution épidémique.

L'histoire des maladies catarrhales ne commence qu'au treizième siècle; encore n'en avons-nous que de simples notions chronologiques jusqu'au milieu du seizième.

L'une des plus anciennes épidémies de ce genre dont il soit fait mention depuis le commencement de l'ère chrétienne, est celle du mois d'août 1239, que l'on trouve notée dans la Chronique des Frères-Mineurs.

Cette même chronique parle d'une seconde qui régna en 1311, en France, où elle fit périr beaucoup de monde.

Buoni Segni, dans l'histoire de Florence, raconte qu'un vent pestilentiel amena au mois d'août 1323 un catarrhe épidémique en Toscane et dans toute l'Italie.

Quatre ans après, selon le même historien, une épidémie semblable se déclara au mois de mars et parcourut l'Italie, et il ajoute qu'une troisième éclata en hiver à Florence et dans les environs, où elle fut funeste à un grand nombre de personnes.

Valesco de Tarente dit: « J'ai vu en 1387, époque où je » reçus la licence de médecine à Montpellier, un catarrhe » qui fut si général, qu'à peine la dixième partie de la po-

» pulation en fut exempte; presque tous les vieillards en mou-
» rurent. Cette épidémie fut suivie d'affections rheumati-
» ques très-fréquentes. Le traitement consistait en décoctions
» pectorales de camomille et de graines de coriandre, édul-
» corées avec le sirop de pavots; on prescrivait des lavemens,
» de légers sudorifiques et la diète. » (Lib. II, *de Catarrho,
pronostic.*)

Cette épidémie régna tout le mois de janvier et une partie
de février, et se fit sentir aussi en Toscane, où elle fut, au
rapport de Buoni Segni, très-funeste aux vieillards.

Valesco parle d'une autre épidémie catarrhale qui régna en
1400 par toute l'Italie.

Pasquier, dans ses recherches sur la France, livre IV,
chap. 28, rapporte que, dans les registres du parlement de
Paris, il est fait mention d'une épidémie catarrhale qui se
déclara le 26 avril 1403, et qui fut si générale et si forte,
que les audiences des tribunaux furent suspendues.

Sept ans après, Valesco en observa une autre, et il s'exprime ainsi sur son caractère : *Est quasi œgritudo generalis,
et quasi pestilentialis suo modo, et aliqui indè moriuntur,
maximè decripiti, et per loca facit cursum suum, et bene
tempore meo vidi quatuor vicibus.* (De signis catarrhi, ed.
de Venise 1523.)

Ecoutons encore l'auteur des Mémoires pour servir à
l'histoire de France et de Bourgogne, sous les règnes de
Charles VI et de Charles VII :

« En celuy temps chantoyoient les petits enfants le soir
» en allant au vin ou à la moutarde, tous communement :
» *Votre... a la toux, commère ; votre... a la toux, la toux.*
» Si advint par le plaisir des dieux, qu'un méchant air cor-
« rompu chut sur tout le monde, qui plus de cent mille
» personnes à Paris mit en tel état, qu'ils perdirent le boire
» et le manger et le reposer, et avoyent très-forte fiebvre
» deux ou trois fois le jour, et spécialement qu'ils man-
» geoyent et leur sembloyent toutes choses quelconques très-
» mauvaises et puantes, et toujours trembloyent, où qu'ils
» fussent et avec, et qui pis estoyoit, on perdoit tout le pou-

» voir de son corps, qu'on n'osoyoit toucher à soy de nulle
» part que ce fut, tant estoyent grevés ceux qui de ce mal
» estoyent atteints, et duroit bien sans cesser trois semaines
» ou plus, et commença à bon escient l'entrée du mois de
» mars, et le nommoit ou le *Tac* ou le *Horion*, et ceux qui
» point n'en avoyent ou qui en estoyent guéris disoyent par
» esbattement : *Par ma foy, tu as chanté votre... a la toux,*
» *commère;* car avecque tout le mal devant on avoyit la
» toux si fort et le rheume et l'enroueure, on ne chantoyoit
» que rien ne fut de haultes messes à Paris. Mais sur tous
» les maux, la toux estoyoit cruelle à tous jours et nuits,
» qu'aucuns hommes par force de toussir estoyent rompus
» toute leur vie par les génitoires, et aucunes femmes qui
» estoyent grosses qui n'estoyent pas à terme, orent leurs
» enfants sans compaignie de personne, par force de toussir,
» qu'il convenoit mourir à grand martyre, mère et enfant;
» et quand ce venoyoit sur la guérison, ils jettoyent grand
» foyson de sang par la bouche, par le nez et par dessous,
» qui moult les ébahissoit, et néanmoins personne ne mou-
» rust. Mais à peine en pouvoyoit personne estre guéry; car
» depuis que l'apétit de manger fust aux personnes revenu,
» si fust-il plus de six semaines après, qu'on fust nette-
» ment guéry. Ne physicien, ne nul ne savoyoit dire quel
» mal estoyoit. Mais les superstitieux moins esclairez et plus
» décisifs, prononcèrent tout hautement et tout aussy judi-
» cieusement que le bon homme *Homenas* de Rabelais, que
» c'estoit vengeance et punition divine sur tous ceux qui
» avoyent chanté certain vaudeville fort licentieux qui cou-
» royoit alors; et ils en avoyent tellement persuadé le peu-
» ple, que ceux qui se trouvoyent guarys demandoyent en
» playsantant aux autres : *En as-tu? oh! par ma foy! tu*
» *as chanté la chanson.* »

Mézerey, dans son histoire de France, parle d'une épidémie du même genre qui régna dans les mois de février
et mars à Paris, et qui attaqua les vieillards. On la nomma
*Coqueluche* à cause du bonnet nommé *coqueluchon* dont on se
servait à cette époque pour se garantir du froid.

C'est encore Pasquier qui raconte l'épidémie catarrhale de cette année en ces termes :

« Environ quinze jours avant la S.-Remi cheut un mauvais
» air corrompu dont une très-maulvaise maladie advint, qu'on
» appelait *la Dando*, et n'estait nul ne nulle qui aucunement
» ne s'en sentist dedans le temps qu'elle dura: est la manière
» comment elle prenoit. Elle commençoit ès reins et ès épeaul-
» les, et n'estoit nul, quand elle prenoit, qui ne cuidast
» avoir la gravelle, tant faisoit cruelle douleur. Et après ce,
» venoient les assées (*accès*) ou fortes frissons, et estoient
» ou bien huit ou dix ou quinze jours, que on ne povoit ne
» boire ne manger ne dormir, les ungs plus, les autres moins.
» Après ce venoit une toux si très-mauvaise à chacun, que
» quand on estoit au sermon, on ne povoit entendre ce que
» le sermoneur disoit, par la grant noise des tousseurs. Elle
» eut très-forte durée jusqu'après la Toussaint bien quinze
» jours ou plus, et ne eussiez guères trové homme ne femme,
» qui ne eust la bouche ou le nez tout essevé (*couvert*) de
» grasse rongne pour l'assée ; et quand on encontroit l'ung
» l'autre, on demandoit: *as-tu point eu de la Dando ?* S'il
» disoist non, on lui répondoit tantost : *or te garde bien que*
» *vrayement tu en gouteras un morcelet.* Et vrayement on
» ne mentoit pas que pour vray il fut pou (*peu*), fust petit
» ou grant, femme ou enffent, qui n'eust en ce temps ou
» assées, ou la toux qui trop duroit longuement. »

Carli, dans l'histoire de Vérone, remarque qu'à la fin de l'année 1438 il se déclara dans cette ville un catarrhe épidémique, qui parcourut ensuite toute l'Italie, et qui fut funeste aux enfans et aux vieillards.

Mezerey cite encore une épidémie catarrhale extraordinaire, qui régna dans toute la France en 1482, et qui n'épargna ni grands ni petits.

Gaspard Torrella, qui écrivait l'histoire d'Italie au commencement du seizième siècle, rappelle en ces termes l'épidémie de 1505 : *Ægritudo ovina Italiam, Hispanosque invasit, paucis pepercit, senibus maximè, cum raucedine gravedine, molestà tussi distilationibusque per superiora, comitante febre.* L'expression *ægritudo ovina* correspond à celle italienne, *il male del castrone*, dont on se servait alors en Italie pour désigner le catarrhe.

L'historien De Thou fait mention d'une épidémie semblable en 1510. *Morbus novus in Italiâ dictus* Vervecinus *qui in oriente primùm, dein Italiâ Hispaniâque lethalis ; namque ex eâ Anna Philippi regis uxor decessit, et Gregorius XIII, summus pontifex, periculosè ægrotavit, incognitâ initio remediorum ratione multos afflixit :* coquelucham *vulgò vocabant.*

Senert en parle aussi de cette manière : *Communis illa porrò omnibus decantata gravedo anhelosa anno* 1510 *in omnes ferè mundi regiones debacchata, cum febre, summâ capitis gravitate, cordis pulmonumque angustiâ atque tussi ; quanquam multò plures attigit quàm jugulavit.* (De abdit. rer. caus. lib. 2, cap. 12.)

Hollerius, *comment. in Coac. Hipp.*, rapporte aussi en peu de mots cette même épidémie; il paraît même, d'après lui, qu'elle fut accompagnée de malignité; car il dit que les malades auxquels il survenait des parotides périssaient promptement.

Sauvages, dans sa nosologie, rappelle cette épidémie sous le nom de céphalite et coqueluche: Elle fut, dit-il, générale en France sous le règne de Louis XII, en 1510. C'était une fièvre continue ardente avec anorexie, horripilations, délire, gastrodynie, néphralgie, toux, douleurs dans les membres et céphalalgie gravative. Souvent le septième ou le onzième jour survenaient le délire, le soubresaut des tendons, la leipopsychie, les dents chargées de matières noires. La langue devenait aussi noire, sèche et brûlée.

Outre les remèdes généraux, on appliquait jusqu'à cinq vésicatoires, savoir : deux aux bras, deux aux jambes, et un derrière la tête. On faisait-prendre aux malades l'eau de chardon bénit, l'eau thériacale, le bézoard minéral et le camphre.

Les superstitieux, et sur-tout la cour de Rome, firent courir le bruit que cette maladie était une punition que Dieu

7..

envoyait en France, pârce que Loûis XII, alors régnant, avait fait assembler le clergé de son royaume à Tours, pour défendre les droits temporéls de la couronne contre les injustes prétentions du pape Jules II, que le concile de Pise et de Milan voulut déposer.

Marcellus Donatus, Paradin et Trochoreus, font mention de deux épidémies catarrhales qui parurent en 1515 et 1543.

Nous voici arrivés à la première époque de l'histoire médicale des épidémies catarrhales. Rivière, Mercatus, Valleriola et Schenck vont nous donner la relation de celle qui parut en 1557 dans presque toute l'Europe. Ecoutons le premier.

Au mois de juillet 1557, un peu avant de grandes pluies et une inondation qui causa de grands dommages dans la campagne de Nîmes, il parut une épidémie appelée *coqueluche*, qui attaqua tout le monde indistinctement; elle fut si cruelle, qu'elle emportait beaucoup de personnes le quatrième, le septième, et au plus le quatorzième jour. Elle était caractérisée par une toux forte avec mal de gorge, inflammation et fièvre continue. La céphalalgie était véhémente; la toux opiniâtre empêchait de dormir. A ces symptômes se joignaient des douleurs fortes et continues aux reins et aux lombes, qui empêchaient de marcher, et un coryza intense qui rendait la respiration laborieuse.

Si après une saignée et les boissons expectorantes, il survenait une sueur fétide sans prostration des forces, les malades guérissaient; mais si la fièvre continuait avec épuisement et débilité, ils succombaient.

Quelquefois une légère purgation était nécessaire; mais on n'employait que la casse, la manne ou la rhubarbe, avec les décoctions béchiques. On devait éviter avec soin les remèdes plus actifs. (*Obs. com. 9.*)

Mercatus (*De int. morb. cur. lib. I, 143*) s'exprime ainsi: Une certaine constitution demi-pestilentielle se répandit sur presque tout le monde entier avant l'automne de 1557; c'était une fluxion catarrhale qui attaqua presque toutes les personnes le même jour, et en même temps. Elle était accompagnée d'une fièvre à type de double tierce, marquée par des symptômes tellement pernicieux, que peu s'en fallut qu'elle ne fît périr la majeure partie des malades. Aussi les médecins furent-ils très-perplexes dans le mode de traitement à adopter dans cette épidémie en Espagne : car les saignées et les purgatifs n'étaient d'aucun secours, et furent même funestes à plusieurs malades.

Voici ce qu'en dit Valleriola (*Loc. med. comm. append. lib. cap.* 2) : En 1557 il régna dans toute la France une épidémie catarrhale semblable à celle de 1510 ; elle était si active, qu'elle saisissait subitement les personnes en bonne santé. Elle était caractérisée par les symptômes suivans : douleur gravative à la tête, respiration difficile, raucité de la voix, frisson, fièvre et toux véhémente qui menaçait de suffocation. Les premiers jours la toux était sèche et sans nul crachement ; les poumons se remplissaient d'une humeur cuite, et après le septième ou le quatorzième jour, il survenait une expectoration de matières très-visqueuses et difficiles à se détacher, et chez d'autres, d'une humeur claire et écumeuse. Dès-lors la toux et la difficulté de respirer diminuaient. Dans la progression de la maladie, les malades se plaignaient de lassitude, de pertes des forces et de l'appétit, de dégoût, d'inquiétude, de langueur et de veilles.

La maladie se jugeait chez les uns par la diarrhée, et chez les autres par les sueurs.

Tous les âges, tous les sexes et tous les états furent attaqués de l'épidémie, et dans le même temps. Elle ne fut funeste qu'aux enfans qui n'avaient pas la force de cracher.

Le traitement le plus efficace ne consistait point dans les saignées, ni dans les purgatifs, qui étaient plus pernicieux qu'utiles. Les éclegmes (loochs) et les potions pectorales étaient plus efficaces, en apaisant la toux et en favorisant l'expectoration.

On donna à cette maladie le nom de coqueluche, parce que ceux qui en étaient attaqués se couvraient la tête d'un coqueluchon, croyant par ce moyen empêcher la fluxion cérébrale de se porter sur le poumon.

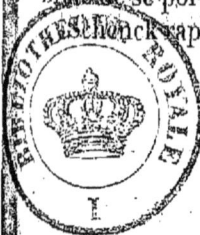

Schenck rapporte l'histoire de Valleriola, et ajoute que cette épidémie se répandit aussi dans toute l'Allemagne, où elle présenta les mêmes symptômes qu'en France et en Espagne.

Enfin Cardan (*De providentiâ ex anni constit.*) raconte que vers le milieu du seizième siècle, il survint dans la Lombardie un catarrhe suffoquant, qui faisait mourir promptement ceux qu'il attaquait, et sur-tout les vieillards. Les médecins employaient les béchiques, mais sans grande efficacité.

L'ouverture des cadavres fit voir la trachée-artère, et quelquefois les poumons, pleins d'une humeur sanieuse. Cette maladie était accompagnée d'une fièvre modérée. Il périt beaucoup de personnes riches, si promptement, que l'on soupçonna qu'elles avaient été empoisonnées.

Forestus et Dodonæus observèrent la même maladie en Hollande, où elle se compliqua de maux de gorge.

J. Ph. Ingrassia (*Informazione del pestifero morbo, etc.*) signala la même épidémie en 1557 et en 1563, en Sicile. Cette dernière fut beaucoup plus sérieuse à Palerme où elle fit périr un grand nombre de pauvres gens : la maladie ne durait que deux ou trois jours. Il n'y avait que ceux qui portaient des cautères qui échappaient à la mort.

Jean Bauhin, dans une lettre à Gesner, parle de cette épidémie qui régna à Bâle à la même époque. Voici ce qu'il en dit :

« *Licèt non sit mihi commoditas magna scribendi, cùm*
» *laborem morbo épidémico qui est gravitas capitis cum do-*
» *lore et defluxionibus magnis, quibus correpti sumus ferè*
» *omnes. Vocant Galli hunc morbum* coqueluche, *nihil-*
» *hominus volui tibi scribere.* »

Baillou, dans ses épidémies, rapporte celle de 1574 en ces termes :

« L'été et l'automne furent très-pluvieux, et le vent du
» midi régna constamment : on observa beaucoup d'odon-
» talgies, des enchifrènemens avec écoulement d'humeurs
» âcres et séreuses par le nez, des toux avec oppression de
» poitrine, des distillations sur les parties inférieures. Il y
» eut même quelques apoplexies occasionées par le transport
» du sang au cerveau. Les malades éprouvaient, dans les

» épaules et dans la poitrine, des douleurs vagues, sembla-
» bles à celles de la pleurésie. Les remèdes nombreux étaient
» plutôt nuisibles; il fallait adoucir les sérosités et en faciliter
» la coction. »

Le même auteur rapporte ainsi l'épidémie catarrhale de
1578. Cette épidémie parut à Paris vers la fin de l'été, qui
avait été sec et brûlant. Elle attaqua principalement les enfans; et le nombre des malades fut très-considérable. On
lui donna le nom de *Quinte*, parce qu'elle était caractérisée
par des accès ou paroxismes de toux qui revenaient toutes les
cinq heures. Cette toux, que nul auteur n'avait encore décrite, était si violente, que les malades rendaient du sang
par le nez et par la bouche, et ils vomissaient souvent. Il
paraît que cette affection attaquait les bronches et les poumons; car on vit des malades rendre par l'expectoration une
grande quantité de matières sémi-putrides. Galien donne pour
cause de cette maladie, l'inflammation de la gorge et de l'appareil de la respiration. Dans l'intervalle des accès, ou dans
l'intermittence, il se fait une collection de matière morbifique qui, portée à un certain point, produit le paroxisme de
la toux. Cette maladie était toujours accompagnée de fièvre
grave et véhémente; s'il survenait de la diarrhée, elle calmait
un peu la violence de la toux; d'autres fois, elle conduisait
au contraire les malades à l'émaciation et à la consomption.
On voyait mourir les enfans avec une terrible difficulté de
respirer. Quelques-uns, au moment de leur mort, rendaient
une quantité prodigieuse d'humeurs par la bouche et par les
narines.

L'épidémie précédente fut le prélude d'une autre bien plus
considérable, qui remplit l'Europe de tristesse et de deuil;
ce fut celle de 1580. Ainsi la trouvons-nous décrite par les
médecins les plus illustres de ce temps-là, en Allemagne, en
France, en Italie et en Espagne; nous allons en donner les
meilleures descriptions, pour être à même de les comparer
entre elles dans les considérations générales qui termineront
l'histoire des épidémies catarrhales.

Sur la fin de juin et dans le mois de juillet, dit Forestus, il régnait à Delft une fièvre catarrhale avec mal de gorge, en-rouement et toux violente. Cependant la maladie n'était pas dangereuse, et l'on en guérissait promptement, au moyen de la saignée et des juleps pectoraux; mais si on la négligeait, elle se changeait en péripneumonie.

Cette épidémie parcourut non-seulement la Belgique, mais encore toute l'Allemagne et la France : elle ne disparut que dans le mois de novembre.

Une constitution catarrhale domina en Espagne en 1580, pendant tout l'été, avec une fièvre accompagnée des symp-tômes les plus graves; les uns avaient des affections gastri-ques; d'autres, la pleurésie, l'angine, ou une respiration suf-focante. Un grand nombre de malades souffraient de violentes céphalalgies, des douleurs dans tout le corps et dans toutes les articulations. Enfin, la maladie prit un tel caractère de malignité, que beaucoup de sujets y succombèrent; et ceux-mêmes à qui l'on faisait une saignée, mouraient au premier accès fébrile. Il s'éleva parmi les médecins de grandes dis-cussions, pour décider si l'on saignerait ou si l'on purgerait, ou bien si l'on emploierait d'autres moyens. Quelques-uns usèrent témérairement des premiers, trompés par le génie de la fièvre qui, étant éphémère, paraissait très-grave dès le premier jour; et ils firent beaucoup de victimes, « *quo pro-* » *fecto factum fuit ut plures interficerent imprudentes et* » *imperiti medici, quàm mali sævitia et inclementia.* »

La meilleure méthode de traitement était d'abandonner la maladie aux seuls efforts de la nature, s'il n'y avait pas de fièvre et que les accidens n'empirassent pas. Dans le cas con-traire, on pouvait saigner sans crainte; et l'on prescrivait en-suite les expectorans, les adoucissans, les légers laxatifs, et autres remèdes employés dans les autres affections catarrhales ordinaires. (*Mercatus, loc. cit.*)

Bockelius, dans son ouvrage intitulé : *Synopsis novi morbi quem plerique catarrhum febrilem, vel febrem catarrhosam vocant*, décrit ainsi cette même épidémie en Allemagne :

L'hiver de 1580 avait eu une constitution austrine et né-buleuse; la rougeole et la petite vérole furent fréquentes, et parfois mortelles : il y eut des fièvres malignes, algides au-dehors, brûlantes au-dedans. L'aquilon, accompagné de pluies et de bruines, régna tout l'été : il y eut des fièvres ardentes, des catarrhes, des vertiges, des enrouemens, des toux laborieuses, des ophthalmies, des affections soporeuses ; mais celles catarrhales prirent le dessus ; et voici les symptômes de cette maladie : dans le début ou l'invasion, lassitudes spontanées, langueur, douleur de tête gravative, et tuméfaction des parotides qui disparaissait facilement. La fièvre était irrégulière, avec frissons et chaleurs récurrentes ; dans le progrès, il survenait un enrouement avec toux continuelle et fatigante, mal de gorge, chaleur brûlante à la région précordiale, âpreté à la gorge et au larynx, coryza avec ulcération des narines. D'autres avaient des fluxions aux oreilles, avec écoulemens purulens, douleur au cou et aux épaules, soif ardente, dégoût des alimens, inappétence : il survenait parfois des diarrhées aux gens d'un tempérament bilieux ; ceux sanguins avaient des hémorragies nasales, et parfois le délire. Ce catarrhe était mortel pour les vieillards.

On nomma cette épidémie, catarrhe suffoquant, fièvre et ardeur suffocatives, fièvre catarrheuse ; quelquefois elle dégénérait en phthisie. S'il survenait promptement des sueurs abondantes, la maladie se jugeait aussitôt.

L'automne eut une température austrine, dès-lors l'épidémie fut très-violente ; mais elle le devint davantage encore en hiver, et surtout vers les côtes de la Baltique.

Les malades qui succombaient avaient la langue aride ou livide, les dents noires et sèches, la bouche sèche et le râlement.

Cette épidémie parcourut tour-à-tour la Hongrie, la Dalmatie, la Bohême, la Franconie, la Thuringe, la Belgique, l'Angleterre ; parut en automne à Hambourg, et en hiver dans la Basse-Saxe.

Voici la narration de G. Henisch ( *Comment. in Aretæum*) : L'an 1580, il régna en Saxe une synoque épidémique compliquée de catarrhe, d'où on l'appela catarrhe épidémique. Cette maladie attaqua les quatre cinquièmes de la population ; elle

provint de l'inégalité de la température de l'année précédente
et de celle courante, et elle s'annonçait par les caractères
suivans : affaiblissement des forces, pesanteur dans la région
précordiale, palpitations de cœur; le pouls petit, accéléré et
inégal; respiration difficile, céphalalgie gravative; et dans le
progrès de la maladie, la prostration des forces devenait
telle, que les malades tremblaient et avaient des lipothymies.
Quelques-uns éprouvaient des veilles continuelles; d'autres
tombaient dans un état soporeux; une humeur âcre et saline
fluait de la tête sur la poitrine et excitait la toux; il survenait
aussi des douleurs vagues dans tous les membres. La chaleur, dans le principe de la maladie, n'était pas ardente au
toucher; cependant les yeux devenaient rouges et tuméfiés;
les urines étaient d'abord crues, ensuite épaisses. Il survenait à quelques malades des hémorragies nasales; la plupart
finissaient par avoir des sueurs copieuses qui jugeaient la
maladie au quatrième jour; rarement elle outrepassait le septième ou le neuvième.

Hiéronym. Reusnerus ( *Observ. Med.*, Nᵒˢ 6 et 193) observa la même épidémie en Allemagne, où elle fut appelée
*huhnerzipf* ( gloussement de la poule ); il ajoute que Georges
Laubius prescrivit dans cette maladie, avec le plus heureux
succès, la poudre de feuilles de ronces de Hongrie, dont il
faisait prendre trois à quatre grains toutes les heures avec le
sirop de limons, ou de grenades ou de vinaigre, ou bien
avec les eaux de scabieuse, de chardon bénit, d'oseille, de
cerises noires, ou l'infusion de fleurs de tilleul. Il donnait
aussi le vin de coings, la thériaque, le diascordium aux sujets cacochymes, et le soir quelques juleps somnifères.

Les observations que Sennert a consignées dans le livre IV,
chap. 17 de ses œuvres, sur cette épidémie, sont encore
plus instructives. Au lever de Sirius, vers la nouvelle lune de
l'équinoxe d'automne, parut une épidémie catarrhale qui parcourut non-seulement l'Europe, mais même presque toutes les
parties du monde. On lui donna les diverses dénominations
de catarrhe fébrile, fièvre catarrheuse ou suffocative, toux
épidémique, céphalée contagieuse; et les Allemands l'appe-

lèrent *den Ziep, den Schaffshusten, die Schaffkranckeit, der Hühner Wenn,* parce que cette toux est commune aux brebis, et qu'elle imite le gloussement de la poule.

La maladie débutait par une douleur de tête, chaleur fébrile, et chez quelques malades une propension continuelle à la soporosité, comme dans la peste; d'autres, au contraire, souffraient des veilles. Ensuite survenait une toux sèche, douleur à la région diaphragmatique, âpreté à la gorge, cardialgie et difficulté de la respiration; et quoique la toux qui était violente ne durât par long-temps, cependant l'oppression subsistait jusqu'au quatorzième jour. Ceux à qui il survenait des sueurs, guérissaient vers le trentième ou le quarantième jour : alors ils n'expectoraient pas beaucoup, et la matière morbifique s'éliminait par la transpiration : chez d'autres, elle s'évacuait par les urines ou par les selles. Quoique le plus grand nombre des hommes fût attaqué de cette épidémie, il n'en mourut cependant pas la millième partie; car l'on ne vit succomber que ceux qui avaient d'anciens vices latens dans les viscères, et ceux que l'on saignait. Cette dernière circonstance fut observée principalement à Rome, où il mourut plus de neuf mille personnes de la maladie, dont la cause fut, dit-on, produite par la constitution humide des années précédentes et l'influence dominante des vents du midi.

Jos. Zechius, *cons.* 52, prétend que cette affection catarrhale était accompagnée de la fièvre éphémère, putride ou hectique, et qu'il vit la fièvre quarte se réunir à cette épidémie.

Jean Wierus attribua la mortalité de Rome à la trop grande promptitude des médecins italiens pour saigner, vu qu'ils sont plus attentifs à l'effervescence fébrile, qu'à la malignité latente.

Le traitement qu'on employa avec le plus de succès, fut les évacuans, tels que la fleur de casse, l'électuaire lénitif, la manne, le sirop de roses, les boissons acidulées, l'eau de scabieuse, les loochs avec les sirops de diacode, de pavots et de jujubes.

Salius Diversus ( *de febre pestilenti* ) parle de cette même épidémie en ces termes : La corruption de l'air produisit en 1580 une épidémie non-seulement en Europe, mais même dans les autres parties du monde, et à laquelle on donna différens noms, quoique partout elle n'eût qu'une même forme. Elle s'annonçait par une fièvre ardente chez les uns, et légère chez les autres, avec douleur de tête. Il survenait un coryza très-inquiétant, et cette affection gagnant bientôt la poitrine, produisait une toux violente. Dès le commencement, les crachats étaient une matière aqueuse et crue, la soif peu pressante et parfois nulle. Les malades perdaient l'appétit avec abolition presque entière du goût, ou du moins une grande dépravation dans ce sens; symptômes qui subsistaient plusieurs jours même après que la fièvre était passée. Les malades se plaignaient aussi de lassitudes et de faiblesse dans les membres et le corps. Malgré la cessation de la fièvre, qui disparaissait ordinairement le quatrième jour et même avant ce temps, la toux subsistait néanmoins plusieurs jours encore, et avait peine à se résoudre par une coction légitime. Cette maladie fut funeste aux vieillards, aux valétudinaires, aux infirmes, à ceux qui avaient la poitrine étroite, et à ceux qui vivaient d'une manière déréglée. Elle n'épargna du reste, ni âge, ni sexe, ni condition. Elle commença à paraître à la fin de l'automne, et parcourut successivement toute l'Europe de région en région. Elle subsista encore l'hiver, le printemps et l'été de l'année suivante, et ne disparut que dans l'automne : ainsi elle régna dans les temps de froid, de chaleur, de sécheresse et de pluie, et elle se montra dans les pays montueux et élevés comme dans ceux bas et marécageux, sous différentes latitudes.

On remarqua que les oiseaux ressentirent l'influence du mauvais air, car ils abandonnèrent les pays où l'épidémie se déclarait. Ceux de passage partirent avant le temps; et ceux qui dorment la nuit dans des lieux bas, allaient se coucher dans des endroits plus élevés. Les animaux mêmes qui se nourrissent d'herbes et de feuilles, prenaient du dégoût pour ces pâtures qui vraisemblablement étaient altérées par quelque vice dans l'air.

Salius n'indique point quelle était la méthode de cure de cette épidémie.

Diomede Cornaro, de Venise, dans ses observations de médecine, n'a pas manqué de recueillir celle de cette épidémie. En 1580, dit-il, aux mois d'août et de septembre, une épidémie se répandit tout-à-coup en divers pays de l'Europe, attaquant une infinité de monde, et n'épargnant ni âge, ni sexe, ni condition. C'était une fièvre fluxionnaire accompagnée d'une chaleur insolite, de catarrhe, d'enrouement, de sécheresse de la langue, avec céphalalgie, veilles, toux, soif, oppression de poitrine, nausées, lassitude générale et vertiges semblables à ceux de l'ivresse, constipation; cependant, malgré l'appareil assez imposant de ces symptômes, il mourut peu de monde. Ordinairement la maladie se terminait par des sueurs spontanées, le deuxième, troisième ou quatrième jour, quelquefois plus tard, et même sans aucun remède.

Le mois de juin avait été très-humide, froid et pluvieux. Il survint tout-à-coup en juillet une chaleur sèche, considérable, et qui dura quelques semaines. Il paraît que cette constitution atmosphérique fut la cause de cette épidémie.

Quelques malades employèrent des remèdes, et surtout la saignée, et ils guérirent heureusement.

Zacutus Lusitanus nous a aussi laissé la note suivante de cette épidémie, à laquelle il donne le nom de *Morbus verveeinus, male del Castrone.* Cette maladie parut pour la première fois en Portugal en 1580 : elle fut apportée du Levant; elle était peu dangereuse, mais remarquable par ses progrès et la célérité avec laquelle elle se répandit dans tous les pays : en voici les principaux signes.

D'abord il survenait des horripilations aux parties inférieures et le long de l'épine du dos; ensuite une pesanteur de tête, une langueur dans les membres. La maladie se jugeait par les sueurs vers le quatrième ou cinquième jour; mais, si celles-ci n'avaient pas lieu, elle dégénérait alors en fièvre

mortelle, surtout chez ceux qui abusaient de la saignée ou
des remèdes actifs. La respiration devenait plus embarrassée,
la matière morbifique se portait toute sur la poitrine, les
forces se perdaient et les malades succombaient.

Vilalba de Madrid, dans son excellente épidémiologie d'Espagne, page 117, signale ainsi cette épidémie. Le 31 d'août
1580, se déclara en Espagne la maladie contagieuse du catarrhe, qui dépeupla presque entièrement Madrid et beaucoup
d'autres villes. Elle fit de si rapides progrès à Barcelone, que
dans l'espace de dix à douze jours elle attaqua plus de vingt
mille personnes, dont un grand nombre moururent; et dès
le 7 de septembre, tous les environs de la ville en étaient
infestés.

Cesare Campana (*Istoria del mondo*) en donne aussi une
relation, rapportée par Bella Gotta de cette manière : En
1580 toute l'Europe, l'Asie et l'Afrique éprouvèrent une
épidémie si grave, que si elle eût eu un peu plus de force
elle aurait, au dire des naturalistes, fait mourir plus de
monde que la peste elle-même. Cependant elle se guérissait
assez facilement au moyen de la diète et d'une petite saignée,
et en moins de huit jours les malades étaient rétablis. La
maladie s'annonçait par des douleurs gravatives considérables
dans tout le corps, avec fièvre ardente, toux, distillation
d'humeurs par le nez, rougeur des yeux et vertiges continuels;
et c'est de ce dernier symptôme, dont les moutons sont
souvent affectés, qu'on lui donna le nom de *male del castrone*. L'opinion commune attribua la cause de cette épidémie
à l'intempérie du printemps, qui fut presque constamment
pluvieux, avec des variations fréquentes et subites de chaud
et de froid. Dès que le mal attaquait quelqu'un, aussitôt
toute sa famille en était atteinte. Il ne mourut guère que les
personnes qui commirent des erreurs de diète, les gens
faibles et délicats, et ceux qui avaient déjà la poitrine affectée
de vieux catarrhes.

Ce qu'il y eut de remarquable, c'est que dans certains pays,
la diète, les purgatifs et la saignée, furent mortels; dans

d'autres, l'usage des vins généreux, l'application des ventouses scarifiées aux épaules suffisaient pour guérir.

L'épidémie se fit sentir en Italie dès le mois d'août, et y régna jusqu'à la fin de septembre. Elle alla ensuite parcourir d'autres régions.

Terminons cette époque par l'observation consignée dans la dixième de Riverius : Il régna, en 1580, une maladie épidémique catarrhale pendant la plus grande partie de l'été. Aux mois d'avril et de mai, il était sorti de la terre en Languedoc, une quantité si prodigieuse d'insectes, qu'ils en obscurcissaient l'air, et qu'on les écrasait par millions sur les routes. L'épidémie gagna bientôt Beaucaire, Arles, Avignon et autres lieux. Peu de personnes purent s'y soustraire ; il mourut même beaucoup de monde. Cependant, si on y remédiait dès le principe, on guérissait promptement. Cette maladie était caractérisée par la toux, la fièvre, la céphalalgie avec douleur dans les lombes. Parfois la fièvre semblait cesser durant quelques jours, mais c'était pour reprendre de nouvelles forces, et elle attaquait les malades plus violemment. D'autres fois elle était continue, et ses redoublemens éteignaient en peu de jours la vitalité. Quelques-uns étaient emportés par un délire frénétique ; chez d'autres la fièvre devenait lente, et les consumait par la phthysie.

Il fallait recourir dès le début de la maladie à une méthode de traitement convenable, et la meilleure était de commencer par une saignée. Ensuite on prescrivait les boissons pectorales, les doux purgatifs, les clystères réfrigérans, les ventouses, les opiats et les épithêmes cordiaux, et un régime approprié.

Forestus, dans une lettre à son frère relative à cette épidémie, lui conseillait de saigner dès l'invasion de la maladie, et de prescrire aussitôt après un lénitif. Mais si les malades étaient faibles, pituiteux et non pléthoriques, ce moyen était pernicieux. Il rapporte qu'il vit plusieurs personnes se guérir elles-mêmes, en prenant de la thériaque mêlée avec un peu de safran.

Il paraît que l'épidémie catarrhale de 1590 ne fut pas

moins générale que celle qui avait régné dix ans auparavant.
Sennert la décrivit en Allemagne, Varandée en France,
Tronconio et Jansonius en Italie. Voici ce que nous avons
trouvé de ce dernier dans l'ouvrage intitulé : *Mercurius Gallo-
Belgicus*, *tom.* 1, *lib.* 4.

En 1590 et 91, il régna en Italie une épidémie cruelle;
c'était une fièvre très-aiguë avec toux et coryza. Le siége de
la maladie était ordinairement à la tête, c'est pourquoi presque tous les malades tombaient dans un délire frénétique,
et mouraient le huitième ou le dixième jour. Le remède
le plus certain était la saignée au bras, aux tempes ou à la
jugulaire.

On attribua la cause de cette épidémie aux pluies continuelles et aux inondations de l'année précédente, qui furent
suivies des chaleurs les plus ardentes; cette inclémence des
saisons avait aussi produit une espèce de famine.

La maladie exerça ses ravages principalement en Ombrie,
dans le patrimoine de St.-Pierre et en Lombardie. Les hommes en étaient plutôt attaqués que les femmes, et ceux de
trente-cinq à quarante ans en étaient les plus maltraités. Il
mourut très-peu de femmes.

On rapporte que dans la seule ville de Rome, depuis le
mois d'août 1590 jusqu'à pareille époque de l'année suivante,
il mourut plus de soixante mille personnes de cette maladie.

Une autre épidémie semblable régna en France et en Italie en 1593. Chifflet et Marcello Cagnato en ont laissé une
simple notice.

J. B. Mella, dans son opuscule (*il Cortesivo*), mentionne
une autre épidémie catarrhale qui régna en 1597 en Italie;
Zacchia l'observa à Naples, et Schenck en Allemagne. Mais
nous n'y avons trouvé aucune description médicale de cette
maladie.

Mercurialis cite l'épidémie qui régna à Naples en 1617
comme une maladie catarrhale; mais c'était une vraie angine
(*male in canna*, mal de gorge). Nous la décrirons dans sa
classe.

Buoncuore et Zacchia racontent brièvement l'épidémie

catarrhale qui domina à Naples en 1627, et qui de-là parcourut toute l'Italie. Elle était caractérisée par l'enchifrènement,
la toux, l'enrouement et la phlogose de la gorge et des amygdales. Elle fut en tout semblable à celle de 1580. (*Zacchia*,
*quæst. med. leg. lib.* 3, *tit.* 3.)

Willis (*de febribus*) nous a laissé une bonne description
de l'épidémie catarrhale de 1658, dont il fut témoin à Londres. La voici:

« L'été de l'année 1657 avait été excessivement chaud.
L'hiver suivant commença de bonne heure, et s'annonça par
une température très-froide. Depuis le commencement de
décembre jusqu'à l'équinoxe du printemps, la terre fut couverte de neige, et le vent Borée souffla constamment, depuis
le 25 mars jusqu'à la fin de juin. Le ciel était brumeux, et
l'on ne jouissait que de quelques journées intercalaires de
beau temps. Les pores de la peau étaient resserrés. Le *la-
tex serosus* qui surchargeait le sang, ne pouvant s'exhaler
par la transpiration, se jeta sur les poumons. Au commencement du printemps on observa quelques fièvres tierces; mais
vers la fin d'avril une épidémie catarrhale parut tout-à-coup
et elle attaqua en même temps un si grand nombre de personnes, que dans quelques villes d'Angleterre on vit plus de
mille individus tomber malades dans une semaine.

» La maladie s'annonçait par une toux fatigante avec expectoration copieuse, mal de gorge et enchifrènement; ensuite
survenait la fièvre avec chaleur, soif, inappétence, lassitudes
spontanées, et douleurs gravatives au dos et aux jambes.
Chez quelques malades, la fièvre était légère et n'obligeait
pas à garder le lit; mais ils se plaignaient de prostration des
forces, de dégoût, de langueur, de toux et de catarrhe. Quelques autres, chez lesquels les symptômes étaient plus intenses, étaient retenus au lit avec une chaleur très-forte, soif
ardente, veilles, enrouement et toux presque continuelle.
On observa chez plusieurs des saignemens de nez ou des crachats sanguinolens, ou enfin des déjections striées de sang.
Un grand nombre de vieillards et d'infirmes, et de gens
faibles attaqués de cette maladie, y succombèrent; mais les

sujets qui étaient robustes et d'une constitution saine, en réchappèrent; les premiers paraissaient mourir d'une congestion à la poitrine et d'une fièvre hectique.

» La cause de cette épidémie tint essentiellement à la constitution atmosphérique des saisons précédentes.

» Lorsque la maladie était peu grave, on abandonnait le soin de sa guérison à la nature, et elle se jugeait ordinairement en peu de jours par diaphorèse. C'est pourquoi, après une sueur copieuse, qui survenait vers le troisième jour, la fièvre, la chaleur, la soif, la lassitude et les douleurs gravatives s'apaisaient. La toux seule continuait encore durant quelques jours et diminuait ensuite peu à peu jusqu'à sa totale disparition.

» Mais si les symptômes étaient plus violens et plus intenses, on avait recours à la saignée, aux diaphorétiques et aux pectoraux. »

» Cinq ans après cette épidémie, c'est-à-dire en 1663, une autre de la même espèce se montra subitement dans les états Vénitiens, où elle attaqua plus de soixante mille personnes dans l'espace d'une semaine. Elle fut, dit Paulini, produite par un brouillard très-intense, sorti des lagunes du golfe Adriatique. Il n'en indique point le traitement.

Fanoïsius Guido, dans son petit écrit intitulé : *Dissertatio medica de morbo epidemico hactenus inaudito*, etc., fait une mention assez courte et inexacte de l'épidémie catarrhale qui régna en Hollande en 1669.

Bartholin dit aussi, dans les Ephémérides germaniques, que des toux épidémiques régnèrent pendant l'été de cette même année en Allemagne, où elles firent périr beaucoup de monde.

Sylvius de le Boë, déjà âgé, la décrivit pareillement dans les Pays-Bas, et il en mourut lui-même.

Ettmuller l'observa en Allemagne, et en a laissé cette courte notice. « Après un printemps brumeux et un commencement d'été très-variable, il survint une épidémie catarrhale dont les symptômes généraux étaient la toux, l'enchifrènement, la céphalalgie gravative, les douleurs aux lombes et dans tous les membres, avec fièvre plus ou moins ardente. Cette maladie n'était point dangereuse : les jeunes gens prenaient des saignemens de nez; d'autres éprouvaient des diarrhées, et la maladie se jugeait ordinairement par les sueurs. »

Ettmuller employa dans le traitement de cette maladie les sudorifiques, les boissons pectorales, les emplâtres céphaliques unis à l'huile distillée de succin.

Les Ephémérides des curieux de la nature (*déc.* 1, *an* 6-7, *obs.* 213) donnent l'observation suivante de Charles Rayger, sur le catarrhe épidémique qui régna dans la Haute-Hongrie en 1675.

Pendant le mois de septembre et une partie d'octobre, il régna à Presbourg un catarrhe tellement épidémique, qu'aucune maison et aucune famille n'en furent exemptes. Son invasion uniforme s'annonçait par un frisson suivi de chaleur et de fièvre durant vingt-quatre heures environ; ensuite la toux se déclarait avec coryza et mal de gorge. Le début de la maladie étant vif et véhément, paraissait annoncer qu'elle serait grave : néanmoins il n'en mourut personne. On en attribua la cause à un été pluvieux, suivi d'un automne inconstant, comme aux mois de mars et d'avril. Cette épidémie régnait en même temps par toute l'Allemagne.

Le célèbre accoucheur Peu, dans sa *Pratique des accouchemens*, page 59, fait mention de cette même épidémie, qui régna aussi dans toute la France. « Au mois de septembre 1675, dit-il, il s'éleva en diverses contrées de la France un brouillard fort épais et fort pénétrant qui dura plusieurs jours; la ville de Paris n'en fut pas exempte : il s'ensuivit une toux si générale, qu'elle n'épargna personne; les deux sexes en furent attaqués; mais elle *donna* d'une telle force sur les femmes enceintes, que la plupart en moururent, les unes par des fluxions de poitrine, et d'autres par inanition à la suite d'un avortement accompagné d'une ménorrhagie dans laquelle elles perdaient tout leur sang. Les femmes qui en réchappèrent, ne durent leur salut qu'à leur bon tempérament; car les remèdes prophylactiques ne servaient de rien. On vit des femmes se faire saigner plusieurs fois : elles guérirent, à la

8..

vérité, du catarrhe; mais elles tombèrent dans un grand affaiblissement, et il survint à la plupart des leucophlegmasies, des hydropisies et autres collections aqueuses dans le bas-ventre. Le traitement le plus suivi ne pouvait empêcher que les femmes enceintes ne se blessassent. »

Deux excellens praticiens nous ont laissé la description de l'épidémie catarrhale de 1676 : Sydenham en Angleterre, et Ettmuller en Allemagne. Un troisième illustre écrivain, Thomas Willis, en mourut. Nous commencerons par celle du premier, insérée dans son *Colleg. consult.*

Une épidémie catarrhale parut vers la fin de 1675 dans l'Allemagne, qu'elle parcourut entièrement.

Toute l'année avait été d'une température très-inconstante. Les pluies continuelles de l'été avaient causé de grandes inondations. Le vent du sud-ouest régna presque constamment. Pendant l'équinoxe d'automne, il s'élevait tous les matins des brouillards très-épais; à midi, le soleil dardait quelques rayons, et il pleuvait le soir. Ce fut vers la fin du mois de septembre que se déclara l'épidémie qui régna pendant les deux mois suivans; elle s'annonçait par un coryza accompagné d'une sécrétion muqueuse abondante par les narines, et une douleur gravative et tensive à la tête. Au bout de quelques jours, il survenait une espèce de toux *férine* violente, profonde, fréquente, d'abord sèche, et plus violente pendant la nuit, ensuite avec quelques crachats sanguinolens; peu à peu elle devenait humide et suivie d'une expectoration abondante de matières visqueuses; et elle s'en allait en diminuant par degrés. Quelques malades étaient attaqués tout-à-coup d'une éteinte de voix ou enrouement, avec une respiration tellement embarrassée, qu'elle semblait les menacer de suffocation. L'oppression était si forte, qu'ils ne pouvaient tousser; mais heureusement elle ne tardait pas à cesser; et dès-lors la respiration devenait plus libre, la toux revenait, et l'enrouement disparaissait petit à petit.

A ces symptômes se joignaient souvent des frissons vagues et récurrens le long des reins; ils étaient suivis d'une chaleur plus ou moins intense. Ces frissons duraient tout le jour; la chaleur commençait vers le soir et durait jusqu'après minuit. Quelques malades éprouvaient des lancinations dans les membres; d'autres, des douleurs latérales pongitives, et parfois dans la poitrine, qui rendaient la respiration difficile en exaspérant la toux. La chaleur était forte alors, le pouls fréquent et vif sans être élevé. Tous ces symptômes, imposans au premier aspect, étaient suivis d'une expectoration d'une matière visqueuse, glutineuse, sanguinolente et cuite qui les faisait disparaître. Les urines du matin étaient très-colorées, avec un sédiment copieux, briqueté et farineux. En général, il y avait chez tous ces malades une grande prostration de forces.

Ettmuller attribue la cause de cette épidémie à trois vices dans l'air. Il était froid, humide, chargé d'atômes pernicieux, et privé de ses parties balsamiques ou vitales. Le froid condensait les pores, et, joint à l'humidité, il empêchait la transpiration des parties excrémentielles du sang. Les atômes répandus dans l'air avaient la propriété pongitive des sternutatoires, et affectaient les membranes des narines et de la trachée. Enfin la grande humidité semblait absorber toutes ses parties balsamiques, dont la privation causait la prostration des forces et l'étouffement. De ces trois vices de l'air dérivaient les symptômes généraux de la maladie.

Pour satisfaire à ces diverses indications, Ettmuller prescrivait, dès le début, les opiats pour calmer l'irritation et l'effervescence des parties affectées, et il en faisait cesser l'usage dès que l'expectoration survenait; quelquefois, au lieu d'opiats, il employait le soufre anodin de vitriol (liqueur anodine), ensuite les incisifs, les huileux, les résolutifs, les légers diaphorétiques, tels que l'infusion de fleurs de sureau, la liqueur de corne de cerf, les décoctions de scabieuse, le sirop de pavots blancs ou de diacode, les loochs avec le sirop de raisins secs et de violette, et les frictions sèches avec des linges chauds. Enfin, on évacuait la lymphe au moyen des diurétiques.

Voyons actuellement la relation que Sydenham a faite de cette même épidémie qu'il observa à Londres. L'automne de 1676 fut si beau et si doux jusqu'à la fin d'octobre, qu'on aurait cru être en été ; mais le temps ayant changé subitement, et étant devenu froid et humide, il survint une toux épidémique si violente, que presque personne n'en fut exempt. Des familles entières en furent attaquées en même temps, et elle ne fut pas sans danger pour les malades ; car à la toux se joignait la fièvre avec tous les symptômes de la pleurésie, c'est-à-dire, douleur latérale aiguë, crachement de sang, etc. La maladie débutait toujours par une douleur à la tête, au dos et aux extrémités, symptômes ordinaires à la fièvre de la constitution actuelle ; la seule différence qu'il y avait, c'est que la matière morbifique se portait plus particulièrement sur le système de la respiration, à la faveur de la toux qui en irritait les membranes. Quoique tout l'appareil symptomatique semblât indiquer une pleurésie essentielle, toutefois la maladie ne demandait que le même traitement employé pour la fièvre constitutionnelle d'alors, tandis que celui de la pleurésie était au contraire très-nuisible. D'ailleurs, dit Sydenham, la pleurésie primitive ne règne ordinairement que dans le printemps. Ainsi on ne devait regarder celle de cet automne que comme symptomatique de l'épidémie dominante, et produite par l'action de la toux sur l'appareil de la respiration.

Pour parvenir au traitement rationnel de cette maladie, il faut remarquer, ajoute le même auteur, que lorsque le froid vient à resserrer tout-à-coup les pores de la peau, la matière qui se sépare du sang par la transpiration insensible, rentre alors en dedans, se dépose sur les poumons, les irrite et excite la toux ; alors la fièvre s'allume et devient plus forte, si on augmente encore la chaleur du sang par un régime trop échauffant.

Mais quelle que soit la fièvre stationnaire qui domine alors, la nouvelle pyrexie dont il s'agit en prend aussitôt le nom, le génie et le caractère, nonobstant les symptômes particuliers que la toux lui a imposés. Par conséquent l'indication curative prescrit de remédier à celle-ci et à la fièvre principale. D'après ces principes, Sydenham traita ses malades de cette manière :

Si la toux était sans fièvre, il mettait les malades au régime en leur défendant la viande et toutes les liqueurs spiritueuses. Il leur ordonnait de faire un exercice modéré, de prendre l'air et de boire quelque infusion pectorale, ce qui suffisait pour apaiser la toux et pour prévenir la fièvre et les symptômes qui l'accompagnaient ordinairement. Le régime prescrit et les boissons adoucissantes tempéraient le sang, et l'exercice, en ouvrant les pores de la peau, rétablissait la transpiration arrêtée par le froid, et procurait l'évacuation de la matière morbifique.

Les narcotiques, les anodins et les cordiaux spiritueux étaient nuisibles et pouvaient, en augmentant la densité des humeurs, et en activant plus encore le mouvement du sang, faire dégénérer la maladie en péripneumonie ou en pleurésie. Ce malheur arrivait fréquemment aux gens du peuple qui pensaient se guérir en prenant de l'eau-de-vie brûlée ou autres liqueurs incendiaires.

Quelquefois il survenait aux personnes délicates et aux petits enfans, tantôt dès le principe de la maladie, tantôt le second jour, une douleur à la tête, au dos et dans les membres, et des sueurs spontanées, surtout la nuit. A ces symptômes s'associaient assez souvent les points de côté, un resserrement de poitrine qui rendait la respiration difficile, arrêtait la toux et augmentait la fièvre. Alors on saignait au bras, on appliquait les vésicatoires à la nuque. On donnait tous les jours un lavement, on faisait lever les malades tous les jours pendant quelques heures, et on leur donnait, pour boisson, de la petite bière, du lait coupé avec de l'eau ou quelque autre boisson rafraîchissante. Si, vers le troisième ou quatrième jour, la douleur latérale ne diminuait pas, on réitérait la saignée, et l'on continuait les lavemens que l'on suspendait vers le déclin de la maladie, surtout chez les hommes hypocondriaques et chez les femmes hystériques, chez qui la maladie se prolongeait alors, au lieu de se terminer, parce qu'ils troublaient l'économie animale.

La quantité de remèdes et le grand nombre de saignées mises en usage par plusieurs médecins eurent des effets trèsfunestes; car les malades ainsi traités succombèrent presque tous.

Il est bien essentiel, pour réussir dans le traitement des maladies, d'avoir sans cesse sous les yeux la constitution épidémique de l'année, qui communique à toutes les maladies qui règnent en même temps, sa nature et son génie particulier; au surplus, l'épidémie actuelle ne présenta dans son cours aucun signe de malignité.

Nicolas de Blegni observa en 1679 une épidémie catarrhale de même nature, qui régna pendant une partie de l'hiver en France. Schacht et Mosley la virent aussi en Angleterre. Elle ne présenta aucun fait digne de remarque.

Adam Lebenwaldt a inséré, dans les Ephémérides des curieux de la nature (*an* 9, *obs.* 129), une notice sur l'épidémie catarrhale de 1691. La voici.

Dans l'hiver de 1691, après un froid rigoureux et une fonte subite des neiges, occasionnée par des vents du midi au mois de mars, il régna en Styrie un catarrhe épidémique, caractérisé par un sentiment de suffocation, toux férine avec expectoration de matières cuites, parfois sanguines, sanieuses et fétides, chaleur fébrile, soif intense, dégoût pour les alimens.

On ne trouva pas de meilleurs remèdes que les alexipharmaques tempérés.

J. J. Wepfer, médecin des troupes suisses et confédérées en Allemagne, rapporte la même épidémie qui régna dans l'armée, mais qui fut accompagnée de symptômes de malignité.

Il régnait depuis quelque temps des fièvres tierces intermittentes simulant de doubles-tierces ou hémitritées, mais sans intermittences bien marquées. Elles se répandirent dans l'armée des confédérés en 1691, et attaquèrent depuis les chefs jusqu'aux derniers soldats. Bientôt le nombre des malades s'éleva à plusieurs milliers; c'était un vrai Protée revêtant diverses formes. Quelquefois la maladie abattait les forces dès son invasion; d'autres fois les malades portaient pendant quelque temps l'ennemi dans leur sein, sans néanmoins qu'il leur empêchât de vaquer à leurs devoirs. La fièvre était tantôt continue, tantôt hémitritée, tantôt tierce-simple, et vers l'au-

tomne se changeait en quarte. Les continues dégénéraient
en intermittentes, et celles-ci au contraire devenaient continues. L'épidémie vint de la Hongrie, où les magnats n'en
étaient pas plus exempts dans leurs palais que les pauvres
sous le chaume. Elle régna non-seulement dans les camps,
mais, de la Hongrie elle gagna la Carniole, la Styrie, la Ca-
rinthie, le Tyrol, le pays des Grisons, la Suisse, et ensuite
les bords du Rhin. A Franckenthal et Manheim, où l'armée
était campée, différens symptômes accompagnaient cette
fièvre; ils étaient plus ou moins graves, tels que la céphalalgie, les mouvemens convulsifs, la veille, la soporosité, le
délire, l'oppression de poitrine, une toux sèche et violente,
suivie quelquefois d'une expectoration difficile de matières
visqueuses, épaisses ou sanguinolentes, avec ou sans douleur latérale. Certains malades avaient du dégoût pour toute
espèce de nourriture; d'autres, au contraire, étaient affamés;
la plupart éprouvèrent une soif ardente, avec la langue très-
aride. Les efforts de la toux faisaient souvent rejeter les boissons et de la bile. Les uns étaient constipés, d'autres avaient
la diarrhée; une courbature générale affectait tout le corps;
les urines étaient naturelles et très-colorées. Les sueurs jugeaient pour l'ordinaire la maladie, ou bien des urines chargées
de sédiment, ou enfin une diarrhée modérée. Malgré l'appareil imposant de tous ces symptômes, la plupart des fébricitans guérirent.

Wepfer ne fait aucune mention de la méthode curative.

Nous avons trouvé, dans le second livre des Observations
de Schenck (*de Tussi*), une notice du catarrhe épidémique
qui régna à Paris en 1695, et que l'on nomma *Quinte* comme
celui de 1580; et l'étymologie qu'il donne de cette expression
est assez curieuse; car, dit-il :

*Quòd quemadmodum quinta essentia erutu difficilis est,*
*sic et hæc tussis sanatu difficillima.*

Dans le même temps cette épidémie se montra aussi à Rome,
où elle fit périr beaucoup d'enfans. Les symptômes furent
absolument de la même nature que ceux de l'épidémie de 1580.
Les meilleurs remèdes étaient les boissons béchiques et pec-

torales, telles que la décoction de plantin édulcorée avec les
jujubes, les figues, les raisins secs, le sirop de violettes,
et l'on y ajoutait un peu de sirop diacode.

Les Actes des curieux de la nature, dans l'histoire des
maladies de Breslaw, publiée par l'illustre Haller, nous ap-
prennent qu'une fièvre catarrhale se déclara au mois de décembre 1699, à Breslaw et dans les environs. Le mois de
janvier fut nébuleux et venteux ; il tomba beaucoup de pluie
et le froid fut modéré. Février fut en grande partie de la
même température; le froid devint plus fort, et vers la pleine
lune on eut des jours sereins. Mars ne fut pas moins inconstant; il tomba de la neige qui fondit aussitôt, et la terre se
couvrit de frimats. Enfin, la constitution atmosphérique de
ce trimestre fut généralement froide et humide, et l'on vit
régner des fausses pleurésies, des gouttes, des fièvres pétéchiales, des petites véroles, des angines et des toux convulsives parmi les enfans.

Le premier jour d'avril paraissait annoncer un beau printemps; mais le temps devint brumeux, couvert, et d'une
température molle. Le mois de mai eut très-peu de beaux
jours, il plut beaucoup, et les vents du nord et de l'ouest
le rendirent rigide. Il régna des fièvres malignes, où l'on observa même quelques bubons critiques: il y eut beaucoup de
cardialgies, d'angines, d'ottites et d'enrouemens.

Juillet fut en grande partie pluvieux et venteux, avec quelques jours de beau temps.

Août fut plus agréable; cependant il survint des pluies vers
la fin du mois. Et ce ne fut qu'au mois de septembre qu'on
eut un temps d'été. Les rhumatismes, les migraines et les
affections hypocondriaques et hystériques furent les maladies
dominantes de ce trimestre, avec des fièvres de tous les
types.

Le commencement d'octobre fut aussi beau que septembre;
le reste du mois fut entremêlé de jours pluvieux, nébuleux
et venteux. Le mois de novembre fut serein et agréable jusqu'au premier quartier de la lune; il y eut ensuite huit jours
de froid, qui diminua bientôt pour faire place aux brouil-

lards et à la pluie. Cette température dura jusque vers le 15 de décembre, et l'année finit par un froid intense. Ce fut dans ce mois que parut la fièvre catarrhale, laquelle attaqua principalement les personnes de vingt à trente ans qui étaient d'un tempérament flegmatique ou mélancolique. La maladie débutait par la toux; et toutes les fois que dans les cinq premiers jours il ne survenait pas une expectoration critique, il s'allumait une fièvre périodique quotidienne, que Fernel appelle *fièvre lente*. Et voici quelle était sa marche: vers les quatre heures après midi survenait des horripilations et un frisson léger qui durait pendant une heure, et qui était suivi d'une chaleur peu considérable, mais âcre et mordicante, laquelle subsistait durant toute la nuit. La langue n'était pas sèche, mais elle se couvrait d'un mucus blanchâtre et visqueux; la soif était presque nulle, le poulx fréquent sans être fort; les urines, assez colorées, déposaient sur les parois du vase un sédiment rougeâtre; grande lassitude dans les membres, anorexie et agrypnie avec céphalalgie gravative, bourdonnement d'oreilles et toux importune. Il se joignait parfois des douleurs pleurétiques avec délire; mais le danger était très-grand s'il survenait une angine avec des aphtes; dans le commencement la sueur était rare; lorsque les déjections alvines étaient plus fréquentes, elles diminuaient l'action fébrile. Si dans la seconde période de la maladie la diarrhée persistait, elle n'était d'aucun mauvais augure; cependant les laxatifs n'étaient pas d'une grande efficacité. Dès que le paroxisme fébrile était passé, les malades se trouvaient mieux, seulement il leur restait de l'abattement. Cette maladie subsistait ainsi pendant quatorze jours, et le médecin devait avoir des appréhensions, si la fièvre ne conservait pas son même type.

Les médicamens les plus efficaces furent les résolutifs et les sels diurétiques. Les cordiaux et les alexipharmaques étaient nuisibles; et lorsque vers le douzième ou quatorzième jour il survenait une tuméfaction aux tonsilles, on administrait avec succès les poudres de cinabre et de nitre. On permettait quelques gouttes de vin entre les paroxismes.

Le seizième et le dix-septième siècle ont été assez fertiles en épidémies catarrhales, parmi lesquelles celles de 1510, 1559, 1580 et 1675, furent les plus remarquables et les plus étendues. Mais le dix-huitième siècle va nous en présenter un bien plus grand nombre. Les médecins les plus célèbres, tels que Lancisi, Fred. Hoffmann, Huxham, Morgagni, de Haën, Sauvages, Heberden, Sims, Rosen de Rosenstein, Stoll, Strack, et un grand nombre d'observateurs français vont nous fournir des matériaux précieux pour compléter l'histoire médicale ou la monographie de l'épidémie catarrhale.

Nous ne ferons pas mention d'une épidémie catarrhale qui régna en 1702 à Rome; Baglivi ne fait que l'indiquer. Passons à la fameuse année 1709, dont l'hiver fut si rigoureux et les autres saisons si désordonnées. Les tremblemens de terre furent très-fréquens, ainsi que les maladies éruptives de toute nature. On vit beaucoup d'apoplexies et de fièvres mésentériques.

Ce fut sur la fin d'avril et au commencement de mai qu'Hoffmann, étant à Berlin, observa l'épidémie catarrhale qui se déclara non-seulement dans cette ville, mais dans toute la Prusse. Et voici en bref les symptômes : frissons suivis de chaleur fébrile, prostration des forces, toux sèche et presque suffocante chez quelques-uns, soif ardente, dégoût des alimens, exaspération de tous ces symptômes pendant la nuit, ce qui rendait le sommeil inquiet et troublé. Quelques malades avaient les extrémités tour-à-tour chaudes et froides; et ceux qui se croyant guéris voulaient sortir et s'exposer trop tôt à l'air, éprouvèrent une grande pesanteur de tête, une douleur gravative générale, des vertiges et des enchifrènemens. Du reste, Hoffmann ne fait aucune mention de la méthode de traitement.

L'illustre médecin du pape Clément XI, Lancisi, qui nous a laissé une topographie médicale des états pontificaux, qu'on peut regarder comme un modèle d'observations vraiment Hippocratiques, décrit ainsi l'épidémie catarrhale qui infesta Rome et l'Italie cette même année.

L'automne de 1708 fut très-doux et aussi chaud que l'été précédent. Mais cette agréable température se changea tout-à-coup en un hiver tellement rigoureux, que de mémoire d'homme on n'en avait vu de semblable. Toute l'Europe l'éprouva. Il dura depuis la fin de décembre jusqu'au milieu de février 1709. On eut de longues et fortes gelées, et des neiges abondantes apportées par un vent du nord très-âpre. Les deux ou trois premiers jours de février le vent du midi souffla, et il fit place au Borée pour reparaître vers le 20 du même mois, et alterner ensuite avec ce dernier. Les pâturages, les récoltes ensemencées, les oliviers et les arbres à fruits furent très-endommagés. On vit alors à Rome débuter des affections de poitrine qui y devinrent bientôt épidémiques. C'étaient d'abord des coryza et des douleurs rhumatismales avec une toux modérée, comme dans le seizième et le dix-septième siècle, selon le témoignage de Cagnato et de Marcellus Donatus. Mais vers la fin de janvier, on vit se joindre aux symptômes principaux, le mal de gorge, les douleurs latérales et les crachemens de sang, surtout chez les individus qui vivaient dans l'intempérance.

Les avant-coureurs de la maladie étaient une lassitude générale, ensuite frissons suivis de chaleur fébrile, céphalalgie, douleurs aiguës dans la poitrine; le pouls devenait dur, les urines enflammées et quelquefois troubles; la toux plus fréquente et plus vive, accompagnée d'insomnie, d'anxiété et d'oppression précordiale. Les joues se coloraient en rouge, et le reste du corps prenait une teinte ictérique.

Les bâtimens et les prisons de la sainte Inquisition furent exempts de cette épidémie, parce qu'ils étaient voisins de fournaises qui réchauffaient l'air, et que leur situation les mettait à l'abri des vents du nord.

Les femmes furent moins exposées que les hommes à contracter la maladie. Les gens riches qui pouvaient se préserver du froid, en furent quittes pour quelques enchifrènemens ou coryza, et l'enrouement. D'autres éprouvèrent quelques douleurs extérieures à la poitrine, avec de légères accessions fébriles rheumatalgiques. Mais l'épidémie exerça ses fureurs sur le peuple et sur les personnes d'un tempéramment faible ou peu prévoyantes.

Malgré tous ces symptômes alarmans, la plupart des malades échappèrent au danger de la mort par la sueur, ou un épistaxis, ou un flux de ventre, ou enfin par des urines abondantes; et ces évacuations étaient accompagnées d'une expectoration de matières puriformes mûres. Néanmoins, la maladie se jugeait souvent sans cette dernière excrétion.

L'ouverture des cadavres fit voir la poitrine enflammée jusqu'au diaphragme, et injectée d'un sang noir; et des concrétions polypeuses dans les gros troncs veineux du cœur.

Lancisi regarda cette épidémie comme une fièvre rheumatique, mais qui revêtait un caractère insidieux : car son invasion n'était marquée que par une simple douleur de poitrine sans fièvre, ou bien par un enchifrènement accompagné de toux; mais chez les sujets cacochymes ou humoriques, elle prenait bientôt tous les traits d'une fièvre inflammatoire, avec des paroxysmes ou exacerbations périodiques qui dégénéraient en crises essentielles.

La cause de cette épidémie fut produite par la constitution chaude de l'automne précédent, auquel succéda brusquement l'hiver le plus rude. Ce qui le prouve, c'est que les personnes qui se préservèrent du froid ne furent point atteintes de la maladie, laquelle n'attaqua que les pauvres et ceux qui s'exposèrent imprudemment à l'intempérie de la saison. Au reste, il ne mourut que la sixième partie des malades, c'est-à-dire seize sur cent.

Cette épidémie ressemblait à celle qui désola Rome en 1570. Cagnato, qui l'observa, en parle ainsi : *Anno 1570, hiemi et veris initio, magna orta est pleuritidis et anginæ epidemia quæ multa hominum millia utriusque sexûs et omnis ætatis interfecit; cùm interim aquilonis flatûs vis maxima et assidue et longo tempore irruisset.*

L'épidémie actuelle cessa vers l'équinoxe du printemps. Quant au traitement, la saignée faite avant le quatrième jour était salutaire aux malades d'un tempérament robuste, mais elle était funeste aux personnes faibles, et lorsqu'on la prati-

quait seulement vers le septième jour ; comme aussi, lorsque
l'expectoration était mûre, ou s'il survenait quelque évacuation critique, les ventouses scarifiées sur les douleurs latérales
furent généralement utiles. On aidait ces moyens par des
boissons abondantes, délayantes et émollientes, et par des
potions huileuses. Les vésicatoires réussirent surtout chez les
malades gras, chez lesquels on craignait une congestion d'humeurs. Enfin on employa les clystères émolliens et les laxatifs
légers ; il fallait s'abstenir des purgatifs qui provoquaient des
convulsions et le délire.

MM. Thomasini, Trolli, Modi, Sinibaldi, Fossombrone,
Realis et Pachioni, tous sept médecins à Rome, employèrent
avec succès ce même traitement. Modi seul rejeta l'usage des
vésicatoires.

Camerarius a consigné dans les Ephémérides des curieux
de la nature une note sur l'épidémie catarrhale qui se déclara
à Tubingen, où elle régna pendant les mois d'août, septembre
et octobre 1712. Crusius en observa une semblable dans la
même ville en 1580, au mois de juillet. Les symptômes de
la première étaient une toux sèche sans expectoration, l'enrouement, l'âpreté de la gorge, l'éternuement, l'enchifrènement, la difficulté de respirer. Souvent la toux et l'enrouement subsistaient encore dans la convalescence ; quelquefois
la maladie étant négligée, dégénérait en péripneumonie ou
en phthisie. La fièvre accompagnait la toux, avec frisson,
chaleur, céphalalgie et douleurs gravatives générales : il n'y
eut point, comme dans l'épidémie de 1580, des parotides,
des hémorragies ni des tumeurs à la gorge, ainsi que l'observa Rhumelius ; mais Camerarius vit quelques aphtes dans
la bouche.

Au reste cette épidémie, quoique de longue durée, ne fut
point dangereuse ; la diète, le repos au lit, quelques infusions
théiformes de sauge, de scordium ou de fleurs de sureau, et
quelques poudres absorbantes légèrement diaphorétiques et
nitrées, suffisaient pour procurer des sueurs qui jugeaient
promptement la maladie.

Les Actes de la société de médecine de Berlin, qui contiennent d'excellentes observations, font mention de l'épidémie catarrhale qui régna dans cette ville, nouvelle capitale d'un royaume que le grand Frédéric venait d'élever par la force de ses armes victorieuses. Ce fut au commencement du printemps, après un hiver assez froid et par une température variable, mais surtout froide, nébuleuse et humide, que cette épidémie se déclara. Les gens pléthoriques en furent les premiers atteints, sous la forme d'une maladie qui débutait comme une fièvre aiguë; ensuite elle attaqua tous les enfans des deux sexes, mais plus particulièrement les garçons. La fièvre qui était continue, avait des accessions ou redoublemens réguliers tous les soirs, que l'on remarquait à une augmentation de chaleur. Quelquefois cependant on observait des mouvemens fébriles irréguliers et des altérations sensibles dans le pouls qui disparaissaient bientôt, lorsqu'un traitement convenable réduisait la fièvre à son véritable type.

Les enfans à qui il survenait des congestions humoriques aux glandes extérieures ou aux membres, étaient dès-lors délivrés de la fièvre; mais si au contraire, par quelque erreur de régime, la matière morbifique se répercutait sur la poitrine, la fièvre s'exaspérait avec de graves anxiétés précordiales et le délire, et souvent les viscères s'enflammaient.

La maladie se jugeait de différentes manières, selon les divers tempéramens : par des hémorragies nasales chez les sujets cholériques et sanguins; par des parotides ou par des écoulemens aux oreilles chez les enfans; elle se jugeait rarement par la diarrhée. Cependant de légères évacuations alvines soulageaient beaucoup les malades.

Le plus grand nombre des fébricitans n'éprouva pas également des crises simultanées et sincères; elles survenaient successivement vers le septième jour, et c'était par les sueurs et les urines que la maladie se jugeait le plus généralement et le plus souvent.

Cette épidémie ne fut pas dangereuse; elle n'exigeait presque aucun remède, excepté ceux que l'on emploie dans les fièvres quotidiennes simples, la nature faisait le reste; mais, si l'on mettait en œuvre les saignées et les purgatifs, la maladie empirait et dégénérait en péripneumonie.

L'épidémie catarrhale de 1729 et 1730 fut une des plus généralement répandues en Europe que l'on eût vue jusqu'alors; car elle parcourut la Russie, la Pologne, la Hongrie, l'Allemagne, la Suède, le Danemarck, la France, l'Angleterre, l'Italie et l'Espagne. Frédéric Hoffmann, André Lœw, Scheuckzer, Beccaria et Morgagni, nous en ont laissé une description exacte et détaillée : voici celle du premier.

L'hiver de 1728 avait été presque aussi rigoureux que celui de 1709. Le printemps fut froid et venteux, l'été et l'automne eurent une température des plus inconstantes. Les mois de janvier et février 1729 furent très - humides ; et ce fut à cette époque que débuta l'épidémie que l'on nomma *Synoque catarrhale*, et qui attaqua des milliers de personnes en Saxe, dans l'espace d'un mois, sans exception d'âge, de sexe, d'état ni de tempérament; mais plus particulièrement les hommes de moyen âge et ceux d'un tempérament pléthorique. Les enfans furent les moins exposés.

La maladie ne s'annonçait point par des frissons, mais par une céphalalgie gravative, l'inappétence, la veille, une toux sèche et fatigante, la prostration des forces, une chaleur intense avec le pouls vibré, célère et quelquefois inégal. Quelques malades éprouvèrent de légers délires, des rêvasseries, des tremblemens des membres ; d'autres, une somnolence continuelle avec des aberrations mentales, et il y en avait qui ne pouvaient se tenir levés ou assis, sans éprouver des défaillances. Les douleurs dans les membres, l'enchifrènement, l'oppression de poitrine, l'enrouement et la toux étaient les symptômes les plus marquans et les plus ordinaires; et tous les soirs aux approches de la nuit on remarquait une exacerbation générale. Il parut même chez quelques sujets humoriques, vers le quatrième ou le septième jour, des exanthèmes anomaux simulant les pétéchies et le pourpre blanc ou rouge, mais ils étaient insignifians.

Les malades à qui, dès le commencement, on fit une saignée réglée selon leur tempérament et leurs forces, et que l'on traita ensuite par de doux diaphorétiques et des boissons délayantes, furent promptement guéris; car, dès le quatrième jour, la fièvre baissait, avec rémission de tous les symptômes; les urines déposaient un sédiment copieux, et la maladie était jugée par cette sécrétion, ou bien par des sueurs abondantes, ou une diarrhée bilieuse, ou enfin par une expectoration d'humeurs cuites.

Il y eut des cas où la maladie fut plus bénigne. Les symptômes principaux étaient une toux violente et convulsive, l'enflure de la gorge, qui parfois s'exulcérait, et le gonflement des parotides, avec tumeur érysipélateuse à la face. Alors Hoffmann prescrivait les boissons délayantes, et ensuite une infusion de manne, pour produire quelques selles salutaires. Il terminait le traitement par les infusions théiformes et par les poudres diaphorétiques unies avec l'extrait de safran.

Les malades chez lesquels on négligea la saignée, ou à qui l'on administra des remèdes échauffans, et surtout lorsqu'on abusa des bézoardiques, furent en danger; la maladie devenait plus grave et plus longue, et se compliquait souvent de malignité. Le délire et les veilles continuelles, les catarrhes âcres et opiniâtres, des exanthèmes pourprés et miliaires, étaient le résultat d'un traitement non méthodique. La fièvre et tous les symptômes subsistaient alors jusqu'au quatorzième jour avec violence, et quelquefois même plus long-temps; et les malades finissaient par succomber. Il fallait avoir recours aux boissons tempérantes, analeptiques, antispasmodiques, acidulées avec le suc de citron ou l'acide sulfurique; aux décoctions citronnées de corne de cerf, ou de racines de scorsonnère nitrées; et vers l'époque de la crise, on prescrivait quelques alexipharmaques tempérés, de légers cordiaux, tels que l'essence de scordium, ou des bézoardiques.

Rapportons maintenant l'observation intéressante de Lœw, consignée dans le 3ᵉ volume des Ephémérides des curieux de la nature (*appendix* 78). Les trois premières saisons de l'année 1729 avaient été d'une intempérie remarquable. L'automne fut inconstant, humide et chargé de brouillards. Dans le premier trimestre de cette année, les hépatites, les fièvres inflammatoires et celles malignes et pétéchizantes furent les maladies dominantes dans toute l'Autriche. Avril, mai et juin virent des fièvres catarrhales bénignes et malignes qui régnaient sporadiquement et conjointement à des petites véroles. En juillet, août et septembre, les catarrhales malignes continuèrent, et l'on vit des fièvres continues, des miliaires blanches chez les femmes en couche, des diarrhées opiniâtres et des doubles-tierces. On observa au mois d'octobre un grand nombre d'angines, de péripneumonies, de pleurésies et d'autres maladies inflammatoires. Enfin, au mois de novembre, le temps s'étant radouci et l'atmosphère se chargeant de brouillards et d'humidité par la quantité de pluie qui tomba dans toute l'Europe, ce fut alors que la fièvre catarrhale se développa avec tous les caractères de l'épidémie, et elle ne termina son cours que vers la fin du mois de janvier, après avoir parcouru toutes les régions de l'Europe, depuis la Russie jusqu'en Espagne. Elle fut beaucoup plus intense et plus dangereuse dans les pays bas et humides, et dans ceux qui furent inondés par les pluies, que dans les pays élevés. Elle se fit sentir moins fortement en Suisse; mais à Londres, à Paris, en Espagne et en Italie, elle emporta beaucoup de monde. Elle fut si désastreuse à Ferrare et à Ravenne, qui sont les pays les plus bas et les plus marécageux de l'Italie, que le magistrat de Bologne refusa de recevoir les habitans de ces deux villes qui venaient s'y réfugier. A Londres, il mourut au milieu de novembre, dans une seule semaine, neuf cent huit personnes de cette maladie, qui y fit plus de ravages que la peste de 1665.

Cette épidémie attaquait plus particulièrement les individus d'un tempérament sanguin-phlegmatique, et ceux d'une constitution lâche, lymphatique et irritable, tels que les enfans; mais en général, elle n'épargna ni âge, ni sexe, ni conditions; et l'on compta plus de soixante mille malades à Vienne. Les femmes enceintes en souffrirent beaucoup, et plusieurs se blessèrent. Cependant la maladie ne fut pas aussi maligne à Vienne qu'en Italie et dans quelques endroits de

l'Angleterre, où elle se compliqua de malignité et de pétéchies qui emportaient les malades en peu de jours. A Vienne,
elle se terminait communément le quatrième jour ; mais si elle
se compliquait avec quelques maladies intercurrentes, elle
se prolongeait jusqu'aux septième, quatorzième ou vingt-
unième.

Les symptômes de cette maladie furent très-variables. Cependant elle se déclarait en général par une lassitude spontanée, accompagnée d'insomnie, de chaleur forte, sans que
les malades fussent altérés. Le pouls était plus tardif, plus
faible, et souvent même presque imperceptible, avec d'autres
symptômes de malignité auxquels se joignaient l'inappétence,
le dégoût pour tous les alimens, et une toux sèche et incommode par sa véhémence et sa continuité. Les malades se
plaignaient de mal à la tête ou d'oppression de poitrine ;
quelquefois il leur survenait des vertiges, le délire, le coryza
et l'éternument ; plusieurs accusèrent une forte douleur au
dos et aux articulations, des engourdissemens dans tous les
membres avec tension, des frissons récurrens et de la diarrhée. Quelques-uns étaient enroués ; d'autres éprouvaient des
horripilations par tout le corps ; on remarqua des malades
qui avaient le visage bouffi et les yeux ternes. Les femmes
enceintes avaient en outre des douleurs à la région lombaire,
aux reins et au ventre. Les gens d'un caractère timide éprouvaient des anxiétés précordiales ; ceux sujets à la pierre ou
aux calculs avaient des vomissemens accompagnés de violentes douleurs à la vessie et aux reins. Enfin, les hystériques
et les hypocondriaques éprouvaient une sensation perpétuelle
de froid vers la suture sagittale.

Les veilles, le délire, les syncopes et les convulsions accompagnèrent les cas graves, qui se terminaient par la mort,
ou par une fièvre lente, hectique, consomptive, ou par une
hémoptysie. On observa des congestions se former au cerveau et produire une phrénite, ou parfois une ophthalmie
sympathique. Les métastases sur la poitrine occasionnaient la
phthisie, l'hydrothorax et la leucophlegmasie. La maladie se
compliquait parfois avec la fièvre bilieuse, continue ou dou-

ble-tierce. Enfin on vit s'y associer l'angine et la péripneumonie.

Lorsque l'affection catarrhale était simple, elle se terminait du quatrième au septième jour par un épistaxis, ou par
un léger crachement de sang, ou par des hémorroïdes fluen-
tes, ou enfin par une ménorrhagie.

Quant au traitement : le plus convenable était la saignée
dès le début de la maladie, surtout chez les sujets sanguins
ou pléthoriques, chez les femmes enceintes, et dans les cas
de complication de la phrénésie, de l'angine, de la péripneumonie ou du catarrhe suffocant. La seconde indication
était de porter à la peau la matière morbifique, et de la faire
évacuer par une transpiration douce, égale et continue. On
y parvenait au moyen des diaphorétiques tempérés et des absorbans, et l'on provoquait en même temps les urines par
les diurétiques. Il fallait néanmoins éviter les diaphorétiques
trop actifs chez les sujets pléthoriques; car ils occasionnaient
une exaspération de tous les symptômes, provoquaient le délire, l'oppression, les anxiétés précordiales, les soubresauts
des tendons, et supprimaient les urines. Les vomitifs n'é-
taient pas moins dangereux, en ce qu'ils amenaient une hémoptysie par la commotion qu'ils excitaient dans le système
de la respiration. Les poudres tempérantes avec le cinabre et
le nitre, les émulsions, les potions analeptiques, les clystères et les boissons délayantes, étaient les moyens efficaces
dont il fallait user pour calmer les symptômes et procurer un
sommeil bienfaisant. Lorsque la diarrhée survenait, et qu'elle
était trop forte, on prescrivait les diapnoïques, et l'on se
gardait bien des astringens et des opiats.

Cette épidémie fut causée par l'inconstance générale et
l'intempérie des saisons. On ressentit au mois de décembre,
à Naples, à Rome, dans le Milanez et en Suisse, des secousses de tremblement de terre : au mois d'octobre on en avait
déjà éprouvé à Frédericshall, en Norwège et en Islande. Le
Vésuve n'avait fait aucune éruption; la fermentation souter-
raine n'en avait dû être sans doute que plus forte, et avait pu
produire sur la surface de la terre, en forme de transpiration,

les brouillards sulfureux dont elle fut couverte, et qui donnèrent naissance à cette épidémie.

Jacques Scheuckzer fit aussi insérer dans le tome 4 des Actes des curieux de la nature (*app. obs.* iv ), l'histoire de cette épidémie en Suisse. Le mois de janvier 1730, y est-il dit, fut en partie nébuleux : il survint beaucoup d'affections rhumatiques et catarrhales, dans le canton de Lucerne principalement, et ces dernières se changeaient bientôt en péripneumonie, si l'on n'y apportait de prompts remèdes. Cette épidémie devint ensuite si générale que, sur mille personnes, à peine cinq en furent-elles exemptes; mais elle ne fut pas bien intense, et les légers diaphorétiques, tels que les infusions de pavots édulcorées avec le sirop de la même fleur, les mixtures d'huile d'amandes douces, d'eau de chèvre-feuille et de chardon bénit, et sur la fin, des potions laxatives avec la manne, suffisaient ordinairement pour le traitement.

Le canton de Lausanne fut aussi atteint de cette épidémie; elle s'y annonçait par un frisson suivi de céphalalgie, et parfois de douleurs latérales : la fièvre était périodique, quotidienne, intermittente. Ensuite la toux se déclarait avec oppression de poitrine, horripilations presque continuelles, anxiété, diarrhées plutôt que constipation. Sa durée ordinaire était de cinq à six jours.

La marche et les progrès de cette épidémie étaient si rapides, qu'à Lausanne, ville de six mille âmes, deux mille personnes la contractèrent dès les quinze premiers jours de son apparition. Plusieurs eurent des rechutes. Elle se compliqua chez les jeunes gens avec une fièvre ardente et maligne. Il ne mourut en général que des gens âgés, des septuagénaires et des enfans. Quelques médecins employèrent à Lausanne l'antimoine diaphorétique uni à la terre sigillée, les boissons animées avec l'esprit de sel ammoniac anisé et quelque teinture anodine, et la thériaque.

Cette épidémie fut suivie d'une fièvre maligne qui fit périr un grand nombre de personnes de tout âge; car la mortalité de Lausanne fut quintuple de celle ordinaire.

L'observation 48 du 3e vol. des Ephémérides des curieux

de la nature fait mention de cette épidémie dans les états de Bologne. Ce fut l'illustre Beccaria qui la rédigea ainsi : Vers le milieu de janvier 1730 , le vent du nord souffla avec violence, l'air devint froid et sec. Dès-lors on vit paraître une épidémie catarrhale qui régnait déjà depuis quelque temps au-delà des Alpes et dans quelques lieux bas et humides de l'Italie : elle attaqua presque subitement toute la ville de Bologne , et quand elle pénétrait dans une maison, tous les habitans en étaient aussitôt atteints. Les enfans et les gens du peuple y furent moins sujets que les autres, La maladie s'annonçait par une lassitude non ordinaire , des douleurs dans les membres, pesanteur de tête, éternumens fréquens, le nez jetait beaucoup de sérosités, les yeux fluaient, le sommeil était lourd et tumultueux; d'autres fois la maladie débutait brusquement et sans prélude, et dans les deux cas, elle marquait son invasion par un frisson léger ou des horripilations, ou par une chaleur subite. Alors la fièvre se déclarait avec le caractère de synoque, accompagnée de céphalalgie, et souvent de douleurs latérales, ou du sternum, ou de la région précordiale : ces douleurs étaient parfois si fortes, que les malades ne pouvaient ni se tourner sur le côté, ni tousser sans être très-incommodés. La toux suivait toujours ces premiers symptômes; elle était véhémente et presque continuelle, s'exacerbant vers le soir. Une humeur ténue , salée et âcre découlait par les narines et souvent par la gorge; alors elle augmentait la toux. Quelques malades eurent des crachats sanglans au commencement de la maladie. L'expectoration mûrissait ensuite; mais elle resta quelquefois crue durant tout le cours de la maladie. Le pouls était, dans le principe, petit, serré et inégal; et, dans le progrès, il devenait grand, plein, dur et fréquent, ou dur et serré chez quelques sujets. Tous ces symptômes subsistaient pendant deux, trois ou quatre jours au plus, au bout desquels survenaient des sueurs copieuses qui jugeaient la maladie. Dès-lors les douleurs et la toux cessaient. Quelques malades furent jugés par un épistaxis, de même que les femmes le furent par l'écoulement de leurs règles; les vieillards et ceux qui avaient les viscères de la poitrine affectés, contractèrent une fièvre inflammatoire qui fut funeste à plusieurs.

Cette épidémie dura à peine un mois dans le Bolonais; elle se transporta ensuite à Rome, de-là à Naples, ensuite en Sicile : on sut qu'elle avait passé en Espagne, et même dans le Mexique.

Le traitement usité à Bologne fut le suivant : on saignait, dès le commencement, ceux qui avaient une fièvre violente, ou une forte céphalalgie, ou la respiration difficile, ou bien lorsqu'on craignait quelque inflammation locale; ensuite on employait les boissons délayantes et les émolliens. L'huile d'amandes douces fraîche calmait la toux et lâchait doucement le ventre. Les décoctions d'orge, d'avoine, de fleurs de payots, de raves, de pommes, de raisins secs ou autres semblables, formaient la boisson ordinaire des malades, dont quelques-uns se guérirent en gardant le lit seulement.

Enfin l'illustre Morgagni (*epist. anat. XIII, art.* 4), dit un mot de cette même épidémie qui survint à Padoue par un temps froid et sec, précédé d'une température tiède, austrine et pluvieuse : elle attaqua tous les âges, et ne fut funeste qu'à quelques vieillards. La fièvre était accompagnée de la toux et de crachats catarrheux; mais elle était légère et de courte durée si on ne la négligeait pas.

Le 17 décembre 1732, une maladie épidémique se déclara à Edimbourg. Le froid était vif, et plusieurs personnes furent attaquées brusquement d'une fièvre catarrhale. Le nombre des malades s'accrut insensiblement jusqu'au 25, époque à laquelle cette fièvre prit un vrai caractère épidémique, et n'épargna que très-peu d'individus. Elle se répandit généralement par toute la ville et dans ses environs jusque vers le 15 janvier 1733; dès-lors elle commença à diminuer de jour en jour jusqu'à la fin du mois.

Cette fièvre débutait par des frissons, des vertiges, des maux de tête, des douleurs dans la poitrine et dans le dos, le pouls était très-fréquent, l'appétit se perdait, et l'inappétence subsistait même quelque temps après la terminaison de la maladie. Chez plusieurs, elle se déclarait par un écoule-

Medic. Ess. Edimb.

ment séreux aux yeux et au nez, qui durait vingt-quatre heures; ensuite il survenait une tuméfaction douloureuse à la
gorge, même avant que la toux se déclarât. D'autres personnes furent d'abord attaquées par la toux, qui après le troisième jour devenait continuelle et opiniâtre; elle provoquait
une grande excrétion de mucosités, et augmentait les douleurs. Quelques malades se plaignaient de coliques dans le bas-
ventre, qui étaient suivies d'une diarrhée parfois mêlée de
sang, surtout chez ceux qu'on n'avait pas saignés dès le commencement. Il y en avait d'autres dont les urines étaient peu
abondantes, fortement colorées et sans sédiment, et elles
continuaient dans cet état quelque temps même après que la
fièvre était terminée.

Parmi les enfans qui furent atteints de l'épidémie, plusieurs
avaient des vomissemens violens pendant le paroxysme de
la toux; quelques-uns, une diarrhée assez forte qui jugeait la
maladie. La fièvre ne durait pas ordinairement plus de deux
jours; mais ensuite survenaient de fortes quintes de toux,
dont bien peu de malades furent exempts.

Tous les malades avaient généralement de la disposition à
la sueur; et si elle avait lieu, ils en éprouvaient un soulagement marqué. Plusieurs avaient des sueurs profuses, et rendaient des urines chargées d'un sédiment rouge ou brun,
mais non briqueté, sans aucun frisson ni chaleur préalables.
Ces malades se trouvaient bien mieux encore, si les sueurs
n'étaient point interrompues ou diminuées par quelque autre
évacuation.

La saignée pratiquée dès le principe de la maladie, apaisait
les douleurs et calmait la pyrexie; mais il fallait la faire copieuse ou la réitérer chez les sujets qui avaient de grands
maux de tête et une inflammation dans les yeux, qui paraissaient sortir de leur orbite; de même que chez ceux qui éprouvaient une forte oppression de poitrine, avec douleur latérale
et des crampes musculaires. Les malades chez lesquels les
symptômes se déclarèrent et qui négligèrent de se faire saigner, furent attaqués d'une hémoptysie. Quelques-uns eurent
un léger saignement de nez, qui les soulagea promptement

sans aucun remède ni autre évacuation. Un petit nombre furent saisis de faiblesses et d'évanouissemens ; et si on les saignait, ils se rétablissaient avec plus de peine. L'emploi des cordiaux les mettait au contraire bientôt hors d'affaire.

Les vésicatoires furent utiles, et les opiats furent pareillement d'un grand secours. Lorsque les matières expectorées commençaient à s'épaissir, on prescrivait, avec un bon succès, des mixtures laxatives et détersives avec l'oxymel scillitique et la gomme ammoniaque. Les remèdes pectoraux, balsamiques et béchiques, ne produisaient aucun soulagement.

Cette maladie n'était pas mortelle par elle-même, mais elle le devenait parfois dans ses complications avec d'autres. Elle emporta un grand nombre de vieillards, de pauvres, de phthisiques, et des sujets atteints de maladies chroniques, et surtout d'affections de poitrine.

Ce qu'il y eut de singulier et digne de remarque, c'est que ni les prisonniers, ni les enfans de l'hôpital de Heeriot, ni les habitans voisins de cet hôpital, ne furent atteints de cette épidémie, quoiqu'elle fût généralement répandue dans la ville.

Dans le même temps, on observa à Edimbourg un grand nombre de morts subites. Il est aussi à remarquer, que tous les chevaux de la ville et des environs avaient été attaqués de la toux et du coryza dès les mois d'octobre et de novembre qui précédèrent l'épidémie catarrhale des hommes. Celle-ci se répandit peu à peu dans toute l'Ecosse, et ne se montra dans le nord et l'occident de ce royaume qu'environ quinze jours après son apparition dans la capitale. Elle parcourut toute l'Europe, et de-là passa en Amérique. Ça été l'une des plus universelles dont il soit fait mention. Elle parut d'abord au milieu de novembre en Saxe et en Pologne ; de-là elle gagna l'Allemagne, la Suisse et la Hollande ; elle se montra ensuite au mois de décembre, en Angleterre et en Ecosse. La Flandre en fut infestée dans les premiers jours de janvier. Vers le milieu du même mois on la vit à Paris. Et à la fin elle se déclara en Irlande. Elle descendit en Italie au mois de février. Vers le 15 elle était à Livourne, et quinze jours après à

Naples et à Madrid. Elle passa ensuite dans le nouveau continent, se déclara d'abord dans la Nouvelle-Angleterre, et de-
là voyagea vers le sud, aux Barbades, à la Jamaïque, puis,
tournant vers le sud-ouest, elle se répandit dans le Pérou et
le Mexique, portant avec elle le même caractère qu'elle avait
en Europe.

L'épidémie catarrhale qui régnait dans le nord de l'Eu- Crivelli.
rope, depuis les derniers mois de l'année 1732, parut en
Italie vers le milieu du mois de janvier suivant. Les symptômes généraux qui l'annonçaient, étaient une pesanteur à
la tête, le coryza, certaine langueur universelle qui jetait
les malades dans un état d'engourdissement général, l'inappétence, la nausée, un sentiment de douleur obtuse et tensive
aux orbites et aux sinus frontaux, éternumens fréquens et
distillation par les narines d'une humeur limpide et muqueuse
qui avait quelquefois de la viscosité. La céphalalgie, d'abord
obtuse, devenait ensuite violente. Plusieurs malades étaient
attaqués de vertiges, d'autres avaient devant les yeux un voile
qui leur obscurcissait la vue; dès-lors survenait la fièvre,
qui se déclarait au coucher du soleil et sévissait jusqu'au
lendemain matin avec exacerbation de tous les symptômes :
soif, rougeur des joues, scintillation des yeux, inquiétude,
sommeil troublé par des songes; parfois il survenait des
horripilations récurrentes sur toute la périférie du corps.
Enfin, chez quelques malades, cette fièvre disparaissait le
second ou le troisième jour après une sueur copieuse. Chez
d'autres, la maladie se prolongeait jusqu'au premier ou au
second septénaire, et se jugeait par les sueurs, les urines,
ou par une excrétion considérable de mucosités par les narines. On observait de plus chez quelques individus, conjointement avec la fièvre, un tintement d'oreilles qui passait en
douleurs aiguës; et il arrivait que les sens de l'ouïe, du goût
et de l'odorat étaient souvent abolis ou altérés durant la fièvre. D'autres malades, outre les symptômes ci-dessus, et
quelquefois sans aucun de ceux-là, étaient attaqués d'une
aphonie accompagnée d'une toux humide qui provoquait quelque excrétion d'humeur séreuse ou plutôt salivale, ordinaire-

ment salée; quelques jours après elle devenait plus épaisse, muqueuse et abondante. Dans l'acte de l'expiration qui produisait la toux, on ressentait une certaine douleur qui semblait provenir d'une exulcération de la gorge et de la trachée. Cet état était toujours accompagné de la fièvre. La respiration était ordinairement laborieuse. Chez quelques-uns le catarrhe était fluctuant. D'autres se plaignaient d'une oppression ou d'une chaleur brûlante dans la poitrine. L'enrouement était assez commun.

Lorsque la fièvre était plus sévère et plus opiniâtre, elle prenait par ses exacerbations vespertines une marche périodique, et se prolongeait jusqu'après le second septénaire.

Cette maladie, qui par elle-même n'avait rien d'essentiellement dangereux, prenait quelquefois un caractère aigu et pernicieux; elle se transformait tantôt en un catarrhe suffoquant, en pleurésie, en péripneumonie, en pulmonie, en angine et en vomique; tantôt une céphalalgie atroce était l'avant-coureur d'une apoplexie toujours mortelle.

Les vieillards, les asthmatiques, les étiques, les vertigineux, les cachétiques, succombèrent presque tous. On vit des personnes attaquées d'une maladie différente en apparence, mais qui était cependant produite par les mêmes causes; elles se sentaient prises d'une certaine langueur, d'un découragement, d'oppression, de pesanteur à la tête et aux hypocondres, d'inquiétude, d'inappétence, de douleurs dans tous les os. Puis il leur survenait une fièvre éphémère qui, disparaissant après deux ou plusieurs jours, était suivie d'une diarrhée bilieuse ou mucoso-séreuse, par laquelle se terminait la maladie. Cette espèce attaquait tantôt les jeunes gens et tantôt les vieillards indifféremment.

Cette épidémie fut de même nature que celle de 1730; on y remarqua seulement quelques différences, qu'il est essentiel cependant de faire observer. Elle attaqua tous les sexes, tous les âges et toutes les conditions; les enfans et les femmes délicates en furent les premiers atteints. En 1730, la maladie attaqua plus particulièrement les vieillards. Les congestions et les métastases furent fréquentes; au lieu qu'en 1733

le siége du mal semblait s'être fixé à la tête, tellement qu'en
Italie on lui donna le nom de *mal mattello*, *mal del zuccone*,
pour exprimer la pesanteur, l'engourdissement ou la stupeur
dont la tête était particulièrement frappée alors. En 1733, les
affections vermineuses et les vomissemens furent très-com-
muns; tandis qu'en 1730 c'était la diarrhée.

La maladie se jugeait le 3e, le 5e, le 7e ou le 14e jour
généralement, par des sueurs profuses. L'épistaxis fut avantageux chez un grand nombre de malades, mais surtout chez
les jeunes gens et les pléthoriques. Le crachement de sang
fut pernicieux aux sujets délicats et à ceux qui avaient la poitrine faible. Quelques malades guérirent après une expectoration abondante de mucosités salivales, ou par une excrétion
de matières épaisses par les narines.

Chez quelques femmes principalement, et chez les enfans,
on observa qu'après une langueur ou pesanteur considérable
à la tête, certaines douleurs vagues se firent sentir sous les
fausses côtes, et provoquèrent, trois ou quatre jours après,
des vomissemens bilieux très-violens, qui, en déchargeant
une quantité de bile muqueuse et jaune, et un nombre plus
ou moins considérable de vers, terminaient heureusement la
maladie à la fin du premier ou du second septénaire.

On observa aussi que quelques gens âgés, et surtout des
femmes, après une forte céphalalgie et quelques jours d'une
toux opiniâtre, devinrent, les uns asthmatiques, et les autres
hydropiques. Un traitement méthodique guérit cette dernière
affection en produisant une excrétion abondante d'urines.

Cette maladie fut simplement épidémique et non contagieuse. Platina, qui en observa une semblable en 1580,
rapporte qu'elle fut contagieuse à Constantinople, où elle
emporta beaucoup de monde; mais il fallait qu'elle fût compliquée vraisemblablement avec la peste, qui est presque
endémique en Turquie; car elle ne fut qu'épidémique dans
le reste de l'Europe où elle régna à la même époque, ainsi
que nous l'avons vu.

L'épidémie de 1733 eut les mêmes causes constitutionnelles
que celle de 1730. L'été de 1729 avait été chaud et humide;

l'automne, nébuleux et pluvieux; le commencement de l'hiver rigide. Vers la mi-janvier, le vent du midi radoucit beaucoup la température, et amena la pluie et les brouillards; et ce fut alors que la maladie se déclara. La constitution atmosphérique de 1732 fut peu différente. L'été fut chaud, mais moins humide. L'automne eut la même température jusqu'en octobre; mais depuis le 20 de ce mois jusqu'au 8 décembre, la pluie et les brouillards furent continuels. Le mois de janvier fut très-froid et rigoureux; mais il survint bientôt un vent du sud qui amena des pluies et une température austrine, à la suite de laquelle survint l'épidémie.

Quant au traitement: les meilleurs praticiens eurent égard à l'atonie universelle des corps, à l'épaississement des humeurs, à la congestion des sérosités, et au trouble des fonctions. Ils portèrent leur attention à déterger les premières voies, à faciliter les sécrétions, les sueurs et les urines. À Milan, on employa avec le plus heureux succès les infusions de sauge et de fleurs de pavots; à Rome, les décoctions de pommes, de scabieuse et le thé.

L'abus des saignées fut très-préjudiciable. Cette évacuation n'était nécessaire que chez les sujets jeunes, pléthoriques, ou qui avaient des hémorragies.

L'apparition des sueurs et des urines démontra l'utilité des diaphorétiques et des diurétiques. Les vomissemens et la diarrhée réclamaient les vomitifs et les cathartiques, mais avec modération. L'usage des huileux, des émulsions, des bouillons et des opiats, fut plutôt préjudiciable qu'avantageux. On varia le traitement particulier selon l'aspect que prenait la maladie, qui, dans son état simple, n'exigeait aucun remède, mais simplement un régime de vie réglé. Les individus sanguins et replets furent sujets aux complications d'inflammation de la gorge ou de la poitrine. D'autres, d'un tempérament bilieux, éprouvèrent des douleurs pongitives en diverses parties du corps. D'autres enfin, déréglés dans leur manière de vivre, éprouvèrent des embarras gastriques.

Lorsque le médecin apercevait des menaces ou symptômes d'inflammation, il prescrivait sans hésiter une saignée proportionnée au cas et au sujet. Néanmoins on observa, chez plusieurs malades, qu'après avoir tronqué par ce moyen le stade inflammatoire, il en restait encore des traces pendant un certain temps, jusqu'à ce qu'on eût procuré quelques évacuations alvines, ou provoqué la sueur, ou des urines abondantes.

Les complications les plus dangereuses furent les affections de poitrine, et ce fut aussi celles où l'on commit le plus d'erreurs; car s'il n'y avait pas de symptômes manifestes d'inflammation, la saignée était funeste. Le meilleur remède était alors de débarrasser les premières voies par des vomitifs. On employa dans ce cas, avec le plus heureux succès, l'eau bénite de Ruland. Des matières bilieuses, visqueuses, et des vers étant évacués par cette voie, les malades étaient dès-lors promptement hors d'affaire.

Les décoctions d'aristoloche, d'hysope, de véronique, de lierre terrestre, de scabieuse, de scordium, de chardon bénit, étaient les boissons les plus généralement prescrites. La gomme ammoniaque dissoute dans l'élixir de propriété, ou cet élixir uni à quelques gouttes d'esprit de suie, facilitaient l'expectoration. On ajoutait quelquefois aux boissons la contrajerva, le semen santonicum, la coraline, la thériaque ou l'eau thériacale, pour combattre la vermination.

Les clystères étaient nécessaires, et il fallait les prescrire tous les jours. Les fomentations sur les endroits douloureux n'étaient pas moins utiles.

L'hydropisie de poitrine fut la complication la plus funeste de la maladie; on la combattait par les cathartiques, la poudre de racines d'arum et les cloportes.

Enfin, les stomachiques, les amers et les anti-spasmo-diques, produisirent les meilleurs effets dans les douleurs vagues, l'asthme, l'hydropisie, la diarrhée, les vomissemens obstinés et la fièvre, lorsqu'elle prenait un type de quoti-dienne intermittente ou de tierce.

L'hiver de 1733 fut froid et humide, en Angleterre. Les Huxham. vents du sud et de l'ouest soufflaient fréquemment; les rou-geoles et les péripneumonies étaient les maladies dominantes de cette constitution. Une épidémie catarrhale qui parcourait le nord de la Grande-Bretagne parut vers le milieu du mois de février, dans les comtés de Cornouailles et de Devonshire. Tous les états et tous les sexes en furent atteints. Son invasion était marquée par des horripilations, suivies de chaleurs vagues et récurrentes, l'enchifrènement, des éternumens excessifs et importuns, des douleurs vagues au dos et aux membres, et gravatives à la poitrine; ensuite survenait une toux moleste qui provoquait, ainsi que les éternumens, une excrétion de mucosités claires et âcres. La fièvre s'allumait. Le pouls était fréquent et mou. La langue se couvrait d'un mucus blanchâtre, les urines étaient grasses et claires: à ces symptômes se joignaient l'insomnie, les vertiges, une céphalalgie violente accompagnée parfois d'un léger délire, le tintement d'oreilles, et des douleurs aiguës dans le méat auditif, où il se formait assez souvent un abcès. Souvent aussi des aphtes et des apostêmes parurent dans la bouche. Presque tous les malades étaient disposés à la sueur, qui, paraissant le deuxième ou troisième jour, et se soutenant pendant vingt-quatre heures, abattait la fièvre; et la maladie se jugeait par des urines abondantes, blanchâtres ou jaunâtres, et sédimenteuses : rarement elles étaient briquetées. Chez quelques malades elles étaient rares et difficiles, soit par rapport aux douleurs vagues, soit par l'effet des épispastiques que l'on employait. Des évacuations bilieuses ou une éruption de pustules brûlantes terminaient souvent la maladie qui fut mortelle pour les enfans et les vieillards cacochymes. Quelquefois la maladie se jugeait le quatrième jour, laissant seulement après elle une toux opiniâtre avec prostration des forces; surtout si l'on avait employé intempestivement la saignée, qui n'était utile que dans les cas où la douleur se faisait sentir à la poitrine, et même il fallait la faire dès le commencement. Les remèdes volatils et cordiaux furent nuisibles dans les cas compliqués de péripneumonie.

Lorsqu'il survenait des nausées et des vomissemens, un léger émétique soulageait beaucoup l'oppression de poitrine. Des boissons abondantes, délayantes et tièdes provoquaient

utilement les sueurs ; le petit-lait vineux ou tiède obtint un
tel succès, qu'à peine pouvait-on trouver assez de lait pour le
composer. Les vésicatoires derrière les oreilles et entre les
épaules ne furent pas à négliger dans les otalgies, et pour détourner l'humeur affluente dans les poumons.

Lorsqu'après la saignée la respiration était plus grave et
l'expectoration plus difficile, on prescrivait avec avantage la
gomme ammoniaque avec l'oximel scillitique.

La toux subsistant après, la maladie dégénérait parfois en
phthisie mortelle. Comme on avait remarqué que la diarrhée
faisait cesser la toux, on chercha à provoquer cette évacuation par le moyen des eccoprotiques de manne, de rhubarbe,
de tartre soluble, etc., et cette tentative obtint le succès le
plus heureux.

Le professeur de Villalba, de Madrid, dans son estimable Epidémiologie d'Espagne, signale aussi cette même épidémie, et rappelle deux excellentes dissertations qui parurent à ce sujet, et que les docteurs Carrio et Guenovard,
médecins de Majorque, envoyèrent à l'académie de Séville.
Cette épidémie se déclara à Palma, dans l'île de Majorque,
où elle attaqua principalement les jeunes gens, épargnant
les vieillards et les enfans. L'hiver et le printemps n'avaient
été qu'une alternative de chaud et de froid. Cette dernière
saison fut très-pluvieuse. Cette température variable produisit, au commencement d'avril, une fièvre accompagnée d'une
lassitude extraordinaire et de toux. Cette maladie durait dans
le commencement trois ou quatre jours, et terminait presque
toujours par des sueurs, sans aucune espèce de remèdes.
Dans la suite la maladie devint plus grave, et fit périr quelques jeunes gens ; elle fit beaucoup de ravages en Catalogne
et autres provinces voisines, de même qu'en France, en
Allemagne et en Italie. Cette diversité d'action, dit le docteur
Guenovard, provenait sans doute de ce que le miasme épidémique répandu dans l'air perdait de son activité primitive
en passant d'un climat dans un autre, et ceux les plus éloignés de son origine en étaient par conséquent moins affectés ; la chaleur du soleil et la concitation des vents con-

tribuant à atténuer le principe morbifique. C'est pourquoi l'île de Majorque, distante de 160 milles du continent, n'en ressentit que de légers effets ; d'autant plus que le miasme avait à traverser cet espace de la mer, dans les exhalaisons de laquelle le miasme épidémique devait encore se dépurer et s'évaporer en partie.

L'illustre de Jussieu, dans une thèse qu'il soutint à Paris en 1733, fit aussi la description de cette même épidémie, telle qu'elle se montra dans la capitale. La maladie commençait par une douleur lancinante à l'extérieur, et gravative à l'intérieur. Bientôt suivait un mal de gorge, auquel succédait une fièvre éphémère et une toux férine presque continuelle, jamais ou rarement accompagnée d'expectoration, et dont le redoublement dégénérait quelquefois en hémoptysie. Il y avait des malades dont les gencives, les glandes salivaires, les parotides et les testicules se gonflaient ; les nuits étaient sans sommeil, et la maladie ne cessait point avec les symptômes extérieurs ; mais la toux était rebelle, et se prolongeait quelquefois pendant un mois entier.

Les étés et les automnes des deux années précédentes avaient été secs, les météores ignés et les aurores boréales beaucoup plus fréquens qu'on ne les avait jamais vus. Il y avait eu en diverses parties du monde des éruptions volcaniques subites. Les vents du midi avaient amené des sécheresses, et les vents du nord de la pluie. A Paris, au milieu de ces deux hivers, il avait régné des brouillards fétides et très-épais. Comme la maladie qui avait été produite par ces intempéries n'était pas essentiellement inflammatoire, les saignées, les laxatifs, les cathartiques, les potions béchiques indiquées en apparence ne furent d'aucun secours. Les sueurs copieuses survenant dès l'invasion de la maladie, sauvèrent la plupart des malades. L'indication curative consistait à aider la transpiration et apaiser la toux ; et pour remplir ces deux buts, M. de Jussieu proposait la thériaque, dont il faisait l'éloge le plus pompeux.

Nous avons dit que l'épidémie de 1733 fut une des plus universelles qu'on eût encore observées ; elle fut aussi l'une des plus longues; car elle continua à exercer ses ravages dans les années 1734, 1735., 1736 et 1737, en commençant toujours à parcourir les pays du nord-est de l'Europe, et s'avançant progressivement vers le sud-ouest. Nous allons en donner encore quelques courtes observations dans ces différentes années, d'autant plus qu'il en est qui présentent des complications assez importantes à connaître, telles que la suivante.

Ce fut au mois de novembre 1734 qu'une épidémie catar- Menderus rhale se déclara parmi les troupes du roi de Pologne, et de l'électeur de Saxe en Pologne; elle dura jusque vers la fin de l'année suivante 1735. Cette maladie fut très-insidieuse. Elle se revêtit souvent d'autres accidens qui la compliquèrent et rendirent son caractère plus obscur et plus difficile à connaître. Ceux qui en furent attaqués commençaient à se plaindre d'une lassitude considérable, d'une perte subite des forces, et d'une douleur gravative et comme contuse dans les membres; le visage était abattu, comme après de grandes fatigues. Ensuite il survenait des frissons suivis de chaleur, avec un mouvement fébrile qui avait lieu au coucher du soleil et durait jusqu'au lendemain matin, où il se terminait par une légère sueur. Mais si les malades s'exposaient au froid pendant le jour, ils étaient aussitôt saisis de frissons.

Cet état durait ainsi jusqu'au troisième jour; ensuite la chaleur devenait continuelle et ardente, diminuant un peu vers le matin.

D'autres militaires étaient attaqués de la maladie sans avoir de frissons; mais elle débutait par une chaleur fébrile et une forte céphalalgie: il ne pouvait rester debout sans éprouver des vertiges. Quelques-uns, pendant cet état de chaleur, tombaient dans une espèce de soporosité, avec un délire sourd qui durait toute la nuit, et quelquefois subsistait pendant tout le cours de la maladie. Vers l'équinoxe du printemps et celle de l'automne, les affections à la poitrine furent plus marquées.

Dès l'invasion de la maladie, il survenait une toux plus ou moins violente, avec expectoration de matières d'abord visqueuses, crues, salivales, et ensuite jaunâtres, plus ou moins difficile, et accompagnée d'une grande oppression de poitrine, de douleurs latérales pongitives, et même de symptômes de péripneumonie. Durant les mois d'hiver, l'affection catarrhale se porta plutôt au cerveau : de-là l'enchifrènement et le coryza; l'appétit n'était pas néanmoins entièrement perdu; rarement il y avait constipation. Le sang extrait était épais, noir, formant un coagulum dense comme le foie, et ne séparait aucune sérosité. Les malades qui usaient d'alimens indigestes ou en trop grande quantité, éprouvaient de la cardialgie et une violente constriction à la poitrine, accompagnée de nausées qui dégénéraient souvent en vomituritions salutaires, que l'on cherchait alors à favoriser.

Cette épidémie fut causée par les alternatives de chaleur et de froid qu'éprouvèrent les troupes en Pologne, où elles furent exposées à toutes les intempéries des saisons qui furent très-irrégulières cette année-là.

La maladie se jugeait par les sueurs ou les urines, ou par le vomissement, ou bien par une diarrhée critique, ou enfin par une expectoration louable. Elle n'était pas essentiellement contagieuse; mais elle le devint par le rassemblement d'un grand nombre de soldats dans des chambres basses bien fermées et chaudes, et par les désordres dans le régime de vie. Elle se jugeait au septième, neuvième ou treizième jour.

Quant au traitement, la méthode excitante provoquait une éruption miliaire ou pétéchiale; celle trop rafraîchissante occasionnait des métastases au cerveau ou à la poitrine, et faisait dégénérer le catarrhe en frénésie ou en péripneumonie. Le délire continuel et les pétéchies qui survenaient le premier ou le second jour, étaient des signes mortels.

Les moyens curatifs qui réussirent le mieux furent de saigner les malades dès l'invasion du mal, et de prescrire d'abondantes boissons pectorales nitrées, les poudres tempérantes, et le matin 40 gouttes de teinture bezoardique, ou la mixture de Stahl dans un véhicule chaud. On tempérait les douleurs de tête par des pédiluves et des compresses d'alcohol camphré appliquées aux tempes. Les vésicatoires fai-

saient souvent cesser le délire. On remédiait à la constipation
par des purgatifs salins ou des clystères laxatifs. Enfin , on facilitait l'expectoration avec l'huile d'anis dans de l'oléosaccha-
rum. Du reste, la mortalité fut peu considérable.

Le docteur Molitor observa cette même maladie, qui attaqua les armées françaises campées devant Philisbourg, et
celles d'Allemagne qui venaient au secours de la place. L'é-
pidémie se fit sentir surtout à Heydelberg, où elle revêtit
un caractère de malignité qui fit périr beaucoup de malades,
attendu que la ville était encombrée de troupes.

Un catarrhe épidémique parcourut une partie de l'Allemagne et de l'Angleterre en 1737; Huxham en donna la description suivante :

Le mois de novembre fut froid et humide ; vers le 15, une
épidémie catarrhale semblable à celle de 1733, mais plus
intense et plus sérieuse, se déclara en Angleterre. Son invasion était marquée par une douleur gravative très-forte à la
tête , enchifrènement, nausées fréquentes et éternumens
continuels; une humeur claire distillait des fosses nasales ;
toux importune. Plusieurs malades éprouvèrent une douleur
aiguë à la région lombaire , ce qui était d'un fâcheux pronostic; car elle était suivie d'une vive oppression précordiale,
d'une fièvre hardie, et souvent c'était l'avant-coureur d'une
sévère péripneumonie.

L'expectoration était difficile, muqueuse, salivale et crue ;
la frénésie survenant, était un symptôme mortel. Souvent à
cet appareil morbide se joignait une angine grave, avec tuméfaction de la face , des glandes parotides et maxillaires;
une immense quantité de pituite découlait alors de la bouche
et des narines. Plusieurs malades éprouvèrent des douleurs
de dents d'un seul côté, et des douleurs partielles à la tête
comme dans la migraine.

Chez les jeunes gens, la fièvre était souvent accompagnée
de délire. Le rhumatisme vague , la rheumatalgie, la sciatique
aiguë, survenaient vers le deuxième stade. Quelques malades
éprouvèrent des douleurs abdominales récurrentes, qu'une
diarrhée critique faisait disparaître.

La langue était blanche, rarement aride; la soif modérée, les urines troubles et roussâtres.

Cette maladie revêtit différentes formes, suivant les diverses constitutions individuelles. Plusieurs malades n'éprouvèrent que de légers mouvemens fébriles, qui se terminaient par une sueur modérée. Chez d'autres, la maladie dégénéra en grave péripneumonie. La maladie laissa après elle des traces morbides, telles qu'une grande langueur, la prostration des forces, l'ictère, la phthisie, des douleurs arthritiques et un rhumatisme obstiné.

La méthode de traitement fut à peu près la même que celle employée en 1733. Cependant la saignée fut encore plus utile et salutaire qu'à cette première époque, et l'on fut obligé de la réitérer lorsque la fièvre et les douleurs de poitrine ou des lombes étaient fortes; mais c'était une grave erreur que de la pratiquer aussi libéralement que dans une péripneumonie. Après la saignée, les épispastiques attiraient au-dehors une grande quantité de sérosités âcres.

Rien ne fut plus utile qu'une sueur abondante et également répandue sur tout le corps, et aucun moyen n'était plus propre à la provoquer que le petit-lait vineux, ou une légère décoction d'Eringium. Une mixture de sel de corne de cerf saturé de suc de limons, et délayé dans l'eau de menthe ou d'hysope, obtenait le même succès, ou du moins procurait une sécrétion abondante d'urine critique. L'oximel scillitique favorisait l'expectoration, l'élixir anti-asthmatique apaisait la toux et excitait aussi les sueurs; il fallait avoir soin de tenir le ventre libre.

Les douleurs rheumatiques qui suivaient la maladie, étaient combattues par les purgatifs unis au calomélas; l'essence d'antimoine dans le vin blanc, unie à quelque aromate, et donnée à 20 ou 30 gouttes, amenait une douce sueur et sollicitait les excrétions alvines.

Cette maladie venue par un temps froid et humide, cessa après l'explosion d'un météore igné qui parut le 4 décembre, accompagné d'un brouillard fétide, qui fit paraître tout le nord du ciel en feu pendant une heure entière.

L'année 1736 avait été marquée en Silésie par plusieurs Pauly. calamités, telles que des inondations considérables qui avaient détruit les récoltes, et occasionné la rareté et la cherté des vivres. Au printemps de l'année suivante, une épidémie catarrhale se déclara dans Breslau, et se répandit dans tout le pays.

Son invasion était annoncée par une langueur insolite de tout le corps, et surtout des membres; la tête s'affaiblissait, il survenait de la tristesse, un coryza humide ou sec, l'enchifrènement, l'enrouement, la toux, des douleurs rheumatiques errantes, auxquelles succédait une légère horripilation, suivie de chaleur plus ou moins intense; douleur tensive et pongitive à la région précordiale, s'étendant parfois au dos et même à la mâchoire; des nausées, suivies quelquefois de vomissemens bilieux ou pituiteux. A ces symptômes se joignaient les veilles, la stupeur des sens, un délire tantôt léger et tantôt furieux; cet état subsistait ainsi plusieurs jours, et occasionnait la prostration des forces, accompagnée de sueurs copieuses ou modérées. Si la nature n'était point assez active pour surmonter la violence du mal, il survenait des tremblemens des lèvres et de la mâchoire inférieure, le hoquet, les spasmes, les défaillances; et ordinairement alors le cinquième, septième, neuvième, ou au plus tard le onzième jour, les malades succombaient. La diarrhée était parfois funeste, mais le plus souvent il existait durant plusieurs jours une constipation marquée.

Lorsque la maladie était moins grave, elle se guérissait facilement au moyen de boissons abondantes théiformes acidulées.

Quelquefois le pourpre rouge ou blanc, tantôt récurrent et tantôt fixe, et même des pétéchies se montraient comme symptômes épigénoméniques, qui ne présentaient ni bon ni mauvais pronostic.

Les vieillards furent moins sujets à contracter la maladie, mais si elle les attaquait, elle était mortelle pour eux. Les deux sexes de l'âge moyen furent les plus exposés à l'épidémie; les enfans en furent légèrement affectés, et la maladie ne durait pas chez eux plus de trois, quatre ou cinq jours;

une hémorragie nasale spontanée les délivrait pour l'ordinaire. Les tempéramens bilieux, sanguins, les scorbutiques, les gens vivant dans la crapule et les ivrognes furent les plus gravement affectés, et la plupart mouraient.

La saignée n'était utile que chez les pléthoriques; les purgatifs étaient nuisibles; les diaphorétiques, les vésicatoires et les lavemens émolliens furent mieux indiqués.

L'épidémie catarrhale, après avoir parcouru les diverses parties de l'Europe depuis 1733 jusqu'en 1737, disparut enfin, et l'histoire médicale n'en fait aucune mention jusqu'en 1742, époque où, après un repos de cinq ans, la maladie reparut; et il est à remarquer qu'elle débuta toujours par l'Allemagne, d'où elle parcourut successivement la Hollande, l'Angleterre, la France et l'Italie. Hermann-Paul-Juch de Hall, en donna la description suivante, que Haller nous a transmise:

Sur la fin de l'année 1741 l'hiver fut très-rigoureux, et le froid continua tout le mois de janvier 1742. Le commencement de février fut moins rigide; mais vers sa fin, la gelée reprit avec plus de force; il tomba une grande abondance de neige, et le froid continua non-seulement durant tout le mois de mars, mais il se prolongea même, quoique d'une manière plus modérée, jusqu'au mois de mai. De mémoire d'homme, on n'avait vu une saison aussi rigoureuse. Les vents d'est et nord-est soufflèrent continuellement pendant près de cinq mois.

Sous cette constitution parut une épidémie catarrhale; elle s'annonçait par des horripilations récurrentes qui duraient un quart-d'heure ou demi-heure, ensuite le pouls devenait fréquent et élevé avec une chaleur plus forte qu'à l'ordinaire. Des lassitudes, des douleurs de tête violentes; le sommeil était inquiet, l'appétit diminuait ou se perdait entièrement. Le second ou troisième jour l'impétuosité de la fièvre était réprimée par une congestion de sérosités muqueuses qui se formait à la poitrine, aux narines et à la gorge, et qui se terminait par une excrétion plus ou moins prompte et copieuse de ces humeurs.

A ces symptômes, se joignait une epistaxis chez les jeunes

gens et chez les sujets sanguins; elle était toujours salutaire; le mal de tête cessait et le sommeil revenait. Mais lorsque les excrétions s'exécutaient difficilement, la maladie se prolongeait dès-lors jusqu'au septième, onzième ou quatorzième jour; la fièvre était continue rémittente, ses exacerbations avaient lieu dès les 4 ou 5 heures du soir, et duraient jusqu'au matin, où elles remettaient; et cet état durait jusqu'à ce qu'un flux abondant de viscosités vînt mettre fin à la maladie, qui attaquait tout le monde indistinctement, mais qui fut bénigne dans ses effets. Il n'y eut qu'un petit nombre de malades chez lesquels la stagnation des humeurs pituiteuses dans les poumons occasionna des péripneumonies, ce qui arriva surtout chez les vieillards.

On observa aussi quelques symptômes de malignité chez certains malades, qui eurent le pourpre rouge ou blanc; la plupart des maladies de cette espèce se jugeaient vers le vingt-unième jour, lorsqu'elles étaient traitées d'une manière convenable.

La maladie présentait trois degrés différens, pour lesquels on suivait la méthode de traitement ci-après.

Dans le premier degré, il suffisait de laisser agir la nature, ou de la seconder simplement par une augmentation de transpiration ou des sueurs copieuses qui tronquaient la maladie dès le commencement; quelquefois une excrétion abondante de pituite la terminait en peu de jours.

Lorsque la fièvre était plus forte et les excrétions plus difficiles, il y avait trois indications à suivre : 1° Tempérer la chaleur excessive par le nitre et les diaphorétiques fixes; 2° Provoquer la transpiration avec la décoction de squine, le camphre, la corne de cerf préparée, et dans les cas pressans l'essence alexipharmaque de Stahl, celle de succin, etc.; on aidait l'excrétion de la pituite avec l'essence de pimprenelle, les infusions théiformes de capillaire, de véronique, d'hysope; un sternutatoire de muguet simple ou composé dégageait alors aisément la membrane pituitaire; si la crise se déterminait par les urines, on employait les diurétiques;

3° Enfin, émousser l'acrimonie de la lymphe avec les absorbans, les délayans et les huileux.

Quand on craignait un engorgement des poumons, il était bon alors de donner de deux jours l'un un léger purgatif de manne et d'agaric, ou autre semblable; et s'il survenait une atonie de ce viscère, on prescrivait l'essence de succin ou la cascarille.

La saignée ne fut pas utile; mais au contraire on la reconnut nuisible, en ce qu'elle provoquait un plus grand afflux d'humeurs aux poumons, et prolongeait la maladie.

Dans la seconde classe, où il survenait des symptômes de péripneumonie, la saignée était indispensable; ensuite on prescrivait les poudres d'yeux d'écrevisses, saturés de jus de citron, les décoctions d'orge, de scorsonère, de raisin de Corinthe et de corne de cerf; vers le quatrième ou le septième jour, où la crise se développait, on aidait la sécrétion de l'humeur morbifique par des toniques et des résolutifs, tels que l'essence alexipharmaque de Stahl et celle de pimprenelle.

Dans la troisième classe, où l'on apercevait des caractères sensibles de malignité, les bézoardiques tempérés et les alexipharmaques étaient les seuls remèdes auxquels on pût avoir recours; mais les malades en réchappaient difficilement.

Quant à la méthode prophylactique, elle consistait à entretenir la transpiration libre, à mener une vie sobre et tranquille, à faire un exercice modéré, à éviter les vicissitudes du froid et de la chaleur, à se tenir le ventre libre par de doux laxatifs, enfin à aider à la transpiration par quelques infusions.

On observa que dans l'état simple de la maladie, la saignée fut pernicieuse, comme dans l'épidémie catarrhale de 1580. Seunert (*lib.* iv, *de febr. cap.* xv), dit qu'à cette époque à peine mourut-il un individu sur mille atteints de la maladie; mais qu'à Rome il périt près de deux mille personnes: *Fortassè et hâc de causâ quòd Italici medici nimis prompti sunt ad mittendum sanguinem*, ajoute cet écrivain.

Philippe Violante, médecin de l'électeur de Saxe, observa cette même épidémie en Saxe. L'année 1741, dit-il, fut extrêmement nébuleuse et pluvieuse; on observa vers la fin du mois de septembre des aurores boréales très-remarquables, et des espèces de météores ignés qui, prenant la forme d'un bâton long d'une aune, s'agitaient dans les airs et figuraient une armée innombrable de soldats combattant avec l'épée. Vers le nord, on apercevait des espèces de pyramides d'une immense proportion, et d'une couleur rouge pâle : ce phénomène fut principalement observé à Leipsick. La fin de l'année fut marquée par de fréquentes vicissitudes atmosphériques.

Au mois de février 1742, une épidémie catarrhale se déclara dans toute la Saxe avec la fièvre, et tous les symptômes qui accompagnent ordinairement cette maladie; elle prit un plus grand accroissement au mois de mars, étant favorisée par les variations et les intempéries de la saison, et elle se compliqua de pleurésie, de péripneumonie, et d'angines mortelles. Les gens doués d'une bonne constitution n'éprouvèrent que deux à trois accès de fièvre, et furent délivrés; mais dans les cas graves, si l'on ne recourait promptement à la saignée et aux autres moyens thérapeutiques, ou bien si on les employait trop tard, les malades succombaient.

L'épidémie diminua en mai, et disparut totalement en juin, où elle fut remplacée par la petite vérole maligne.

Stefano Pallavicino, conseiller du roi de Pologne, avait éprouvé en 1739, à Rome, une fièvre rheumatique qui s'était renouvelée à Dresde en 1740. Il fut attaqué dans cette dernière ville de l'épidémie régnante en 1742. Dès le troisième jour il lui survint une extrême oppression de poitrine; le cinquième jour on lui administra un purgatif, dès-lors le mal empira, la toux s'exaspéra avec crachement de sang, la fièvre s'alluma et il se développa une vraie péripneumonie. On le saigna au bras, et le lendemain au gras de la jambe, et on lui prescrivit des pectoraux et des tempérans; mais les secours furent trop tardifs, et le septième jour le malade mourut à l'âge de 66 ans.

M. Legros, âgé de 69 ans, homme robuste, fut atteint de la même maladie au mois de mars, avec fièvre, inégalité du pouls, difficulté de respirer, oppression, toux, et excrétion de matières catarrhales sanguinolentes. Dès le premier jour on fit une saignée, on mit le malade à une diète réglée, et il ne prenait que des infusions théiformes et des bouillons légers; cependant la fièvre, l'oppression et les crachemens de sang continuaient, le ventre était libre. Le neuvième jour le pouls était encore dur et fréquent; on pratiqua une autre évacuation de sang qui rendit l'expectoration plus facile et, plus abondante, on continua les boissons pectorales et tempérantes; le treizième jour on fit une autre saignée au pied; car la peau était encore sèche et aride. Le lendemain les sueurs parurent, et le dix-septième la maladie se jugea par des sueurs profuses.

Le même auteur rapporte en ces termes l'épidémie catarrhale qui régna à Brescia en 1743. A la fin d'octobre 1742, les vents du midi et de l'ouest soufflèrent et amenèrent de l'humidité et des pluies continuelles; cette température donna lieu à des suppressions de transpiration, à des rhumes de cerveau, des toux et des fluxions qui se portaient pas métastases sur la poitrine, simulant une péripneumonie. Quelques personnes furent attaquées d'une fièvre éphémère, qui se terminait en trois ou cinq jours par des sueurs.

Mais à l'entrée de l'hiver, une maladie épidémique se déclara tout-à-coup dans le Brescian, attaquant à l'improviste presque tout le monde. Les vieillards, les valétudinaires, et ceux qui souffraient quelque antique discrasie morbide, périrent pour la plupart. Dès sa première apparition, elle attaquait des familles entières en même temps. C'était une maladie catarrhale qui se jugeait par des excrétions nasales muqueuses, ou par une expectoration cuite. Si ces crises n'avaient pas lieu, alors la fièvre survenait, et elle se terminait au cinquième ou septième paroxysme par une diarrhée abondante; mais si par quelque erreur de régime ou par l'exacerbation de la maladie il s'opérait quelque métastase sur les viscères, alors on voyait se développer une péripneumonie complète, la fièvre devenait aiguë, et souvent se compliquait de malignité avec éruption pétéchiale.

Quoique la maladie fût généralement si bénigne qu'elle se terminait souvent sans remèdes, elle fit néanmoins périr un grand nombre de vieillards et de pauvres gens. Les enfans n'en furent point atteints.

Le lit et la diète suffisaient souvent pour guérir ce catarrhe, et lorsqu'il était un peu plus grave, on prescrivait les émulsions, les infusions de pavots, d'hysope, de jujubes, de dattes, de figues sèches, etc.; mais s'il survenait des symptômes inflammatoires, tels que les douleurs latérales pongitives ou gravatives, la dureté ou l'inégalité du pouls, les veilles, les anxiétés, etc., alors il fallait aussitôt pratiquer la saignée, dont on secondait les effets par les infusions de lierre terrestre, d'hélénium, de pulmonaire, d'impératoire, d'angélique, de scabieuse, ou bien par les décoctions d'althéa, d'orge, de pommes, aiguisées avec l'oximel scillitique ou le sirop de nicotiane. Quelquefois on eut recours à l'antimoine diaphorétique et au camphre. Lorsque les douleurs se portaient sur les intestins, on se trouva bien des cathartiques.

On s'abstint des émétiques, qui conviennent rarement à la constitution des habitans de ces contrées.

Lorsque la tête s'embarrassait, et qu'on apercevait des mouvemens convulsifs et des symptômes de délire, les vésicatoires et les sinapismes appliqués aux parties inférieures y remédiaient.

Sur la fin de la maladie, s'il y avait atonie, on prescrivait quelques doses de vin de Chypre.

Cette épidémie parut à Milan au mois de novembre 1742. Elle gagna les états Vénitiens en décembre, et présenta partout les mêmes symptômes. Sa marche fut partout uniforme, et l'on observa constamment sa propension à se porter sur la poitrine, et à se changer promptement en maladie inflammatoire. A Venise on employa le quinquina, qui n'avait pas réussi à Brescia.

Ce fut en 1743, dans le mois de mars, qu'une épidémie catarrhale se déclara en France, où on lui donna le nom de

grippe. L'illustre Sauvages en a donné une courte description.
Les pauvres gens étaient attaqués d'une toux sèche, d'une
douleur à la tête et dans tous les membres, et d'une fièvre
éphémère; l'expectoration se déclarait le cinquième jour, et
la maladie était jugée. Les vieillards étaient attaqués beaucoup plus vivement, et aux symptômes précédens se joignait
un sifflement de poitrine, avant-coureur de la mort, qui les
emportait le neuvième ou le onzième jour. Les poumons
étaient alors gangrenés et gorgés de sang. La mort était
souvent précédée ou suivie de saignement de nez, quoique
les malades eussent été saignés plusieurs fois.

Le traitement qui réussit le mieux fut celui-ci. Le premier
jour, une saignée généreuse; le second jour un émétique; le
troisième, une autre saignée, et le soir un julep narcotique;
depuis le 4 jusqu'au 9, une poudre de 3 grains de kermès
minéral, demi-gros de tartre vitriolé, et autant d'antimoine
diaphorétique à partager en six doses, à prendre de trois
heures en trois heures. Vers le dixième jour survenait une
expectoration critique.

Huxham. L'épidémie catarrhale qui parcourait l'Europe dans le
printemps, sévit aussi en Angleterre; elle fit beaucoup de
ravages à Londres, où elle emportait quelquefois plus de
mille malades en huit jours. Depuis le mois de janvier il
régnait dans ce royaume une épizootie catarrhale parmi les
chevaux et les cerfs, dont il périt un grand nombre.

Les derniers mois de l'année précédente et les deux premiers de celle-ci avaient été très-humides, et la température
variable. Mars et le commencement d'avril furent très-secs
et froids, et ce fut vers la fin de ce dernier mois que commença par toute l'Angleterre, en même temps, la maladie
catarrhale. Elle débutait par un frisson vague et une pesanteur de tête bientôt suivie de céphalalgie, et d'une douleur
dans tous les membres et dans l'épine vertébrale. Quelquefois
au lieu de douleur, les malades éprouvaient une grande lassitude; dès-lors une humeur âcre s'écoulait par le nez, les
yeux, le gosier, et se jetait souvent sur les poumons : il y
avait oppression et resserrement de poitrine. Le second jour

il survenait une toux forte, le pouls devenait plus vif, la difficulté de respirer augmentait, surtout si l'on avait négligé la saignée ; la soif n'était pas forte, la langue était sèche et couverte d'une espèce de mucosité blanchâtre ; les yeux, légèrement enflammés et douloureux au fond de l'orbite, avaient peine à supporter le jour.

La fièvre n'était pas continue, c'était une alternative de frissons et de chaleur récurrens sans périodicité ; mais par la suite elle dégénéra souvent en tierce ou demi-tierce ; quelquefois aussi, par l'effet d'un régime trop stimulant, elle dégénérait en une péripneumonie dangereuse ou un rhumatisme aigu.

La saignée, dès le commencement de la maladie, était indispensable, surtout chez les malades robustes et pléthoriques ; rarement il était nécessaire de la répéter, car elle abattait alors les forces.

Pendant tout le cours de la maladie, l'expectoration était abondante, les huileux et les parégoriques soulageaient les effets de la toux ; l'élixir parégorique procurait des sueurs bienfaisantes ; l'oxymel scillitique diminuait l'oppression de poitrine ; mais rien ne soulageait mieux qu'un léger émétique immédiatement après la saignée : il emportait souvent tous ces accidens.

Généralement, dès le deuxième ou troisième jour il survenait des sueurs, accompagnées d'une expectoration copieuse, qui chassaient la fièvre le cinquième jour, et il ne restait qu'un épuisement souvent assez considérable.

Les boissons tièdes, délayantes et adoucissantes, le petit-lait, les décoctions d'orge, d'avoine, les infusions de lierre terrestre, de tussilage, le café même avec un peu de lait, étaient les meilleurs moyens pour provoquer une transpiration favorable ; les sels et les esprits volatils, les alexipharmaques et autres remèdes échauffans étaient absolument contr'indiqués. Si la fièvre était trop opiniâtre, on la modérait par des potions avec le sel alkali saturé de suc de citron, ou l'eau alexitère simple.

Souvent vers la fin de la fièvre il survenait une éruption

de boutons rouges brûlans; souvent aussi la maladie formant une métastase sur les intestins, se jugeait par une diarrhée spontanée et copieuse, qu'il fallait bien se garder d'arrêter; on devait au contraire la favoriser avec la manne, la rhubarbe, le tartre soluble et le tamarin: les purgatifs plus forts excitaient des désordres dangereux. Quelquefois aussi la maladie se jugeait par des urines copieuses et chargées de beaucoup de sédiment; la diète et le régime suffisaient ordinairement pour guérir la maladie dans son état bénin.

Barthold Ludwig Huckel observa la même épidémie dans le cercle de Sternberg, où elle régna seulement dans l'automne 1743; elle y eut un caractère de malignité marquée. Elle s'annonçait par des frissons récurrens suivis de chaleurs, ensuite des douleurs aiguës au dos, aux lombes et dans tous les membres; violente céphalalgie, toux sèche, vertiges, lipothymie, inappétence, délire, le pouls petit et accéléré. Parfois on observa des pétéchies, la fièvre prenait ensuite le type de continue ou d'hémitritée; les malades ne pouvaient supporter la saignée; la mort survenait ordinairement du troisième au quatrième jour; les malades qui passaient le quatorzième ou le vingt-unième jour guérissaient.

Les boissons nitrées, les diaphoniques et les alexipharmaques doux étaient les remèdes qui réussissaient le mieux.

Les Ephémérides des curieux de la nature nous ont transmis l'observation de Hermann Furstenau, de l'épidémie catarrhale qui régna en Allemagne en 1743. Après un automne régulier, il survint un hiver extrêmement rigoureux. Vers le solstice de cette saison, parut une affection catarrhale épidémique, qui se fit sentir surtout à Rhintel. Elle paraissait d'un caractère mixte, mais elle fut très-opiniâtre dans sa durée. Son invasion était annoncée par un froid modéré ou des horripilations récurrentes suivies d'une chaleur et d'une soif médiocres; bientôt les forces et l'appétit se perdaient. A ces symptômes se joignait une douleur de tête qui s'étendait à l'occiput, à la nuque, puis aux yeux et aux sinus frontaux; il survenait une toux médiocre, parfois accompagnée de nausées et de vomituritions. La fièvre pourprée compliquait assez souvent la maladie, qui ne se jugeait guère que le troisième ou quatrième septénaire, et même se prolongeait plus long-temps.

La saignée, ainsi que les ventouses scarifiées, ne furent utiles qu'à ceux qui étaient habitués à cette évacuation sanguine, et seulement lorsqu'ils ne l'avaient pas pratiquée depuis quelque temps. Les vésicatoires, loin d'être utiles, augmentaient la céphalalgie, excitaient l'inflammation des yeux, et souvent même la soporosité.

Le repos, un régime légèrement diaphorétique, quelques laxatifs et de doux vomitifs que l'on employa chez certains sujets humoriques, furent le traitement le plus convenable dans cette maladie.

Pendant l'hiver, et jusqu'à la fin du printemps de l'année 1753, il régna à Etampes en Beauce, et dans tous les environs, même jusqu'à Paris, une épidémie catarrhale qui dégénérait souvent en péripneumonie ou en pleurésie, et qu'il fallait traiter par la méthode anti-phlogistique. <sub>Mayzerei.</sub>

Il parut à Heilbronn sur le Necker, vers la fin de l'année 1756 et au commencement de 1757, une épidémie catarrhale qui dès le principe était différente de la fièvre catarrhale ordinaire; car aux symptômes de celle-ci, se joignaient une constriction spastique considérable de l'estomac et de la poitrine, et une anxiété si grande, que dès l'invasion du mal les malades se croyaient déjà aux portes du tombeau. Il survenait des soubresauts aux tendons, qui menaçaient de dégénérer en mouvemens convulsifs. La fièvre avait en général le type de double-tierce. Une expectoration copieuse, ou une grande excrétion de mucosités par le nez, jugeaient la maladie. <sub>Webber.</sub>

Les diaphorétiques légers, les digestifs et le lit étaient les meilleurs moyens pour guérir cette maladie; les clystères émolliens faisaient cesser promptement les symptômes spasmodiques.

L'année 1757 avait été généralement froide et humide; au mois de décembre une fièvre catarrhale se répandit d'une manière épidémique sur tout le littoral de la Manche, et <sub>Desmars.</sub>

surtout à Boulogne-sur-mer. Ceux qui en étaient légèrement attaqués, se plaignaient seulement d'un défaut d'appétit et d'un grand dégoût; d'autres, d'une grande douleur aux oreilles, laquelle s'étendait parfois à la bouche et aux mâchoires. Les joues, les lèvres, les glandes parotides, celles du cou et toutes les parties de la face se tuméfiaient.

D'autres étaient attaqués de pesanteur de tête avec éternument, larmoyement, écoulement de sérosités par les narines, mal de gorge et toux. Dans ces deux premiers degrés de la maladie, il n'y avait point de fièvre; mais d'autres malades, obligés de garder le lit, se plaignaient de frissons vagues, avec une douleur sur-orbitale et des vertiges; les premiers jours, le pouls était plein et vibré, la langue humide et blanchâtre, la toux sèche qui augmentait la céphalalgie; mais vers le troisième ou quatrième jour elle devenait moins laborieuse, les malades rejetaient quantité de flegmes et de mucosités souvent mêlées de sang, surtout le matin. Le mucus des narines était de même sanguinolent.

Le plus grand nombre des malades ressentaient au creux de l'estomac une douleur fixe, souvent des points de côté avec oppression, des douleurs au sternum et aux vertèbres; mais elles se calmaient par des sueurs profuses et soutenues pendant plusieurs jours, et par des urines troubles.

Mais les soldats de la garnison furent attaqués de symptômes plus graves. Après l'invasion de la maladie, ils tombaient dans des affections comateuses, la langue et la gorge se séchaient, le délire survenait, avec le pouls petit, inégal et vacillant, la respiration entrecoupée de soupirs profonds, le soubresaut des tendons, les sueurs froides et la mort. Chez quelques-uns une humeur laiteuse sortait des pores de la langue; cette excrétion s'interrompant tout d'un coup, la langue devenait lisse et fort rouge, le délire survenait, et le malade mourait en rendant par la bouche et les narines beaucoup de matières sanieuses. Ces accidens arrivaient dès le troisième ou quatrième jour de la maladie.

L'urine était généralement épaisse, avec un sédiment grossier, le flux de ventre se déclarait aussitôt que la langue devenait sèche ; quelques malades eurent la dyssenterie, et alors les évacuations devenaient involontaires.

Les crachats correspondaient à l'état de la langue ; lorsqu'elle était sèche et noire, ils étaient livides, noirâtres, mêlés de sang noir ou grumelé. L'épistaxis survenant était un bon signe. La surdité et le délire suivaient de près l'aridité de la langue.

Plusieurs eurent des abcès critiques dans les oreilles ; l'enrouement, la toux et l'extinction de la voix étaient de longue durée. Quelquefois la diarrhée s'arrêtait, et il survenait alors des œdèmes aux bras, aux fesses, au cou, des parotides ou des ophthalmies.

L'auteur ne parle pas du traitement.

MM. Whytte, Millar, Simson et Stedmann, médecins d'Edimbourg, ont décrit l'épidémie catarrhale qui y régna en 1758, en ces termes :

Le mois de mai fut considérablement chaud et sec ; celui de juin fut sec aussi, mais froid. En juillet et août, on n'eut de la pluie que ce qu'il fallait pour la végétation. L'air fut tempéré et plus chaud qu'il ne l'est ordinairement en Ecosse pendant cette saison. Les premiers jours de septembre furent doux. Du 16 au 20, un vent d'est très-violent rafraîchit considérablement l'air. Jusqu'au 8 octobre, il n'y eut que quelques ondées de pluie ; du 8 au 26 le temps fut très-clair, et il gela. Dans les premiers jours de novembre les vents du sud amenèrent de l'humidité. En général, depuis le mois de juillet jusqu'à la fin d'octobre, le vent d'est régna plus qu'à l'ordinaire. Dans l'été, on observa des dyssenteries avec fièvre. En septembre et octobre, il y eut des petites véroles malignes.

Ce fut à l'époque de l'équinoxe que le catarrhe commença à se montrer à Edimbourg. Il attaqua d'abord les enfans, et dans l'espace de deux ou trois jours trente enfans, sur soixante de l'école latine de Dalkeith, village à quatre milles d'Edimbourg, furent attaqués de l'épidémie, qui bientôt ne respecta plus ni âge ni sexe : car à peine comptait-on un individu exempt sur six ou sept malades. Elle commença à

11..

s'affaiblir vers la fin d'octobre. Elle parcourut pendant ce temps une grande partie de l'Ecosse. Ses symptômes étaient très-variés. Quelques personnes éprouvaient d'abord un grand mal de gorge avec la fièvre, et la toux ne se déclarait qu'au bout de quelques jours. Plusieurs commençaient par éprouver une douleur pesante et sourde à la région frontale, les yeux devenaient larmoyans, avec éternumens et écoulement par le nez de matières séreuses. D'autres sentaient tout-à-coup une douleur dans la trachée comme s'il y avait quelque excoriation, et une toux sèche et déchirante survenait ensuite. Plusieurs étaient attaqués de coliques avec une légère diarrhée. Les jeunes gens avaient des épistaxis qui duraient parfois plusieurs jours, jusqu'à ce que cette évacuation ou bien la saignée eussent rappelé le pouls à son état naturel; car il était généralement plein, tendu et précipité. Des malades ne se plaignaient de douleurs que dans les mâchoires et les parties latérales de la tête : d'autres n'avaient que de la fièvre; mais dès que celle-ci commençait à tomber, alors la toux se manifestait plus ou moins forte.

Lorsque la maladie était modérée, elle se terminait ordinairement en gardant le lit, en tenant le ventre libre par des lavemens, et en provoquant les sueurs par des boissons chaudes et délayantes; si elle était plus forte, elle exigeait la saignée, et alors le sang extrait était couenneux; excepté chez les gens de la campagne où il n'était que gélatineux. On secondait ce moyen curatif par des boissons anti-phlogistiques. Lorsque la toux était sèche et occasionnée par une titillation dans la gorge, le laudanum donné à l'heure du sommeil était le meilleur remède. Lorsque les poumons s'obstruaient, on prescrivait les vésicatoires, la gomme, le sel ammoniac, et les décoctions pectorales légèrement acidulées; lorsque chez les femmes surtout la maladie était accompagnée de symptômes spasmodiques, l'émulsion camphrée était le meilleur remède à leur opposer.

Les actes de l'académie de Stockholm font mention de l'observation suivante de M. J. Odelius. L'armée suédoise ayant pris ses quartiers d'hiver en 1759, fut attaquée d'une

fièvre catarrhale épidémique qui se terminait ordinairement
par une crise imparfaite. Les pieds, les jambes et les cuisses
se tuméfiaient, et souvent il se déclarait une hydropisie. On
essaya de combattre cette métastase de la matière morbide
par l'usage des purgatifs, qui causaient une diarrhée aqueuse,
sans soulager les malades; les diurétiques obtinrent plus de
succès, et surtout la lessive des cendres de genévrier ou du
genêt. Les malades en buvaient par jour depuis une chopine
jusqu'à une pinte, et davantage. Dès-lors les urines étaient
abondantes, et l'enflure se dissipait; on employait ensuite
les toniques, et les malades se rétablissaient bien.

La saison étant subitement devenue froide avant le temps, <sup>Dall'arm.</sup>
au mois d'octobre 1761, il survint à Fano en Italie, une
épidémie de fièvre catarrhale accompagnée de toux et de douleurs dans toute la poitrine. Plus de vingt religieuses, dans
le seul couvent de St.-Daniel, se trouvèrent attaquées en
même temps de la maladie, qui était assez forte pour exiger
la saignée. Au reste, elle ne fut pas opiniâtre, et on la domp-
tait facilement avec quelques boissons théiformes chaudes,
et quelques potions d'huile d'amandes douces fraîche, seule
ou unie à de la manne.

L'épidémie catarrhale de 1762 est au nombre de celles qui
ont été les plus étendues. Elle commença à l'ordinaire son cours
par l'est de l'Europe, et vint parcourir ensuite les régions de
l'ouest. Elle fut aussi l'une des plus fortes et des plus intenses, et nous en possédons plusieurs excellentes descriptions. Nous allons donner d'abord celle de M. Charles De-
mertens, célèbre médecin de Vienne en Autriche. Ce fut dans
cette capitale que parut d'abord l'épidémie au mois de mars,
et elle y régna jusqu'au mois de mai. Elle attaqua presque
tous les habitans, sans distinction d'âge ni de sexe. A peine
un dixième de la population en fut-il exempt. Toute l'Allemagne, la Hongrie et l'Italie ne tardèrent pas à en être
désolées. Elle s'annonçait par une grande douleur de tête,
lassitude, perte d'appétit, frissons suivis de chaleur, et sécheresse à la gorge. La fièvre avait le plus souvent le type d'intermittente quotidienne; mais quelquefois elle était continue.

Il survenait une toux sèche, la soif était pressante, et la céphalalgie, d'abord légère, devenait plus grave ; le sommeil
était interrompu, la langue se chargeait d'un mucus épais et
blanchâtre ; les urines, rouges dans le principe, déposaient
ensuite un sédiment briqueté. Quelques malades devenaient
enroués, d'autres étaient affectés d'un coryza intense.

La crise la plus commune eut lieu par l'expectoration de
matières cuites, quelquefois par les sueurs, ou bien par les
évacuations alvines.

Cette maladie se terminait ordinairement en trois jours.
Mais elle dura plusieurs semaines chez quelques individus ;
elle fut funeste aux asthmatiques, aux vieillards, et à quelques personnes pléthoriques qui avaient négligé de se faire
saigner.

Les délayans, les loochs adoucissans, le sirop de diacode
et, vers la fin, les laxatifs furent employés avec succès. La
saignée fut utile dans le principe, et seulement chez les sujets pléthoriques. Si l'humeur catarrhale se jetait sur les poumons, les vésicatoires entre les deux épaules, ou un mélange de savon, d'huile et d'esprit de sel ammoniac formaient
une heureuse diversion. Plusieurs malades eurent des récidives. Alors le quina uni à la rhubarbe, ou à d'autres laxatifs toniques, procuraient le double avantage de s'opposer
aux signes manifestes d'intermittence, et à l'épuisement que
la maladie avait causé.

Cette épidémie gagna les rives du Rhin vers le solstice
d'été, après des variations subites et fréquentes de chaleur
et de froid. Le collége de médecine de Strasbourg, consulté
sur les moyens de la traiter, conseilla des boissons abondantes d'eau chaude pour provoquer la transpiration, et la saignée dans les cas plus graves, qui menaçaient de dégénérer
en pleurésie ou en péripneumonie.

Backer. L'été de 1761 avait été extraordinairement chaud et sec,
l'automne et l'hiver suivans furent pluvieux et d'une température austrine ; il ne tomba de la neige qu'à la fin de janvier, et ce ne fut que vers le déclin de février que le froid se
fit sentir, et il dura jusqu'au milieu de mars, dont la fin fut

humide et pluvieuse. Le temps devint sec en avril. Les jours
étaient chauds , et les nuits froides et nébuleuses. Il survint
au mois de mai une chaleur et une sécheresse excessives.

Le 4 avril, trois personnes de la même maison, à Londres , furent attaquées d'un catarrhe qui se déclara épidémique ; car dès le 24 toute la ville en fut infestée. Presque personne ne fut épargné. Les vieillards , les asthmatiques , les
gens pléthoriques et les femmes non réglées en furent les plus
tourmentés.

Backer n'attribue pas cette épidémie aux variations de l'air,
mais bien à des causes occultes : car la maladie catarrhale
renfermée dans les murs de Londres , ne se répandit point
dans les environs, quoique soumis à la même influence atmosphérique.

La maladie était caractérisée par les symptômes suivans :
frissons et chaleurs parcourant alternativement le corps; petite toux continuelle importune , tantôt sèche et tantôt avec
expectoration d'une pituite claire ; lassitudes, pesanteur et
douleur intense aux tempes et au front. Les yeux étaient enflammés , larmoyans , redoutant la lumière; les paupières tuméfiées; les éternumens fréquens , et la voix enrouée. Tous
les malades se plaignaient d'une espèce de sensation vive et
ardente dans tout le trajet de la trachée artère, ou dans l'œ-
sophage. Quelques-uns étaient attaqués d'une véritable angine
presque suffocante; il survenait une pesanteur au sternum
avec oppression, la toux causait comme un déchirement entre les épaules. A ces symptômes se joignaient des picotemens aux bras , aux côtés , aux jambes. Quelquefois aussi les
efforts de la toux provoquaient des crachats sanguinolens ou
le saignement de nez. La fièvre véhémente ou modérée avait
ses exacerbations pendant la nuit. Les malades étaient toujours trempés de sueurs qui jugeaient, ou du moins mitigeaient la maladie. Tous avaient la langue couverte d'un mucus blanc et épais; les urines étaient bilieuses dans le principe ; dans le progrès de la maladie , elles déposaient un
sédiment briqueté; les forces étaient débilitées plus que la maladie ne semblait le comporter. Un grand nombre de malades

ne furent rendus à la santé que tardivement; car on en vit languir plusieurs mois, et même pendant une année avec la toux et une fébricule qui se terminait quelquefois par une phthisie pulmonaire mortelle. D'autres furent pareillement fatigués long-temps par une douleur opiniâtre dans le côté ou dans quelque partie de l'abdomen. Des femmes enceintes, attaquées de la maladie, accouchèrent avant terme. Les symptômes de péripneumonie se montrèrent fréquemment, et l'on vit des malades éprouver des oppressions précordiales et des anxiétés, comme s'il eût dû sortir quelque éruption exanthématique.

La maladie se jugeait ordinairement le quatrième jour, par une expectoration abondante de pituite épaisse.

Il y eut des quartiers de Londres où l'épidémie fut une véritable péripneumonie et une angine; alors les progrès du mal étaient tels, qu'il enlevait les malades dès le quatrième jour.

Lorsque la maladie était légère, le repos, la chambre et la diète suffisaient pour la guérir; mais dans les autres cas, il fallait avoir recours à la saignée, ou du moins aux ventouses scarifiées, après quoi l'on procurait la liberté du ventre par des laxatifs qui produisaient des selles bilieuses.

Il était inutile et même souvent dangereux d'employer les sudorifiques. Le repos dans le lit et une boisson abondante, tiède et délayante, suffisaient pour procurer des sueurs critiques. Les autres petits remèdes, tels que les huileux, étaient de peu d'effet pour calmer la toux, dont on assoupissait un peu les accès pendant la nuit avec quelque petite dose d'opium. Lorsque la douleur de poitrine et la difficulté de respirer étaient trop fortes, et l'expectoration difficile, les vésicatoires étaient d'un grand secours.

Lorsque la maladie, traînant en longueur, dégénérait en une fièvre consomptive, le quina donné à doses généreuses trompa rarement l'espérance du médecin.

Cette épidémie parcourut presque toute l'Europe, depuis le mois de février jusqu'en juillet. Il mourait cent personnes par jour à Breslau, au rapport du docteur Jackwitz, pendant le mois de février que la maladie y régna.

Watson, dans une lettre à Huxham, insérée dans les *Philosophicals transactions*, tome LII, décrit cette même épidémie qui régna à Heighbourhoud.

Gilchrist, qui l'observa à Edimbourg, dit qu'elle passa en Amérique, où elle régna au mois d'octobre. Elle se montra en Ecosse avec les mêmes caractères qu'en Angleterre. Cependant on y remarqua quelques variétés assez singulières. Quelquefois, après l'invasion de la maladie, la fièvre se prolongeait jusqu'au quatorzième jour d'une manière intense; à la fin du second septénaire, il survenait une douleur fixe dans une cuisse, sans aucune apparence externe, le malade ne pouvait se servir de cette partie qu'après un temps assez long. La guérison avait lieu insensiblement et sans crise; dans d'autres cas, le mal se portait sur le système nerveux cérébral, et causait une manie décidée.

Gilchrist considérait cette épidémie, non comme un simple catarrhe produit par l'influence de la température, mais comme une fièvre *sui generis*, avec des symptômes catarrhals, qui se terminait par une crise sensible, ou qui continuait malgré la disparition de ces symptômes.

Le génie épidémique semblait exercer son influence principalement sur la membrane muqueuse du nez, de la gorge, de la trachée, sur les yeux et sur les glandes maxillaires, qui se tuméfiaient parfois considérablement.

Enfin, la matière morbifique se porta souvent sur le tube intestinal, et causa des flux de ventre bilieux.

La même maladie parcourut la France du nord au midi, et **M. Razoux**, médecin de Nîmes, la consigna dans ses Tables nosologiques, sous les noms de *baraquette*, *grippe*, *petite poste*, *petit courrier*, *follette*. Tout le monde en fut généralement attaqué, mais avec des variétés de symptômes que M. Razoux divisa en trois classes.

La première renfermait ceux qui n'avaient qu'un simple coryza caractérisé par une douleur aux sinus frontaux, les yeux troubles, humides et larmoyans, les paupières pesantes et comme gorgées, éternumens fréquens, enchifrènement considérable, perte totale de l'odorat, et écoulement par le nez d'une humeur d'abord très-limpide et abondante, qui s'épaississait ensuite et devenait successivement verte, jaune et blanche. La fièvre, les lassitudes spontanées, l'accablement et l'affaissement de tout le corps, précédaient cet état.

Dans la seconde classe étaient ceux qui, outre les symptômes ci-dessus à un degré plus fort, éprouvaient de plus une fluxion à la gorge avec enrouement, sécheresse de gosier, difficulté d'avaler, toux forte, rougeur au visage, chaleur, aridité de la peau, pouls plein et tendu, et fièvre ardente de quatorze, seize, dix-huit ou vingt-quatre heures, précédée de frissons irréguliers. Le coryza était porté au plus haut période, le nez était enflammé au-dedans et au-dehors, rouge et douloureux au toucher comme s'il eût été frappé d'érysipèle. Les mucosités qui sortaient des narines étaient si âcres, si mordicantes, qu'elles faisaient enfler et excoriaient la lèvre supérieure. La céphalalgie était très-forte, avec battement des artères temporales. La bouche était pâteuse et la langue blanche; le goût, l'odorat et l'appétit étaient perdus.

Enfin, ceux de la troisième classe étaient dangereusement malades; ils éprouvaient de la difficulté de respirer, avec douleur gravative à la poitrine, toux quinteuse et violente, et même avec sifflement. La fièvre était plus forte, avec redoublement vers le soir; la nuit inquiète avec insomnie ou assoupissement soporeux. Les crachats très-visqueux, parfois même sanguinolens, se détachaient avec peine. L'enrouement était très-fort et la toux excitée par une âcreté dans le gosier. Les muscles et les glandes du col étaient tuméfiés; des douleurs vagues parcouraient le corps. Le pouls était plein, dur et tendu; la soif médiocre, et quelquefois nulle.

L'été avait été extrêmement chaud, et le mois d'août très-inconstant, avec des vicissitudes de froid, de chaud et de tempêtes. Le thermomètre de Réaumur avait monté jusqu'à 36 degrés au-dessus de zéro.

Quant à la méthode de traitement, les malades de la première classe n'avaient aucun besoin de remèdes : la na-

ture opérait leur guérison. Ceux de la seconde et de la troisième exigeaient la saignée plus ou moins répétée. Une
boisson pectorale, et le soir une infusion de pavots, la diète
devait être absolue ; et à la fin, une purgation avec la manne
dissoute dans une infusion de fleurs de pêcher et de violettes. Assez souvent on dût avoir recours aux diaphorétiques.

### COROLLAIRES.

Tous les malades qui furent attaqués de forte céphalalgie
eurent peu de toux ; ceux, au contraire, qui avaient la tête
libre, toussaient beaucoup.

Le saignement du nez, lorsqu'il survenait, soulageait
considérablement.

Les boissons pectorales chaudes suffisaient souvent pour
établir une expectoration critique. Les saignées étaient in-
dispensables chez les malades de la troisième classe.

Les purgatifs doux réussissaient très-bien à la fin de la
maladie, qui se terminait dans les huit ou quinze jours au
plus tard.

Villalba, dans son Epidémiologie d'Espagne, signale le
catarrhe épidémique qui se déclara à Madrid et dans les
autres parties du royaume, au mois de décembre 1767. Il
parcourut toute l'Europe dans l'espace de deux mois, et il
fut, selon Escobar, semblable aux épidémies de 1728 et
1734, attaquant un grand nombre de personnes à la fois,
sans distinction d'âge, de sexe, ni de tempérament.

Lepecq de la Cloture fait mention de cette même épidémie qui régna en Normandie, et principalement à Caen et
à Bayeux. L'été de 1767, dit-il, fut froid et humide, l'automne sec et austral ; ce fut sur la fin de cette saison que
parut cette toux violente, qui, à cause de son invasion
brusque et rapide, fut appelée la *grippe*. Elle attaqua principalement les individus d'un tempérament faible et humide.

Ce singulier catarrhe débutait avec l'appareil sévère d'une
grande maladie : sentiment de froid, horripilations plus
marquées au dos et entre les épaules ; une céphalalgie violente qui était suivie d'un coryza, avec écoulement séreux

par les narines; douleurs rhumatisantes vagues dans les membres, et plus fixes dans les articulations; pesanteur insoutenable dans les reins, dégoût, inappétence, amertume de la bouche, prostration des forces, oppression de poitrine portée souvent jusqu'au degré de suffocation, toux convulsive, sèche et fatigante, qui empêchait le sommeil; mouvement fébrile qui avait des rémittences le jour et des redoublemens le soir; parfois le sommeil n'était qu'une espèce de sub-délire obscur. Ce catarrhe semblait affecter particulièrement le genre nerveux, et procurer un spasme général. Malgré ces symptômes imposans, la maladie était bénigne; l'abus des saignées l'empirait et la faisait dégénérer en péripneumonie. Les seules boissons délayantes, ou tout au plus quelques grains de kermès minéral siffisaient pour sa guérison. Les sueurs décrétoires du matin terminaient la maladie, plus heureusement et plus promptement que les remèdes.

Mongin.   Vers les derniers jours de décembre 1769, une fièvre catarrhale inflammatoire se déclara à Bourbonne-les-Bains en Champagne, et s'étendit dans tous les environs; elle y régna durant trois mois. Elle attaqua particulièrement les pauvres. Le frisson, la céphalalgie, les douleurs aux reins et aux jambes, les points de côté, la toux et le coryza étaient les symptômes ordinaires et simultanés de cette maladie.

Les habitans des villages, et surtout ceux de Vic, prévenus contre la saignée, ne voulurent point l'admettre; ils prenaient au contraire du vin, de la cannelle, de l'eau-de-vie et autres liqueurs échauffantes qui en sauvaient quelques-uns; mais ce fut un moyen mortel pour le plus grand nombre: car sur trente-cinq malades, quinze succombèrent à ce traitement incendiaire. Il y eut six cents malades dans le canton de Bourbonne, et il en mourut trente-deux.

La méthode la plus rationnelle de cure était la saignée, quelquefois répétée, ensuite l'émétique en lavage, ou un émético-cathartique qui produisait une abondante évacuation de bile, et presque toujours des vers lombrics. L'eau panée ou une décoction de pruneaux était la boisson ordinaire. Les laxatifs doux favorisèrent la crise de la maladie, qui avait plutôt lieu par les déjections alvines que par les sueurs. On employa les vésicatioires aux jambes, et le kermès minéral pour débarrasser la poitrine et favoriser une expectoration abondante. Dans la convalescence, on administrait le quina comme fortifiant.

Les enfans furent, à la même époque, tourmentés d'une violente coqueluche, que l'ipécacuanha, à doses réfractées, faisait cesser en provoquant une excrétion abondante de matières visqueuses.

On vit régner dans la Basse-Normandie, pendant l'hiver Lepecq. de 1769, des fièvres catarrhales d'un caractère singulier. Elles se manifestaient par un abattement général, accompagné d'anxiété, de dégoût, de lipothymies; et quelques sujets mal constitués périrent de ces premiers symptômes, et dans un état de gangrène dès le quatrième ou cinquième jour. Bientôt il survenait à tous une enflure œdémateuse des paupières, du voisinage de l'œil, de la face entière, et qui gagnait souvent les extrémités; mais elle se manifestait de préférence au bras droit. Tous se plaignaient d'une douleur vive et lancinante dans l'oreille droite, autour de laquelle la peau se trouvait tuméfiée; tous souffraient également de la poitrine, et étaient fatigués d'une toux catarrhale sèche et très-fatigante. Une diarrhée séreuse non critique accompagnait ces accidens, et se soutenait dans l'état de la maladie, qui ne présentait aucun signe de coction. La fièvre semblait être une synoque simple sans exacerbations. Les urines restaient crues et limpides jusqu'au vingtième jour. Alors, elles précipitaient d'abord un nuage, ensuite un sédiment blanchâtre; mais la cause morbifique n'était point enlevée, et ce n'était qu'au vingt-quatrième jour, qu'à la suite des douleurs les plus vives dans l'oreille, il en sortait un écoulement sanieux qui jugeait la maladie. Souvent on fut obligé de suppléer à cette terminaison critique, en appliquant les vésicatoires à la nuque.

Les boissons abondantes, adoucissantes, apéritives et béchiques, et un purgatif après les premiers signes de coction

furent, avec les vésicatoires, les remèdes les plus convenables dont on usa en cette circonstance.

Nous voici arrivés à la troisième époque mémorable des
épidémies catarrhales, celle que l'on nomma *influenza*. En
effet son influence se fit sentir dans toute l'Europe, non-seulement sur les hommes, mais encore sur les animaux tels que
les chevaux et les chiens. L'illustre Stoll de Vienne; Navier,
Vandermonde, Lepecq et Saillant en France; Pringle, Barth,
Heberden, Backer, Reynold, et plusieurs autres célèbres médecins anglais nous en ont laissé des descriptions intéressantes,
Nous allons en rapporter quelques-unes.

Stoll.    Après un printemps très-sec survint un été non moins sec
et chaud, et ce fut au commencement de celui-ci qu'une
épidémie catarrhale se manifesta dans toute l'Allemagne.
Elle était semblable à celles de 1580, 1733 et 1737; mais
elle fut moins meurtrière que la première. Elle avait un caractère gastrique particulier, qui se décelait par l'inappétence,
l'amertume de la bouche, la langue blanche, muqueuse, jaune,
des douleurs au scrobicule du cœur lorsqu'on le pressait avec
la main, l'enflure de l'estomac et la tension des hypocondres.
Le ventre était constipé ou tourmenté par des déjections
bilieuses fréquentes, mais peu copieuses; les urines brûlantes,
rares, safranées, déposant un sédiment rougeâtre furfuracé
et briqueté. Presque tous les malades éprouvaient des nausées,
des vomituritions et une toux véhémente avec oppression et
ardeur au sternum. On tenta différens traitemens, suivant
l'idée que l'on se formait du génie de la maladie: mais celui
qui parut le plus approprié, fut l'emploi des doux résolutifs,
des purgatifs salins, de l'esprit de mendérerus, et surtout du
kermès, qui en débarrassant les premières voies emportait
la maladie.

Quelquefois une fièvre continue rémittente accompagnait
ces symptômes; alors la saignée et les boissons délayantes et
mucilagineuses étaient indiquées.

On n'employa le quina que lorsque la fièvre dégénérait en
intermittente bien marquée.

Bugni-
court et    Un catarrhe épidémique, auquel on donna le nom de grippe

en France, semblable à celui de 1732, régnait depuis quelque Vander-monde
temps dans toute l'Allemagne, la Hongrie et l'Italie, lorsqu'il
parvint en France. Le père Cotte de l'Oratoire, dans sa Météorologie, dit que cette épidémie régnait déjà à l'île de Bourbon,
c'est-à-dire au-delà de la ligne, quand elle commença en Europe, ce qui prouverait qu'elle eut pour cause une constitution
particulière de l'air, et qu'on ne doit pas chercher cette cause
dans certains brouillards que l'on avait cru remarquer dans
quelques pays où elle a régné.

Cette maladie était caractérisée par les symptômes suivans :
frissons vagues et récurrens suivis d'une chaleur passagère,
lassitude universelle, éternumens fréquens, coryza, céphalalgie, douleurs erratiques au dos, dans tous les membres, et
même dans la poitrine ; toux incessante, mais de peu de durée,
sécrétion abondante de matières âcres et tenues par les narines. Peu après survenait une fièvre assez hardie avec un pouls
fréquent, mais non dur ni tendu comme dans la pleurésie ;
les urines plutôt blanches que rouges, et souvent troubles et
épaisses ; la langue humide et blanchâtre ; propension presque
générale à la somnolence. Plusieurs malades éprouvaient des
vertiges avec léger délire ; d'autres un tintement ou une forte
douleur d'oreille, où il se formait parfois un abcès critique.
Quelquefois la gorge s'irritait sous les efforts de la toux, à tel
point qu'elle s'ulcérait.

Chez la plupart des malades, une diaphorèse survenant et
se maintenant trois ou quatre jours, jugeait ordinairement la
maladie ; ou bien les urines déposaient une hypostase abondante, blanche ou brune ; enfin, assez souvent des déjections
bilieuses formaient une crise parfaite.

Cette épidémie était rarement mortelle, quoiqu'elle épar-
gnât peu de monde ; les enfans et les vieillards en furent les
plus maltraités.

Quelquefois la maladie récidivait, accompagnée d'une toux
moleste et opiniâtre, et d'une plus grande prostration des
forces, alors elle ne se terminait que le quatorzième ou le
quinzième jour, par quelque évacuation critique.

La saignée fut quelquefois convenable. On prescrivait des

boissons chaudes, béchiques et légèrement apéritives, pour
solliciter la transpiration et l'expectoration; le soir on donnait
du sirop de pavot blanc dans une décoction de bardane et de
lierre terrestre; le petit-lait chaud bu en quantité procurait les
effets les plus salutaires. Dans le cas de délire, on appliquait
avec succès les vésicatoires à l'occiput; s'il y avait oppression,
on avait recours au kermès minéral, à l'oximel scillitique, au
sirop de lierre terrestre, à une solution de gomme ammoniaque. Les pédiluves étaient recommandés sur la fin de la maladie. Lorsque la matière morbide se portait sur le système
intestinal, on sollicitait les évacuations alvines par de légers
purgatifs, tels qu'une infusion de manne ou de casse.

La maladie étant négligée dégénérait en asthme ou en
phthisie mortelle.

On observa chez quelques malades un rhythme de tierce
dans la fièvre qui redoublait le soir; mais il y avait alternativement une nuit bonne et une mauvaise. Le mal de gorge
avec la tuméfaction des glandes du cou se joignait parfois aux
autres symptômes.

Les sueurs soulageaient sans être critiques; les urines troubles et bourbeuses, une expectoration abondante ou un léger
dévoiement jugeaient la maladie.

Cette épidémie commença à Paris en octobre, et finit à
l'arrivée des froids rigoureux en janvier.

Saillant. Le printemps et l'été de 1775 avaient été très-secs et très-
chauds; mais l'automne fut pluvieux, et l'atmosphère était
presque constamment chargé de brouillards souvent fétides.
À la fin d'octobre, la maladie catarrhale commença à se déclarer par des douleurs de tête d'une violence inexprimable,
qui duraient vingt-quatre heures, et se terminaient naturellement par un rhume de cerveau ou de poitrine; mais quelquefois des remèdes précipités ou mal appliqués donnaient
aux malades le coup de la mort : cette invasion a été univer-
sellement la même pendant quelques jours.

Ensuite la maladie changea de forme : les uns se plaignaient
de points douloureux très-vifs à la plèvre ou à la région des
hypocondres, ou au ventre; et si pour les soulager on em-

ployait un traitement anti-phlogistique actif, on conduisait les malades au tombeau; d'autres, mais en petit nombre, accusaient des maux de gorge. On vit des communautés entières en être affectées toutes ensemble. La toux, dans cette seconde période, fut presque universelle et souvent opiniâtre; tantôt sèche, convulsive, et accompagnée d'un serrement de poitrine, tantôt humide et profonde, résistant presque à tous les remèdes, et il survenait souvent des crachats sanguinolens qui n'avaient aucune suite fâcheuse; il en fut de même des flux de ventre, qui ne furent pas rares, et dont quelques-uns étaient aussi sanguinolens. Plusieurs, sans éprouver ces symptômes, eurent pendant quelques jours la fièvre catarrhale, dont l'accès prenait sur le soir et augmentait pendant la nuit, précédé d'un frisson qui courait dans tous les membres et le long de l'épine du dos.

A cette seconde période succéda une troisième vers la fin de décembre; c'était une prostration totale et presque subite des forces, qui était mortelle pour les personnes attaquées depuis long-temps de maladies chroniques, et quelques autres bien constituées en furent aussi frappées comme d'un coup de foudre. Ces morts subites ne furent pas rares, et ces attaques étaient de véritables apoplexies. Les volatils, les diaphorétiques, les larges vésicatoires étaient des moyens propres à sauver les malades; mais c'était avec peine et après beaucoup de temps.

Vers le commencement de novembre, plusieurs domesti-<sup></sup>Heberden, Pringle, ques et gens du peuple à Londres furent attaqués de rhumes, Barth, Baker, etc. de toux et de maux de gorge. Bientôt ces indispositions se répandirent dans toute la ville, n'épargnant ni âge, ni sexe, ni condition, et ce fut une véritable épidémie. Son attaque était subite; elle débutait par un mal de tête et de gorge violent, des frissons parcouraient les extrémités; bientôt survenaient la toux, le larmoyement, le coryza, des nausées, un fréquent besoin d'uriner, et assez souvent de la diarrhée. Aux frissons succédait une chaleur fébrile, avec inquiétude, anxiété précordiale, la langue humide, la peau dans son état presque naturel, le pouls souvent plein, fréquent et assez dur; lorsqu'il survenait de la diarrhée, les selles étaient toujours noires ou d'un jaune brun, surtout si l'on usait de purgatifs. Ces symptômes empiraient toujours vers le soir; la toux était excessivement incommode durant la nuit, et vers le matin il survenait généralement une sueur douce et une expectoration facile : ces deux sécrétions, de même qu'une diarrhée bilieuse ou des urines chargées, étaient judicatoires.

Dans plusieurs cas la saignée fut nécessaire; le sang extrait était gluant et recouvert d'une croûte jaunâtre. Le reste du traitement consistait en boissons détrempantes, des rafraîchissans, des diaphorétiques modérés, et ensuite des purgatifs; il fallut aussi avoir recours dans quelques cas aux vésicatoires pour abattre la toux, qui était le symptôme le plus opiniâtre à céder. Les remèdes anodins eurent des effets très-salutaires dans cette épidémie.

Dans plusieurs cas, la maladie prit le caractère d'une fièvre intermittente vers son déclin; le quina, dans cette circonstance, paraissait augmenter plutôt le mal, tandis que de simples cathartiques l'emportaient entièrement.

Peu de personnes furent à l'abri de cette constitution épidémique, sous laquelle les autres maladies parurent s'aggraver. Elle fut fatale aux asthmatiques et aux enfans, les récidives furent pareillement dangereuses; néanmoins la mortalité fut en général peu considérable. — Dans le comté de Cheshire, les chevaux et les chiens furent attaqués de toux violentes; ils étaient échauffés, perdaient l'appétit, et leur guérison fut longue et difficile; cependant il mourut peu de ces animaux.

Ce qu'il y eut de singulier en Angleterre, c'est que la maladie attaqua souvent un district ou une ville, tandis que ceux voisins en étaient totalement exempts.

Heberden observa une prédominance de maux de gorge, d'angine, d'enrouement et de douleurs dans tous les membres. La maladie débuta parfois par des vomissemens. La langueur, l'inappétence, la faiblesse, la prostration des forces étaient plus grandes que ne semblait le comporter cette maladie; mais elles n'avaient pas de fâcheuses conséquences. Lorsque la maladie était sur son déclin , il n'était pas rare de voir survenir des crampes dans les extrémités inférieures.

L'épidémie commença en Angleterre vers les premiers jours d'octobre , et parcourut successivement divers comtés jusqu'à la fin de décembre , où elle disparut.

Elle se montra à Bath vers le 15 octobre , et y fut caractérisée par des vertiges , violente céphalalgie , nausées , langueur , insomnie , anxiétés , frissons erratiques. Elle se jugea assez souvent par une diarrhée bilieuse et muqueuse , qui dégénéra parfois en dyssenterie. Baker observa plusieurs cas qui dégénérèrent en péripneumonie et en phthisies mortelles.

Le docteur William Cuming , de Dorchester , rapporte que vers le milieu du mois d'août il régna une épizootie parmi les chevaux du comté d'Yorkshire , et en octobre parmi les chiens de Dorchester. C'était un vertigo suivi d'inappétence et de paralysie aux extrémités postérieures ; et vers le commencement de ce même mois , plusieurs personnes furent attaquées d'une légère toux , qui ne se déploya comme maladie épidémique qu'après le 10 novembre.

En général il fallut saigner dans cette épidémie , mais dès le début et lorsqu'il y avait des signes d'inflammation ; autrement ce moyen affaiblissait les malades et retardait la guérison : la céphalalgie exigeait souvent les vésicatoires. Douze à quinze gouttes d'élixir parégorique avec une drachme d'oximel scillitique , pris en se mettant au lit , calmaient la violence de la toux , procuraient le repos et excitaient une douce sueur.

L'épidémie parut vers le 8 novembre à Devon et à Exeter , où cent soixante-deux personnes en furent attaquées en même temps dans les hôpitaux, quoique déjà affectées d'autres maladies et soumises à différens traitemens ; ce qui est un phénomène digne de remarque. Dans l'espace de trois jours, deux cents pauvres de la maison d'industrie furent aussi attaqués du catarrhe.

D'Exeter, l'épidémie gagna Cornouailles ; le 13 elle se déclara à Okehampton et à Ashburton ; le 15 à Plimouth , et avant le 4 décembre elle occupa tout le Devonshire. Elle

12..

n'exerçait son influence dans chaque pays que pendant trois semaines ou un mois. Elle fut moins intense qu'à Londres, quoique souvent compliquée d'angine, d'aphtes aux tonsilles, et d'ottite; on vit même des parotides passer à la suppuration, et à la fin de la maladie, une éruption de pustules aux lèvres.

- Il paraît que cette épidémie avait commencé en Italie; car on lui avait donné le nom d'*Influenza*, sans doute parce qu'on croyait qu'elle dépendait de quelque influence céleste.

Les observations des docteurs Reynolds, White de Yorck, Haygarth de Chester, A. Pultney de Blandfort et de William Thomson de Worcester sur cette épidémie, sont à peu près toutes conformes à celles que nous venons de rapporter.

Saillant
et
Coquer.
La fin de l'année 1779 et le commencement de 1780 virent régner une épidémie catarrhale que l'on nomma *la follette*, *la coquette*, *la grenade*, *la générale*; elle commença en France, et de-là gagna l'Angleterre.

L'année 1779 avait été, jusqu'en automne, sujette à des variations sensibles de l'atmosphère, avec des excès de sécheresse et d'humidité. L'automne fut constamment humide jusqu'à la fin de décembre. Depuis le 14 novembre, les ouragans furent très-fréquens et durèrent des semaines entières. Pendant ce temps, le thermomètre descendait plus bas qu'on ne l'observe ordinairement, et remontait avec précipitation. Il y eut quelques brouillards légers; les derniers jours de décembre furent plus froids.

Le mois de janvier fut alternativement sec et froid, doux et humide, et ces transitions de température étaient toujours brusques.

Le brouillard glacial du 1er janvier parut déterminer l'épidémie catarrhale qui se déclara à Paris, où elle débuta par une toux profonde qui avait différens degrés d'intensité. Chez les uns, elle était facile et suivie assez promptement d'expectoration; chez d'autres, elle était précédée pendant deux ou trois jours de serremens de poitrine, avec une douleur sourde le long des fausses côtes et une suffocation qui s'opposait aux efforts de la toux. Ces premiers symptômes étaient accom-

pagnés de frissons, ou plutôt de froid par tout le corps,
suivis d'une petite fièvre. Au bout de deux ou trois jours, la
transpiration naturelle ou provoquée par les secours de l'art,
soulageait les malades; la toux alors était profonde et quinteuse, les efforts continuels produisaient quelquefois un léger
mal de tête; peu après, l'expectoration se faisait aisément ;
l'urine était assez généralement chargée, tantôt rouge, tantôt
pâle et jumenteuse; plusieurs avaient quelques crachats sanguinolens et des épistaxis qui n'avaient aucun danger. La
manne à petite dose, les boissons délayantes et très-légère-
ment diaphorétiques, le lait de poule, etc., remplissaient
assez bien l'indication curative.

Chez d'autres malades, le catarrhe dégénéra en fluxion de
poitrine, en catarrhe suffocant pituiteux ou inflammatoire;
les vieillards et les personnes d'un tempérament faible en
furent souvent les victimes. Dans le premier cas, une ou
deux saignées dès le principe tronquaient ordinairement la
maladie, qui ne durait guère que sept jours dans toute sa
force.

Le catarrhe suffocant exigeait ou les remèdes incisifs seuls,
tels que l'oxymel scillitique, ou ces mêmes moyens aidés de
la saignée.

Pour les refroidissemens qu'éprouvaient les vieillards surtout, on employait utilement les remèdes cordiaux et volatils
pour ranimer la circulation.

Le temps s'étant radouci vers le 15 janvier, le catarrhe se
changea en coryza avec une fluxion sur la membrane pituitaire,
ou sur les yeux, ou sur les oreilles, ou sur les muscles de la
tête, ou sur la gorge, ou sur le canal intestinal, ou enfin sur
toute l'habitude du corps. Ainsi les uns éprouvaient un enchifrènement qui était parfois très-violent, et qui simulait
par ses symptômes un état presque apoplectique, lequel se
dissipait en peu de jours à l'aide des bains de pieds, des fumigations et des autres moyens propres à détendre, et à exciter
une douce transpiration. D'autres malades éprouvèrent des
douleurs de tête rhumatismales très-aiguës ou des ophthalmies,
accompagnées de larmoyement et de douleurs d'oreilles très-

violentes qui cédaient difficilement aux émolliens, et ne s'apaisaient que par l'excrétion d'une sérosité abondante et extrêmement fétide par les oreilles, et d'un mucus très-épais par les narines; quelquefois le coryza était accompagné de surdité. On observa quelques légers maux de gorge, qui cédaient à l'emploi des gargarismes et d'une transpiration douce et soutenue. Quelques-uns se plaignaient de coliques d'estomac et d'intestins; les premières, avec sentiment de froid glacial dans ce viscère, ou accompagnées de vents, et parfois de vomissemens; les secondes produisaient un flux dyssentérique, quelquefois il se déclarait une fièvre catarrhale; chez d'autres enfin l'humeur parut se porter sur le foie, et produisit des jaunisses.

En général ces affections, surtout dans la première époque, étaient de peu de durée, et leur guérison était plus l'ouvrage de la nature que celui de l'art. Lorsqu'elle exigeait un traitement, on prescrivait avec fruit les infusions de bourrache, de fleurs de sureau, l'oxymel simple, le kermès minéral, les boissons émétisées lorsque la langue était chargée, et la saignée lorsque la péripneumonie se déclarait.

Douchor. Cette épidémie se montra en Flandre vers le milieu de l'automne; elle succéda à une diarrhée épidémique qui y avait régné durant tout l'été. Elle parut d'abord à Lille et dans les environs, et de-là, s'étendit dans la Flandre maritime et autrichienne. Elle réunissait toutes les fluxions catarrhales proprement dites, et elle débutait par une pesanteur de tout le corps et spécialement de la tête, avec une légère horripilation, surtout dans le dos; l'enchifrènement et le coryza suivaient bientôt, ainsi qu'une toux, tantôt sèche et tantôt avec des crachats visqueux; douleur et phlogose de la gorge, parfois vomissemens et crachats sanguinolens. Souvent la fièvre survenait, mais elle était peu forte, et même elle devenait salutaire si elle procurait des sueurs profuses; assez fréquemment des douleurs rhumatismales se faisaient sentir aux épaules, au cou et aux bras. L'épidémie devint plus grave au mois de décembre, et dégénéra souvent en fluxion de poitrine.

Les sueurs, l'expectoration de crachats cuits, ou l'excrétion de matières épaisses par les narines jugeaient la maladie. Les boissons émollientes, anodines, diaphorétiques, telles que les infusions de bouillon-blanc, de capillaire, de feuilles d'oranger, des bouillons de carottes et de navets, des laits de poule à l'eau d'orge, l'oxymel simple, le looch blanc suffisaient ordinairement pour débarrasser promptement les malades.

L'épidémie catarrhale qui régnait sur le continent d'Europe se manifesta aussi en Angleterre, où elle fit de rapides progrès; à peine se montrait-elle dans quelque cité populeuse, que tout le monde en était subitement attaqué. La maladie fut plus légère chez les enfans que chez les adultes. Enfin les trois quarts et jusqu'aux quatre cinquièmes de la population en furent atteints. Le règne de l'épidémie ne durait pas plus de six semaines dans chaque province, et la maladie n'outre-passait pas quinze jours dans son cours. Les récidives furent très-fréquentes; l'épidémie fut plus intense dans les villes, que dans les villages et dans les habitations isolées.

Une observation singulière, est que ce catarrhe se déclara épidémiquement parmi l'équipage du vaisseau l'*Atlas*, au mois de septembre, tandis qu'il allait de Malaca à Canton, quoique à son départ de ce premier port il n'y existât aucun indice de la maladie; et quand il arriva à Canton, l'épidémie y exerçait ses ravages depuis quelque temps, ainsi que sur la côte de Coromandel, avec les mêmes symptômes qu'en Europe, excepté qu'il y avait de plus une complication bilieuse très-marquée.

L'été de 1781 fut brûlant en Allemagne, et depuis la mi- Demert. juin jusqu'à la mi-septembre il ne tomba pas de pluie. Beaucoup de personnes furent attaquées de cette espèce d'éruption cutanée que l'on nomme *sudamen*, et que les bains guérissaient facilement. A cette température succéda un automne humide et froid, et le commencement de l'hiver suivant fut pluvieux. Il y eut en août et septembre des dyssenteries peu meurtrières, des fièvres intermittentes, et dans l'hiver des fièvres rheumatiques inflammatoires qui dominèrent jusqu'au mois de mai.

On apprit qu'à St.-Pétersbourg il était survenu, le 2 janvier, une variation extraordinaire du thermomètre de Farenheit, qui, la veille étant à 35 degrés au-dessous de zéro, était remonté à 5 degrés au-dessus; de sorte que, dans l'espace d'une nuit, l'atmosphère subit une variation de 40 degrés. Le même jour, quarante mille personnes furent attaquées d'une épidémie catarrhale, dont le règne fut éphémère.

Dans les mois suivans, l'épidémie parcourut la Suède, le Dancmarck, la Basse et Haute-Saxe. On l'appela *la Russe;* elle fit périr quelques personnes à Copenhague, à Leipsick et à Dresde. Au commencement de mai elle parut à Prague, et quinze jours après elle se déclara à Vienne par un temps froid. En peu de jours presque tous les habitans en furent atteints, et dans l'espace de six semaines que dura son règne, à peine épargna-t-elle le quart de la population. A la fin de mai et au commencement de juin, la température fut variable, tantôt humide et froide, tantôt très-chaude; ce qui ne produisit aucune différence dans les symptômes et la marche de la maladie, ni dans le nombre des malades. Ce ne fut qu'au solstice d'été que l'épidémie commença à diminuer, quant au nombre des malades, mais sans diminuer de force. On observa quelques récidives, des pleurésies, des péripneumonies et des entérites qui compliquaient parfois la maladie dominante.

En général elle épargnait les enfans; mais les personnes robustes et pléthoriques en étaient les plus maltraitées. Voici quels étaient ces symptômes : dans son début, lassitudes, horripilations, ensuite frissons, toux modérée, coryza, douleur de tête et de poitrine, respiration un peu difficile et douleurs dans les membres. Ces symptômes, accompagnés de chaleur, devenaient le jour suivant plus graves, et occasionnaient une telle débilité, que les gens les plus robustes pouvaient à peine se soutenir. Les malades éprouvaient des douleurs rheumatiques au dos, aux épaules et au cou, et une douleur fixe à la partie supérieure du sternum et du larynx;

douleur qui s'augmentait par la toux ou dans l'acte de l'inspiration. La toux devenait fatigante, et excitait des douleurs lancinantes dans la tête; les crachats étaient visqueux, et quelquefois il survenait des vomissemens de même nature; le pouls était très-variable en force et en fréquence; la chaleur de la peau était sèche et brûlante; les malades étaient inquiets, agités, quelques-uns soporeux, et d'autres déliraient, surtout les pléthoriques; le ventre était constipé, les urines crues et aqueuses, et la peau aride. Le troisième jour, tous ces symptômes semblaient s'alléger; le matin il y avait quelques crachats mûrs, parfois striés de sang, rejetés avec difficulté, mais avec soulagement; cependant ils étaient encore rares, et une toux sèche continuait à tourmenter les malades; la tête était moins affectée, la fièvre plus modérée, la peau moins sèche et moins brûlante, et les urines moins aqueuses; les malades pouvaient se lever.

La nuit du troisième au quatrième jour, et ce jour-là même, il y avait une exacerbation générale, la toux était plus sèche et plus fréquente, les douleurs plus fortes, la soif plus intense; mais les malades étaient moins soporeux que le second jour, les urines moins crues, la langue muqueuse et blanche; l'anorexie et la constipation s'observaient chez un grand nombre d'individus. Le cinquième jour l'apyrexie survenait avec une sueur acide ou une moiteur de la peau; l'expectoration libre et les crachats cuits, les urines chargées, le ventre libre, et les douleurs avaient disparu, mais il restait une grande faiblesse avec lassitude et inertie: l'appétit ne revenait qu'au bout de plusieurs jours. Ainsi les sueurs et l'expectoration jugeaient la maladie. Cependant les malades éprouvaient pendant une huitaine de jours une espèce de malaise récurrent de deux jours l'un; quelquefois la toux persistait pendant quelques semaines avec prostration des forces et inappétence.

Les vieillards, les phthisiques et les asthmatiques furent très-maltraités par cette maladie, à laquelle même plusieurs succombèrent.

L'invasion de cette maladie était si subite, que les Allemands la nommèrent *blit katarr*. Elle parcourut le nord de l'Europe au printemps et en été, passa durant l'automne en Italie, en Espagne et en Portugal, et attaqua même les flottes anglaises et bataves qui tenaient la mer.

Le traitement le plus convenable était le suivant: dès le premier ou le second jour, lorsque le pouls était fréquent et tendu, avec une toux sèche et de fortes douleurs de la poitrine et de la tête, on faisait une saignée qui soulageait tellement les malades, que rarement on avait besoin d'en faire une seconde. On donnait ensuite une infusion de fleurs de pouillot et de pavot, avec ou sans lait, ou bien une décoction de racines d'althéa, à laquelle ou ajoutait le roob de sureau, un peu de nitre et du sirop.

On combattait la constipation avec des potions laxatives.

Mais ordinairement, lorsque la langue n'était pas chargée, un clystère émollient suffisait. L'émulsion avec un jaune d'œuf, un peu d'huile d'amandes douces ou de gomme arabique, et du sirop diacode, étaient également utiles.

Si la maladie dégénérait en péripneumonie, on la traitait suivant la méthode ordinaire.

On vit quelquefois la fièvre prendre, après le sixième jour, le type d'une intermittente quotidienne, accompagnée dans les paroxismes de toux, de douleur de poitrine et de forte céphalalgie; parfois elle devenait continue. Dans l'un et l'autre cas, après les premiers remèdes, elle cédait facilement au quinquina.

Strack.

Cette épidémie parut vers la fin de mai à Mayence, où elle épargna peu d'habitans. La maladie affecta différentes formes et attaqua différens viscères; cependant ses symptômes les plus communs étaient l'engourdissement des membres, l'inappétence, les horripilations vespertines, suivies de chaleur, de lassitude, de douleur de tête et des yeux, de l'enchifrènement, d'angine et de toux sèche; le pouls était fréquent, plein et un peu dur. Les malades qui se mettaient sur-le-champ à la diète, et qui prenaient quelques boissons tièdes aiguisées avec l'oxymel, se rétablissaient promptement: car vers le troisième jour il survenait une sueur abondante, avec des urines troubles et sédimenteuses qui jugeaient la maladie.

La fièvre ayant cessé, il survenait pendant la convalescence des crachats cuits, que les malades expectoraient avec facilité; c'était la crise matérielle que la fièvre avait provoquée.

D'autres personnes, dès qu'elles se sentaient attaquées de la maladie, prenaient aussitôt des boissons sudorifiques et se couvraient bien, afin d'exciter une sueur profuse; ce qui réussit souvent. En peu de jours ils se rétablissaient sans toux ni expectoration. Ceux à qui il survenait des exulcérations aux lèvres, guérissaient promptement aussi sans toux ni crachats; c'était une crise semblable à celle des fièvres intermittentes.

Si la maladie présentait des symptômes inflammatoires, la saignée était indispensable, ainsi que les décoctions réfrigérantes aiguisées avec le nitre.

La maladie était plus intense et plus opiniâtre chez ceux qui n'avaient aucune évacuation critique le cinquième ou le septième jour, lorsqu'elle dégénérait en péripneumonie; si vers la même époque il survenait des urines sédimenteuses ou des sueurs abondantes, elle était dès-lors jugée, et elle se terminait par une expectoration mûre.

La maladie devenait plus sérieuse, si elle attaquait les viscères abdominaux : car si l'inflammation y survenait, la gangrène était à craindre. Si la menstruation chez les femmes se suspendait par cette cause, c'était un cas très-grave. Plusieurs furent attaquées d'une hépatite qui s'annonçait par le frisson suivi de chaleur, les nausées, les vomituritions, la répugnance pour les alimens, les défaillances; la couleur du corps devenait ictérique; les urines étaient bilieuses, les joues étaient comme rayées de larges bandes très-rouges, la langue aride, la soif inextinguible, l'abdomen tuméfié; on observait des exacerbations vagues et intercurrentes. Dans ce cas, les saignées modérées, les clystères de petit-lait nitré et de miel, des boissons réfrigérantes, ensuite des juleps avec le quinquina suffisaient ordinairement pour la guérison;

mais si la maladie de cette espèce attaquait les femmes en
couche, elle était mortelle. Cependant le quina donné à temps
en sauva plusieurs.

Quelquefois la maladie fut utile, en se compliquant avec
d'autres indispositions chroniques, telles que la podagre,
qu'elle fit disparaître, par des sueurs visqueuses, acides et
abondantes, par des urines très-sédimenteuses et par une
expectoration copieuse.

Il serait difficile d'assigner une cause positive de cette épidémie ; car on ne pourrait en accuser l'influence de la saison,
puisque la maladie ne parcourut pas dans le même temps
tous les pays, mais successivement l'un après l'autre. Par
exemple, elle parut le 9 mars à Memmel et à Gumbinen, le
10 à Heilsberg, le 15 à Kœnisberg et à Insterbourg, le 21
à Bartenstein ; au mois d'avril à Berlin, au commencement
de mai à Hidelberg, au milieu du même mois à Mayence,
d'où elle disparut en juin, et elle se montra partout la même,
malgré la différence du climat et de la saison.

Rosa.    L'automne de 1781 fut en Italie très-humide et pluvieux;
l'hiver suivant fut tiède et doux dans le principe, le froid
survint ensuite avec la neige. Le printemps fut d'abord tempéré, mais vers l'équinoxe il y eut des pluies et des vents
froids. Les chaleurs ne parurent qu'à la fin du mois de mai,
et allèrent en augmentant jusqu'à la fin de l'été, qui fut très-
sec; la sécheresse se prolongea jusqu'à l'équinoxe d'automne.

Les maladies furent irrégulières comme les saisons. Dans
l'hiver, on observa des fièvres catarrhales opiniâtres, qui dégénérèrent souvent en phthisie. Au printemps régnèrent des
rougeoles confluentes, qui se terminaient par des toux chroniques, des exulcérations de la gorge ou des flux de ventre.
En été, ce furent des fièvres putrides malignes, qui se jugèrent
par des diarrhées ou des sueurs copieuses. En septembre il
survint des fièvres bilieuses, et en automne il y eut des inflammations de poitrine simples ou bilieuses. Il est à remarquer que durant toute cette année les affections de poitrine
dominèrent principalement.

On était instruit que dans ce même temps l'Allemagne était

infestée par une épidémie catarrhale qui avait déjà parcouru le Danemarck, l'Angleterre et la Hollande, dont la flotte même, qui était sous voile, avait dû rester à l'ancre à cause de la maladie qui y régnait. Vers le milieu de l'été, cette épidémie parut à Sinigaglia à la suite d'une tempête qui amena un froid subit; elle ne fut pas dangereuse, mais elle n'épargna presque personne. De-là elle se répandit dans toute la Romagne, dans l'Ombrie, dans le Latium, à Rome, puis en Toscane, et dans les Légations. Elle se transporta ensuite à Venise, où elle fut plus grave; et revenant sur le continent, elle visita Pavie, Vérone, le Brescian et le Milanez. Elle avait déjà parcouru le Tyrol.

La maladie était caractérisée par les symptômes suivans: douleur d'abord gravative, ensuite aiguë à la tête, avec chaleur brûlante; toux sèche et véhémente, affaiblissement des forces comme dans une affection rheumatique. Le plus souvent la maladie était légère et sans fièvre, et l'on s'en délivrait promptement au moyen de frictions sèches sur la peau, et de quelques boissons démulsives, et mieux encore par des sueurs abondantes naturelles ou artificielles. La bière chaude dont on fit usage en Bohême, et le vin que les Tyroliens employèrent furent plutôt dangereux qu'utiles.

Lorsque cette affection était grave, à une grande prostration des forces il survenait pendant deux ou trois jours des alternatives de froid et de chaud, avec un grand mal de tête et des vertiges; une fièvre ardente s'allumait avec une grande chaleur par tout le corps; la gorge s'enflammait avec un sentiment de constriction qui s'étendait jusqu'aux fausses côtes; une toux sèche, clangoureuse et fatigante ôtait le sommeil; il y avait enchifrènement avec distillation d'eau âcre par le nez. Des douleurs pleurétiques se faisaient quelquefois sentir; la matière morbide se portant sur les premières voies provoquait des nausées, des vomissemens ou de violentes diarrhées. On observa même chez quelques individus des éruptions exanthématiques. La fièvre, dans ces cas graves, était quotidienne rémittente, et parfois continue aiguë; alors la maladie dégénérait en pleurésie ou en parafrénésie. Ce qui arriva plus souvent dans les pays septentrionaux, où la maladie fut plus grave qu'en Italie. En général elle y disparaissait du quatrième au septième jour. La langue était ordinairement pure; ceux qui l'avaient sale, annonçaient un embarras dans le système gastrique, et éprouvaient une constriction précordiale que les purgatifs emportaient. Dans les premiers jours les urines étaient rares, rouges et brûlantes, sur la fin elles étaient crues. Les sueurs partielles, débilitantes et froides, survenant dès le début de la fièvre, exigeaient qu'on les tempérât avec un peu de vin. Lorsque les sueurs n'avaient pas lieu, les malades étaient inquiets, tristes, et ne dormaient pas; il n'y avait d'autres remèdes que les frictions sèches, ou avec une éponge imbibée d'une liqueur chaude, ou les fumigations, ou enfin les sinapismes.

Quelques malades eurent une éruption spontanée de feu sacré; chez d'autres, les hémorrhoïdes se tuméfièrent considérablement.

La maladie se jugeait de différentes manières, soit par une expectoration copieuse et facile de matières cuites, soit par des sueurs profuses, ou par une diarrhée bilieuse spontanée, ou enfin par l'épistaxis; mais les sueurs furent la crise la plus ordinaire, et on les vit quelquefois ne survenir qu'au vingtième jour.

Le traitement en Italie fut simple, et consistait en infusions démulsives et en lénitifs, tels que le thé de sureau, de violettes, les émulsions d'amandes, l'oxymel, les béchiques, etc.

On crut la maladie contagieuse, parce que plusieurs marchands qui étaient allés à la foire de Sinigaglia rapportèrent le germe épidémique, et le répandirent dans leur pays à leur retour.

Delacroix. Le 13 juillet 1788 fut remarquable à Paris par un orage des plus violens, suivi de grêle. Le thermomètre varia de 9 degrés en vingt-quatre heures; et dans tout le reste du mois, et plus encore en août, on y observa des variations de 8, 10 et 12 degrés dans un même jour. Les vents furent aussi très-variables durant ces deux mois, et l'on

s'aperçut bientôt des effets de ces changemens de tempera-
ture; une dyssenterie très-meurtrière se déclara à l'hôtel
des Invalides, et se communiqua aux habitans du Gros-
Caillou; mais la maladie dominante épidémique qui parut
en même temps, fut d'une nature purement catarrhale. Elle
se manifestait par les signes les moins équivoques, quoiqu'elle offrît quelques variétés. En voici les principaux symptômes : frissons ou alternatives de froid et de chaleur;
douleurs vagues et comme rheumatiques, enchifrènement,
écoulement continuel d'une humeur âcre et limpide par le
nez et les yeux, éternumens fréquens, céphalalgie violente,
enrouement, parfois douleur vive aux dents ou dans le conduit auditif, âpreté et sécheresse dans le gosier et dans la
poitrine, avec sentiment de lacération dans ces parties,
causé par une toux fatigante; d'autres fois, apparence d'esquinancie, ou bien légers points de côté qui se dissipaient
vers le troisième jour, insomnie et fièvre ardente les deux
ou trois premières nuits, tendance à la sueur, quintes de
toux, suivies d'une expectoration de matières âcres.

Comme cette épidémie coïncida avec les affections bilieuses ordinaires de la fin de l'été, beaucoup de malades
éprouvèrent des nausées et même des vomissemens de bile,
avec un mal de tête plus violent et une fièvre plus forte que
ceux qui n'eurent que l'affection catarrhale simple. Cette
épidémie fut si universelle à Paris, que peu de personnes
en échappèrent. Dans son état de simplicité, elle n'était
accompagnée d'aucun danger, et elle se terminait dans deux
ou trois jours lorsqu'on observait une diète sévère, et que
l'on se mettait à l'usage de quelques boissons chaudes; elle
se prolongeait jusqu'au septième ou neuvième jour, lorsqu'il
y avait quelque complication bilieuse; mais elle était plus
longue et plus opiniâtre, lorsqu'elle attaquait des personnes
affaiblies par l'intempérance ou par d'autres indispositions,
ou les femmes touchant à leur période critique, ou celles
sujettes aux affections nerveuses. Quelques malades éprouvèrent de violentes douleurs dans les articulations, d'autres
perdirent en peu de jours leur embonpoint. Il était rare que

les personnes sujettes aux rhumatismes ou à la sciatique
n'éprouvassent pas un renouvellement de leurs maux ; des
chagrins, des peines d'esprit rendirent quelquefois la maladie plus grave et plus opiniâtre, et il était alors assez ordinaire de voir survenir une synoque bilieuse marquée par les
symptômes les plus alarmans.

La vie sédentaire et retirée ne préservait pas de l'influence
épidémique. Au reste, la maladie se jugeait par des sueurs
profuses, ou une excrétion abondante de sérosités par le
nez, ou par une expectoration facile.

Quant au traitement, les médicamens actifs, tels que
l'émétique, les purgatifs ou la saignée, administrés dans le
début, ne faisaient qu'aggraver et prolonger la maladie, à
moins que des complications bilieuses ou des symptômes
inflammatoires ne rendissent ces secours nécessaires. Les
seuls moyens le plus généralement employés, furent les
boissons adoucissantes et mucilagineuses ou légèrement aro-
matiques, et propres à favoriser une diaphorèse, comme
l'eau d'orge avec le sirop de violettes, les infusions de fleurs
de sureau ou de vulnéraire de Suisse, ou de violettes, de
bourrache, etc. Quelques malades firent usage du bouillon
de navets. Les boissons légèrement acidulées furent utiles
dans les cas de complication gastrique et bilieuse ; l'eau de
riz légèrement aromatisée fit souvent la boisson ordinaire,
lorsque la maladie se prolongeait vers le septième ou neuvième jour. Enfin les infusions de capillaire, de véronique,
d'hysope ou de toute autre plante aromatique furent particulièrement appropriées aux constitutions flegmatiques, pour
donner du ressort aux puissances excrétoires. Les pédiluves
réitérés parurent débarrasser la tête ; enfin on employa divers autres remèdes, suivant les diverses complications de
la maladie.

Careno. L'été de 1788 fut très-chaud en Autriche, et accompagné
de plus de trois mois de pluie ; l'automne suivant fut assez venteux, ce qui amena un hiver tellement précoce, que, dès le
17 novembre, le thermomètre de Réaumur descendit à 20
degrés au-dessous de zéro. Les vents d'est ayant soufflé en

décembre, le froid diminua; mais ce changement de température produisit un catarrhe épidémique si violent, que plus
de la moitié des habitans de Vienne en furent attaqués, sans
distinction d'âge ni de sexe. La maladie se distinguait par
les caractères suivans :

Le premier jour, pesanteur de tête assez modérée, mais
qui devenait insupportable dès le second jour, avec lassitude
générale, mal de gorge, enrouement, anorexie avec ou sans
fièvre, toux sèche, modérée et irrégulière, lorsqu'il y avait
de la fièvre; quelquefois elle était suivie d'une expectoration
de sérosités âcres; les urines étaient d'abord blanches, ensuite elles devenaient rouges ou furfuracées; la céphalalgie
devenait aussi plus intense, le sommeil inquiet et souvent
interrompu par la toux : cet état durait jusqu'au quatrième
ou cinquième jour, époque où la maladie se jugeait ordinairement; mais il arrivait parfois qu'elle prenait alors une
marche plus sévère et plus opiniâtre.

Les malades qui gardèrent le lit et qui burent abondamment des infusions pectorales chaudes, furent guéris à la
suite d'une sueur modérée, dès le troisième ou quatrième
jour. Ceux qui étaient d'un tempérament faible ou qui négligeaient la maladie, étaient tourmentés par une toux sèche,
des douleurs dans tous les membres, un coryza intense et
l'oppression de poitrine. Néanmoins, l'expectoration devenait épaisse et plus facile vers le cinquième jour, et la maladie se jugeait par cette excrétion ou par les sueurs, ou
par les urines, ou enfin par les selles. Elle ne fut fatale
qu'à quelques vieillards. Plusieurs malades se guérirent en
buvant du café bien chaud, aiguisé avec un peu de jus de
citron. Les pléthoriques avaient besoin de la saignée. Si la
crise se décidait par les selles, on les aidait par de doux
lénitifs ou par des clystères émolliens. Les pédiluves furent
utiles, surtout aux tussiculeux. La maladie étant négligée,
exigeait quelquefois plusieurs saignées; on employa dans les
cas graves la décoction pectorale avec l'oxymel, et des loochs
avec le sirop d'althéa et l'huile d'amandes douces.

. Il y eut quelques récidives qui furent funestes aux gens âgés.

Dupau. Après une longue continuité de chaleur sèche, le vent du nord vint rafraîchir la température au commencement de septembre, et une épidémie catarrhale ne tarda pas à se manifester dans le district de Rieux, département de la Haute-Garonne. Ses symptômes étaient une grande aridité de la bouche et de la gorge, toux sèche, et quelquefois accompagnée d'une expectoration de matières fluides et écumeuses, anxiétés précordiales, douleurs lancinantes à la tête et aux épaules, enchifrènement, insomnie, froid aux extrémités, le pouls petit, bas et enfoncé; du reste, l'état de la peau naturel, excepté aux jambes.

Ces symptômes, qui ne semblaient annoncer qu'une fièvre catarrhale ordinaire, laissaient les malades dans une sécurité funeste : car dès le troisième jour les accidens devenaient beaucoup plus graves; les malades étaient dans une agitation continuelle, la respiration devenait de plus en plus difficile, les extrémités se glaçaient, de petites sueurs froides se montraient à la tête et sur la poitrine, la langue était âpre et d'une aridité extrême, les malades la faisaient rouler continuellement hors de leur bouche, ils éprouvaient de fréquentes défaillances, avant-coureur de la mort. Lorsque au contraire la guérison devait avoir lieu, la fièvre se déclarait, une chaleur douce se répandait par tout le corps, la langue s'humectait et devenait blanche, le nez redevenait humide, et il en sortait une humeur épaisse; ainsi se jugeait la maladie. La saignée dès le début, et les boissons anti-phlogistiques, furent les remèdes que l'on appliqua le plus heureusement dans cette circonstance : car le traitement stimulant, le quinquina, les spiritueux furent mortels, et M. le docteur Rouge de Montesquieu en offrit un exemple; il succomba le dixième jour sous une semblable méthode.

Dashout. L'été de 1799 avait été en Russie généralement plus froid que chaud, et presque toujours pluvieux. Le 1er décembre, il survint tout à coup un froid sec, qui ne dura que deux jours; le mercure remonta à zéro, et retomba ensuite considérable-

ment. Les vents de mer et d'épais brouillards régnaient constamment à cette même époque. Une épidémie catarrhale se
déclara alors à Casan et à Moscou, et s'étendit bientôt jusqu'à
St-Pétersbourg et à Cronstadt. Elle s'annonçait par des horripilations plus ou moins caractérisées, alternant avec des flam-
bées de chaleur au visage. La langue, nette dans le commencement, se chargeait ensuite; dans le progrès de la maladie,
la peau était aride, il survenait des douleurs gravatives à la
région frontale. Quelques malades avaient le coryza et de fréquens éternumens; dès le second jour, les douleurs se faisaient sentir au dos, aux reins, à tous les membres et à la poitrine; une toux violente semblait déchirer les poumons; le
sommeil était très-agité et parfois nul, la difficulté de respirer augmentait avec la toux, qui ne provoquait qu'une expectoration lymphatique, visqueuse et tenace; la bouche était
sèche, et il y avait prostration des forces et inappétence.
Quelques malades eurent des vomituritions de pituite et de
bile, d'autres éprouvèrent des maux de gorge légers; le pouls
chez le plus grand nombre était mou et fréquent; la fièvre
fut plus ou moins décidée. Plusieurs malades eurent dès le
second ou le troisième jour des sueurs judicatoires, mais ils
restèrent encore quelque temps très-faibles et sans appétit.
Dans le commencement de la maladie, les urines étaient
crues; dans la suite elles déposaient un sédiment semblable à
celui que l'on trouve dans les fièvres intermittentes.

La maladie se jugeait complètement par des crachats faciles
et copieux du cinquième au septième jour. Il y eut des récidives qui ne furent pas sans danger; les vieillards, les cachétiques et les personnes déjà attaquées d'une autre maladie,
furent les plus maltraités par l'épidémie.

Les boissons chaudes, telles que les infusions de fleurs de
guimauve et de pavot, ou de fleurs de sureau, nitrées, ou
légèrement émétisées, lorsqu'il y avait des signes gastriques;
ensuite, vers la fin de la maladie, les purgatifs avec la manne,
ou les tamarins, ou avec l'électuaire lénitif, étaient le traitement le plus convenable. Si la maladie se prolongeait au-
delà du huitième jour, on purgeait alors les malades avec la

13..

rhubarbe et le tartre soluble. Dans la convalescence, on donnait deux cuillerées à café de l'élixir stomachique d'Edimbourg dans du vin blanc. Quelques médecins prescrivirent avec succès le kermès minéral uni à une poudre absorbante.

L'épidémie attaqua presque à la fois huit cents élèves de la marine à Cronstadt, mais elle ne fut pas meurtrière. On les traita généralement avec l'infusion de fleurs de sureau aiguisée avec le nitre, le vinaigre camphré et l'oxymel scillitique.

Gilibert. L'été de 1800 avait été très-sec et très-chaud sous l'empire du vent du nord, et l'automne très-humide et pluvieux, le vent du sud étant dominant. Ce fut dans le mois d'octobre que se manifesta à Lyon une fièvre catarrhale, qui n'offrait d'abord aucun grave symptôme; ce ne fut qu'en novembre et décembre qu'elle se montra plus féroce. En janvier, sa marche devint plus uniforme et plus rapprochée de la fièvre catarrhale simple. Voici les caractères généraux ou pathognomoniques de cette maladie; les premiers jours, céphalée, enchifrènement, toux plus ou moins fréquente, frissons et horripilations, accélération du pouls vers le soir, et chaleur plus ou moins vive pendant la nuit, terminée le matin par des sueurs plus ou moins sensibles; ceux qui n'éprouvaient que ces symptômes, seulement avec inappétence et lassitude, furent jugés le troisième, le cinquième ou le septième jour, par des sueurs profuses et le plus souvent très-fétides. Un grand nombre de malades offrirent ce premier degré; un plus grand nombre encore n'eurent qu'un seul accès de fièvre plus ou moins marqué, suivi de toux, et ceux-ci furent jugés par une expectoration plus ou moins prolongée. Mais dans le canton de St-Clair et de St-Nizier l'épidémie prit un caractère plus grave, surtout chez les gens aisés. Le mal de tête était violent, la toux forte, le pouls faible, petit, accéléré le soir, des lipothymies dès les premiers jours, aussitôt que les malades se levaient; la face pâle, des anxiétés précordiales plus ou moins prolongées; vers le soir, redoublement marqué par un frisson, suivi de chaleur âcre, qui se terminait par des sueurs. Dans la plupart des malades, un paroxysme plus violent de deux jours l'un; pendant l'accès, anxiétés, nausées, vomituritions

bilieuses ou pituiteuses, avec augmentation de la céphalée.
D'autres éprouvèrent dès les premiers jours une diarrhée bilieuse, avec colique et ténesme. Les jeunes gens avaient du
troisième au cinquième jour des épistaxis, qui diminuaient le
mal de tête. Dans plusieurs sujets, le délire plus ou moins
caractérisé survenait du cinquième au septième jour, ou du
douzième au quatorzième, mais il cessait ordinairement ou
diminuait beaucoup après chaque redoublement; il était assez
souvent précédé et accompagné de la tension et élévation des
hypocondres. Les urines étaient assez limpides durant le premier septénaire. Presque tous les malades qui succombèrent
eurent des convulsions partielles ou générales les derniers
jours, surtout les jeunes gens. La plupart des malades étaient
jugés à la fin du second septénaire, d'autres à la fin du troisième, très-peu à la fin du quatrième. Des sueurs onctueuses
et fétides, des crachats puriformes, des urines abondantes et
déposant comme un sédiment blanchâtre, des selles jaunes et
assez liées terminaient la maladie. On observa une ou deux de
ces évacuations critiques chez des sujets qui néanmoins succombèrent. La surdité, précédée parfois d'une vive odontal-
gie, fut assez générale dans la plupart des malades quelques
jours avant les évacuations critiques; chez d'autres, avant le
délire. Ces évacuations furent aussi précédées dans certains
cas par des éruptions miliaires rouges très-abondantes, surtout aux dos. Dans un petit nombre de sujets, la crise s'est
opérée par des parotides. La maladie présenta quelquefois dès
les premiers jours tous les symptômes d'une pleuro-péripneumonie, savoir: toux, crachats sanguinolens, douleur latérale,
respiration laborieuse, etc., surtout chez les sujets d'une constitution faible. Tous les phthisiques frappés de cette variété
de la maladie, succombèrent du troisième au cinquième jour
de l'invasion. On observa aussi une fièvre catarrhale rémittente, compliquée avec des douleurs rhumastimales, qui disparaissaient au commencement du second septénaire.

En général, la maladie attaqua des gens de tout sexe et
de tout âge; les enfans et les femmes guérirent presque tous;
la mort ne frappa que les jeunes gens de 18 à 25 ans, et des

adultes de 40 à 50. Les malades traités par les évacuans émético-cathartiques, ou par les vésicatoires et le quinquina, ou enfin par la saignée, succombèrent presque tous, quoique les praticiens eussent été guidés à prescrire cette dernière, vu la tendance à l'épistaxis les premiers jours, et sur l'observation que les symptômes graves avaient diminué d'intensité chez les femmes dont les règles survenaient à cette époque, ou devançaient.

Une diète sévère dans le premier septénaire; ensuite les délayans, les tempérans, les nitreux, le sirop de quinquina, les lavemens de quinquina et de camphre, dans le second et le troisième, étaient la méthode de traitement la plus convenable. On n'avait recours aux vésicatoires ou aux sinapismes que dans les cas de débilité générale, compliquée avec la soporosité et le délire; dans ce même cas le musc fut aussi avantageux. Cette maladie présenta généralement trois variétés, savoir : catarrhale simple, catarrhale simulant la pleuro-péripneumonie, et fièvre catarrhale rémittente pernicieuse, qui attaqua principalement les gens aisés. La mortalité ne fut pas considérable; mais elle parut alarmante, étant tombée sur la classe riche. Cette épidémie ressemble en tout point à celle de 1741, dont Hermann Juch nous a transmis l'histoire.

Penada. Le catarrhe Russe qui s'était montré à Padoue en 1782, 1788, 1792 et 1800, y reparut deux ans après. Il se déclarait par des douleurs dans les articulations, des frissons irréguliers vers le soir, la céphalalgie, une toux sèche et moleste, le larmoiement et le coryza; une légère fièvre se déclarait avec exacerbations durant la nuit; elle se terminait le matin par des sueurs ou des urines. Ces symptômes acquérant ensuite plus de force, faisaient prendre à la maladie l'apparence d'une pleuro-péripneumonie rheumatique, avec douleur pongitive latérale, opression, fièvre hardie et douleur dans les muscles pectoraux, déglutition difficile, chaleur ardente dans la bouche et à la gorge, la face et les yeux devenaient rouges; la fièvre alors était continue.

Le symptôme le plus universel était la toux, qui était sèche, violente, opiniâtre, ne laissant aucun repos aux malades; et

qui durait souvent plus de quarante jours; elle était convulsive, et par accès comme la coqueluche.

La saignée convenait pour les personnes robustes; ensuite
on prescrivait quelques potions huileuses, de doux minoratifs
pectoraux avec la manne, des décoctions de plantes démul-
cives, animées avec quelques gouttes de liqueur anodine; on
donnait ensuite l'ipécacuanha épicratiquement, et le soir
quelque potion sédative opiacée, ou quelques pilules de cyno-
glosse ou de styrax.

La même épidémie se déclara à Paris au mois de janvier 1802. Léveillé.
Depuis l'*Influenza* de 1775, elle n'avait pas été aussi généralement répandue; car elle n'épargna aucune classe de la société.
Elle fut néanmoins plus fréquente chez les ouvriers et les malheureux qui habitaient des quartiers malsains, et qui étaient mal
vêtus. La température atmosphérique ayant varié de 10 à 11
degrés dans l'espace de vingt-quatre heures, et cette variation
ayant subsisté plusieurs jours, ce fut sans doute ce qui donna
lieu à cette épidémie, laquelle ne présenta rien de grave que
chez les malades qui commettaient des erreurs de régime,
et chez ceux dont la poitrine était délicate ou déjà affectée
de quelque maladie.

Le siége de l'affection catarrhale était très-variable; il occu-
pait les yeux ou les oreilles, ou le nez, ou la gorge. Elle était
tantôt simple, et tantôt compliquée de fièvre bilieuse, putride, nerveuse, et rarement inflammatoire. Ses symptômes
généraux étaient des frissons irréguliers, une douleur de tête
fixe au front; somnolence chez les uns, insomnie chez les
autres; courbature, dégoût pour les alimens, langue blanche
ou jaune, et recouverte d'un enduit muqueux; pouls fébrile,
fréquent et serré jusqu'à la terminaison de la maladie, qui
avait lieu ordinairement le troisième jour par des sueurs
abondantes. Souvent elle ne se jugeait qu'au cinquième,
sixième ou septième; et s'il y avait complication, elle se
prolongeait au douzième, quatorzième, vingtième et vingt-
cinquième jour.

Chez quelques personnes, il survenait un écoulement abondant et aqueux par les yeux et le nez. Celles-là avaient pour

l'ordinaire la face tuméfiée, les yeux rouges, les paupières engorgées, les lèvres épaisses, les ailes du nez rouges et très-sensibles, et pour l'ordinaire il survenait un mal de gorge qui se prolongeait encore pendant trois ou quatre jours. Chez d'autres malades, la crise avait lieu par les urines, qui devenaient d'un rouge briqueté, et qui déposaient un sédiment épais.

La toux était générale, d'abord sèche, puis plus cuite à l'époque de l'apparition des sueurs; enfin elle cessait après une expectoration facile; parfois elle se prolongeait encore quelque temps durant la convalescence.

D'autres symptômes caractérisaient encore le siége particulier de l'affection catarrhale, comme l'ottalgie, la tuméfaction des glandes du cou, l'enrouement, les douleurs latérales, les coliques accompagnées d'évacuations alvines dyssentériques; la présence des autres symptômes propres aux maladies bilieuses, nerveuses ou putrides, indiquait la complication de l'une d'elles.

Les cas simples exigeaient la diète, le repos, le lit, des boissons pectorales chaudes, des lavemens, des fumigations avec les infusions de sureau ou de lavande; aux indices de la sueur, le docteur Léveillé prescrivait l'infusion citronnée de feuilles de mélisse ou de fleurs de sureau, et quelques potions calmantes le soir, s'il y avait insomnie. Dès que l'expectoration devenait plus facile, on donnait le matin deux onces de manne fondue dans une tasse d'eau tiède, ce que l'on répétait deux ou trois fois jusqu'à la fin de la maladie : on donnait ensuite quelques infusions amères dans les premiers jours de la convalescence.

Quant aux complications, elles exigeaient le traitement rationnel qui leur est propre. Un brouillard épais, d'une odeur désagréable, et qui affectait par son âcreté les yeux et le nez, ne contribua pas peu à cette épidémie. Il était prudent de s'en garantir.

L'été de 1802, et une partie de l'automne, furent d'une sécheresse soutenue. La chaleur, d'abord modérée, s'éleva successivement à un degré peu commun, où elle se maintint pendant un mois et demi ; elle diminua ensuite par degrés, et fit place à des pluies et à des brouillards, qui ne devinrent froids qu'en décembre. Ils furent remplacés en janvier par des gelées assez fortes, qui persistèrent jusqu'à la fin de février.

En novembre les petites véroles furent nombreuses et meurtrières, et ce fut en janvier que l'épidémie catarrhale commença à se montrer. Les personnes saines, aisées et menant une vie active, en furent généralement exemptes. Elle était dans sa plus grande vigueur vers la fin de février, et disparut au mois de mars.

La maladie se montra simultanément, et dans le principe, sous deux formes essentiellement distinctes ; savoir : sous celle de catarrhe local, dans lequel l'ensemble du système n'était que secondairement affecté ; et sous celle de fièvre essentielle, dans laquelle les affections locales ne furent que sympathiques.

Sous la première de ces formes, elle affecta indistinctement les personnes de tous les âges et de tous les tempéramens. Quoique peu dangereuse, son début avait quelque chose d'imposant ; les malades étaient subitement saisis de courbature avec un malaise général, fièvre hardie, céphalalgie violente, toux, amertume de la bouche ; mais cette première effervescence tombait bientôt, et tout cet appareil se réduisait à un rhume simple, qui parcourait régulièrement ses périodes.

Un vomitif dans le début, ensuite les délayans béchiques et diaphorétiques suffirent pour abréger et terminer heureusement la maladie.

Quelquefois cependant il survint des symptômes de péripneumonie ; alors la saignée fut nécessaire, mais dans ce cas seulement : car dans cette épidémie, la disposition générale des corps répugnait à ce moyen.

D'autrefois, et surtout chez les enfans en bas âge, elle se portait sur le canal intestinal, et déterminait un cours de ventre qui épuisait promptement le malade et le mettait en danger ; alors les vésicatoires, les diaphorétiques, et surtout l'acétite ammoniacal furent d'une grande utilité.

La fièvre essentielle affecta plus particulièrement les enfans, les vieillards et les sujets affaiblis, soit par les maladies, soit par les privations qu'entraîne la misère. Son caractère dominant fut une faiblesse et une prostration générale des forces; le pouls était mou et fréquent, fuyant sous le doigt, lors même qu'il se développait quelque symptôme d'inflammation locale; la figure était pâle, les traits décomposés, et la physionomie avait quelque chose de sinistre. Si, trompé par un point aigu de côté, des crachats sanguinolens ou quelque autre apparence inflammatoire, on tirait du sang, les symptômes ne tardaient pas à s'aggraver. Quand la maladie était arrivée à ce point de gravité, la terminaison était ordinairement prompte et fatale. Si quelque organe avait été plus spécialement affecté, on en trouvait le tissu flétri, mou et facile à déchirer ; du reste, l'inspection cadavérique ne présentait rien d'extraordinaire. Souvent sa marche fut moins brusque et moins grave; mais dans tous ses dégrés et toutes ses variétés, elle se caractérisa toujours par un fond d'atonie qui était son type particulier. Elle n'eut rien de contagieux.

Il était généralement utile de faire vomir les malades dès le début; mais cela fait, il était dangereux d'insister sur les évacuans, il fallait suivre exclusivement l'indication que présentait l'état de l'ensemble du système. Les vésicatoires, le quinquina, le camphre, le vin, mais surtout l'acétite ammoniacal dans des boissons appropriées, améliorèrent promptement l'état d'un grand nombre de malades.

Lorsque la maladie fut accompagnée de symptômes de péripneumonie, les convalescens conservèrent souvent un point de côté qui ne se dissipa qu'à la longue, et à l'aide des résolutifs.

Les gelées qui survinrent modifièrent assez promptement cette épidémie, qui fit place à une ophthalmie assez vive, mais de peu de durée, et sans danger.

Cevri. La même épidémie se déclara dans le même temps en Lombardie, et particulièrement à Milan. L'été de 1802 avait été très-chaud et sec, l'automne très-humide, et l'hiver, d'une intempérie extraordinaire, avec des variations atmosphériques de 10 à 12 degrés dans la journée.

La maladie fut simple ou compliquée de différens accidens. Ses symptômes généraux étaient un malaise, de l'inappétence, des frissons récurrens et alternant avec une chaleur âcre, douleur gravative à la tête et surtout à la région frontale, une certaine disposition à la soporosité, le corps pesant et brisé, sueurs partielles, langue blanchâtre ou jaune, redoublement fébrile le soir et durant toute la nuit; rémission des symptômes le matin; pouls fréquent, serré, souvent déprimé, qui se développait à mesure que la maladie s'avançait vers une heureuse terminaison, laquelle avait lieu par des urines sédimenteuses, ou des sueurs copieuses universelles, ou par une expectoration puriforme, ou enfin par des selles muqueuses ou bilieuses. Quelquefois, mais cependant rarement, ces excrétions se réunissaient toutes pour juger la maladie, qui durait trois, cinq, sept, douze ou quinze jours au plus.

Outre les symptômes généraux ci-dessus, on observa chez divers malades des tintemens d'oreilles avec douleur, des vertiges, des gonflemens aux parotides, des coryza, la tuméfaction parfois érysipélateuse du visage, le larmoyement et l'inflammation des yeux, la distillation d'une humeur âcre des narines, avec tuméfaction du nez et de la lèvre supérieure.

La maladie se compliqua aussi d'enrouement avec une angine décidée, mais peu intense; elle dégénéra parfois en péripneumonie catarrhale, qui se jugeait par l'expectoration ou par les sueurs, et on la vit assez souvent se transformer en douleurs rheumatiques vagues.

Quelquefois elle passa en catarrhe suffoquant, surtout chez les vieillards, ou par suite d'erreur dans le régime, ou d'un mauvais traitement, et le malade périssait subitement. Cette transition s'annonçait par un sentiment de pesanteur très-grave sur la poitrine, anxiété extrême, sifflement des bronches; les forces manquaient tout d'un coup, la décomposition des traits de la physionomie était rapide, et une congestion subite dans les poumons portait une mort non moins prompte.

On vit aussi des personnes faibles, convulsionnaires et hystériques avoir, outre les symptômes généraux du catarrhe, de fréquentes syncopes avec un pouls petit et serré, la respiration pénible, les extrémités froides, les urines rares et blanchâtres; les malades étaient tristes, timoreux, et tombaient aisément dans un état de soporosité.

La maladie était assez rarement inflammatoire; elle était plus communément d'une nature gastrique. Elle attaqua de préférence la classe pauvre, celle des ouvriers, les personnes faibles et les femmes enceintes. Les enfans qui en furent atteints avaient, outre les symptômes généraux, la pupille dilatée, le prurit au nez et au fondement, des douleurs de ventre accompagnées de selles muqueuses, fétides et vermineuses.

Ordinairement la maladie se jugeait du quatrième au septième jour par les urines troubles et bourbeuses, ou par des sueurs profuses, ou enfin par une expectoration abondante; le rhume et la toux persistaient souvent encore pendant quelque temps. La convalescence était longue, et les récidives fréquentes. Si l'on négligeait la maladie, ou si on la traitait par des remèdes stimulans, elle se changeait aussitôt en une péripneumonie grave. L'abus de la saignée et des débilitans la rendait chronique et obstinée, et la convalescence était très-longue et équivoque; l'usage immodéré des boissons douces et mucilagineuses, et des purgatifs troublait la marche de la maladie, arrêtait les crises et donnait lieu à de fatales métastases.

La diète, le lit, les boissons pectorales simples, les fumigations d'eau acidulée avec le vinaigre, les pédiluves, les lavemens émolliens; le soir, une émulsion nitrée et unie avec le sirop diacode, et des purgatifs doux, étaient le traitement le plus convenable dans l'état simple de la maladie; l'angine exigeait les sangsues à la gorge, les cataplasmes émolliens au cou, le tartre émétique en lavage, la saignée, si la fièvre était trop vive; les sinapismes ou les vésicatoires comme rubéfians sur le cou. L'ipécacuanha, l'extrait aqueux d'opium, les vésicatoires, l'oxymel scillitique, le polygala, les fleurs d'arnica en infusion convenaient dans la péripneumonie catarrhale et dans le catarrhe suffocant. Si la maladie se portait sur le canal intestinal, on donnait alors avec succès l'ipécacuanha comme vomitif, les clystères mucilagineux, la crème de tartre, la décoction de tamarin et les boissons acidulées. Dans les cas de syncope, la saignée, les boissons acidulées, les minoratifs et une méthode débilitante modérée, faisaient cesser les accidens. On administrait aux enfans des lavemens avec l'eau miellée, des purgatifs doux, des anthelmintiques, des boissons acidules, et on leur appliquait des sinapismes.

La prophylactique générale contre cette épidémie consistait à se garantir du froid et de l'humidité, à se tenir les pieds chauds et secs, à être bien couvert, à vivre avec sobriété, et à faire des frictions sèches par tout le corps pour y maintenir une douce transpiration.

A la fin de septembre 1812, il se déclara dans le nord du département d'Indre-et-Loire une épidémie catarrhale, qui se prolongea jusqu'au printemps suivant, sous l'influence des longues et fréquentes vicissitudes de la constitution atmosphérique. Elle n'avait d'abord attaqué que les gens de la campagne; mais au mois de février elle se multiplia d'une manière étonnante à Tours, où elle domina pendant trois mois, faisant éprouver son influence à toutes les maladies intercurrentes: on la vit sous sa forme simple, et avec complications des gastriques, péripneumoniques, rheumatiques et pernicieuses.

Nous allons terminer l'histoire des épidémies catarrhales par un excellent mémoire de P. Tetsel, inséré dans les Actes de l'académie de Stockholm sur la fièvre lente catarrhale, qui jusqu'à présent n'a pas été bien observée ni bien décrite.

PREMIÈRE PÉRIODE.

Quelques jours avant l'invasion de la maladie, l'urine devient plus abondante, ensuite elle devient écumeuse et trouble comme de l'argile délayée, mais sans sédiment; l'appelit paraît s'accroître, la langue est encore naturelle, mais le cou devient roide, les yeux sont comme appesantis par un bandeau qui dégénère en un mal de tête, plus fort le soir que dans la journée. Il survient des frissons récurrens, surtout au dos, et des bâillemens; le corps devient pesant, les genoux faibles, la tête embarrassée; au déclin du jour une petite toux se fait sentir avec une espèce de mouvement dans les intestins qui n'est ni une colique, ni des tranchées : c'est comme une crampe qui saisit subitement, passe de même, et revient au même endroit; ce mouvement détermine une diarrhée glaireuse, des épreintes ou de faibles douleurs dans les reins; la langue alors devient blanche, le sommeil est troublé par des rêveries, et souvent interrompu jusqu'à minuit. Les malades croient qu'ils n'ont qu'un léger catarrhe ou un cours de ventre passager.

### DEUXIÈME PÉRIODE.

Après environ une semaine, et dans l'après-midi, le frisson devient plus long et suivi de chaleur, grande lassitude, soif ardente, pouls intermittent, goût acide dans la bouche, la langue mollasse, nulle sécrétion spontanée; quelquefois la chaleur est accompagnée de sueur, le visage est enflé et rouge; le pouls devient élevé et tendu, la toux et le mal de tête sont plus violens; quelquefois le bas-ventre est dur et tuméfié, les forces diminuent, les rêveries augmentent pendant la nuit, la langue s'épaissit et prend une couleur jaune ou brune vers le milieu, les vomituritions et la diarrhée se déclarent, l'urine est trouble et glaireuse; le soir, redoublement fébrile qui cède au lever du soleil.

### TROISIÈME PÉRIODE.

Les accès fébriles deviennent plus intenses et se prolongent jusqu'à midi : ils n'ont que quatre à cinq heures de rémission; les membres se meuvent involontairement, les mains et la langue tremblent; les malades ne parlent point, ou parlent sans suite, ils s'assoupissent, les sécrétions durent encore, ou si elles s'arrêtent, il survient des tiraillemens, des inquiétules, des élancemens qui tiennent de l'épilepsie; les traits s'affaissent, le visage devient plombé, les yeux se ternissent et le malade succombe, ou il passe à la quatrième période.

Cette époque s'annonce avec la toux accompagnée d'une ex crétion abondante de flegme épais et visqueux, et d'une sueur générale; l'urine dépose une grande quantité de sédiment briqueté, la langue se nettoie, le malade se sent un peu d'appétit l'après-midi, cependant il éprouve encore vers le soir un malaise qui disparaît peu à peu; enfin l'appétit et les forces reviennent pour réparer ce que la nature a perdu durant vingt ou trente jours.

La maladie peut se juger dans sa première période s'il survient un vomissement abondant, une diarrhée copieuse, une éruption de pustules à la bouche et aux lèvres. L'épistaxis ou toute autre évacuation de sang n'est pas salutaire; il faut aider la nature par des vomitifs et des purgatifs appropriés aux circonstances, et les continuer jusqu'à ce que la langue se nettoie et devienne vermeille. Les émétiques trop forts sont dangereux. On donnera tous les soirs, surtout si le mal de tête est violent, une potion anodine camphrée. Le meilleur purgatif à employer est la rhubarbe, qui calme le mal avec promptitude; mais il faut l'administrer à larges doses et la continuer pendant long-temps. Lorsqu'on la prescrit à ceux qui ont le cours de ventre avec des épreintes, on remarque la première ou la seconde fois, dans les selles, des granulations blanches semblables à du suif fondu.

La méthode de Boerhaave a été appliquée avec succès à la seconde période. Lorsque le pouls est élevé et tendu, le visage rouge et tuméfié, la toux forte et les sueurs spontanées, on fait une saignée, on purge de deux jours l'un; tous les soirs on fait prendre du camphre en poudre, et pour boisson quelque infusion de plantes savonneuses. Ce traitement a presque toujours fait cesser la fièvre le quatorzième jour, en provoquant une expectoration abondante.

. Si les vomissemens spontanés sont trop forts et trop opiniâtres, ainsi que la diarrhée, on donne l'anti-émétique de Riverius jusqu'à ce que ces accidens soient apaisés; ensuite on prescrit des laxatifs rafraîchissans plus ou moins répétés. On termine le traitement avec la rhubarbe, jusqu'à ce que la langue soit pure et vermeille; et s'il reste un peu de fièvre vers le soir, on l'emporte avec le quinquina.

Dans la 3me période, on dirige la cure suivant les symptômes. En général, il faut seconder la nature par la sueur et l'expectoration, et se garder de l'emploi des rafraîchissans, qui feraient dégénérer la fièvre en phthisie.

Le quinquina administré au fort de la fièvre occasionne des accidens fâcheux, à moins qu'il ne survienne une expectoration copieuse, avec une démangeaison suivie d'une éruption cutanée; crise qui n'a pas lieu chez les malades sujets à la sueur.

Dans la quatrième période, il faut purger lorsque les glaires abondent. Si la maladie tend à se juger par les sueurs, on les favorise par des boissons animées avec un peu de vin.

On a remarqué à Upsal, comme en Angleterre, que cette espèce de fièvre se déclare dans les temps nébuleux et pluvieux; qu'elle attaque le plus souvent les personnes de moyen âge, celles qui se nourrissent mal, qui veillent beaucoup, et celles qui sont délicates : elle paraît causée par une diminution insensible de la transpiration.

### COROLLAIRES.

Toutes les descriptions des épidémies catarrhales particulières que nous venons d'exposer, nous conduisent aux considérations générales suivantes, qui nous paraissent établir la doctrine la plus exacte de cette espèce de maladie, puisqu'elle est fondée absolument sur des faits positifs. Il en résulte donc :

1° Que les variations brusques de l'atmosphère déterminent le plus souvent une épidémie catarrhale à se manifester; mais il arrive aussi quelquefois que l'état atmosphérique n'y a aucune part, du moins apparente, puisque tantôt l'épidémie se limite à une seule ville, et tantôt au contraire elle parcourt successivement les diverses régions, non-seulement de l'ancien continent, mais même du nouveau : les épidémies de 1510, 1580, 1730, 1734, 1742, 1762 et 1775, en sont une preuve évidente. L'espèce de régularité qu'elle conserve dans ce cas, soit dans sa marche qui se dirige d'orient en occident, et ensuite au midi, soit dans la durée de ses stations dans chaque pays, qui est de quatre à six semaines; son cours suivi, malgré les changemens de climats et de température : tous ces phénomènes sont autant de preuves physiques contre l'influence atmosphérique, sur son développement dans ces cas-là. Au reste, c'est un argument absolument inutile dans une science où nous devons nous occuper des faits seuls, d'autant plus que, lors même que nous serions certains de la cause productrice de cette épidémie, nous ne pourrions ni la prévoir, ni l'empêcher, puisqu'il n'est pas donné à l'homme de commander aux élémens. Elle nous indiquerait tout au plus quelques mesures prophylactiques, que l'on ne met jamais en usage, sinon lorsque le mal est déclaré et qu'il est dangereux. Passons aux autres considérations effectives.

### SYMPTOMATOLOGIE.

Les symptômes généraux qui caractérisent l'épidémie catarrhale dans son état simple, sont des lassitudes spontanées, et une langueur ou espèce de malaise dans tout le corps, une douleur gravative de tête qui se fait sentir plus particulièrement aux régions sur-orbitale et frontale. Cette douleur s'étend ensuite au dos, aux reins et aux jambes; il survient des horripilations passagères, mais récurrentes, qui parcourent successivement la colonne épinière et les membres; elles se changent bientôt en de légers frissons suivis d'une chaleur modérée, avec un pouls fréquent et vif, sans être élevé. Cette espèce d'attaque fébrile survient le soir vers le coucher du soleil, dure plus ou moins forte pendant la nuit, et cesse vers le matin. Vingt-quatre ou quarante-huit heures au plus après l'invasion de ces symptômes prodromiques, le coryza, l'enchifrènement, et une toux sèche se déclarent.

14

Souvent il découle des yeux et des narines une humeur aqueuse
et âcre, accompagnée d'éternumens fréquens ; parfois le
visage est bouffi, et les yeux sont ternes; l'état fébrile devient
stationnaire avec des accessions ou redoublemens marqués
vers le soir, et une rémission vers le matin; dès-lors l'appétit se perd, et les malades ont un penchant presque continuel au sommeil; la peau est sèche et assez brûlante, les urines
naturelles. Cet état ne dure que de trois à cinq jours, et
des sueurs profuses, une expectoration abondante, ou enfin
des urines chargées et sédimenteuses jugent la maladie, qui
laisse encore une assez grande faiblesse et de l'inappétence.

Mais quelquefois il survient des complications qui rendent
la maladie plus grave et plus longue ; ainsi, aux symptômes
précédens, se joignent dans quelques cas, l'ottalgie ou douleur aiguë aux oreilles, avec tuméfaction des parotides et des
glandes du cou; alors la maladie se juge par un écoulement
critique de matières purulentes par le conduit auditif, et plus
rarement par la suppuration des parotides.

On voit assez fréquemment survenir le mal de gorge avec
l'enrouement et l'oppression de poitrine. L'expectoration juge
le plus souvent la maladie dans ce cas; mais si l'irritation
gagne les bronches et le parenchyme des poumons, alors la
maladie se change en une véritable pneumonie plus ou moins
intense, la fièvre devient plus forte et continue, ses redoublemens plus marqués le soir, et ses rémissions plus obscures
vers le matin; le pouls est élevé, dur et tendu, les urines
troubles sans sédiment, la toux violente et les crachats
sanguinolens; les sueurs abondantes qui surviennent procu-
rent une détente générale, la fièvre tombe, l'expectoration
devient grasse et facile, elle n'est plus striée de sang, les
urines déposent un sédiment briqueté, et la maladie se juge
par ces évacuations, ou bien par des épistaxis extemporanés,
ou enfin par quelque autre évacuation sanguine, naturelle ou
artificielle.

Dans d'autres circonstances, la maladie prend un caractère
plus sérieux. La céphalalgie devient violente, la toux sèche
et fatigante, la peau aride, la prostration des forces consi-

dérable, le pouls petit et fréquent; resserrement de poitrine, somnolence continuelle avec aberrations mentales ou de légers délires, des rêvasseries, le tremblement des membres, des lipothymies lorsque les malades veulent se tenir assis ou levés; et vers le quatrième ou le septième jour, des éruptions exanthématiques, pourprées, miliaires ou pétéchiales; la maladie se prolonge alors jusqu'au deuxième ou troisième septénaire. Les sueurs chaudes, générales et soutenues sont le plus communément les crises judicatoires dans ce cas.

Enfin on voit parfois l'affection catarrhale se porter sur le tube intestinal, et provoquer des coliques, des épreintes, et une diarrhée muqueuse ou bilieuse qui emporte le mal.

Dans l'épidémie catarrhale, les femmes enceintes qui en sont attaquées éprouvent à la région lombaire, aux reins et à l'abdomen, des douleurs plus notables qui s'exaspèrent sous les efforts de la toux, et paraissent heurter plus particulièrement contre les os du sacrum et du pubis.

Les individus d'un caractère timide, craintif, ou d'un tempérament faible et délicat, sont plus sujets aux anxiétés précordiales et à la prostration des forces. Les hystériques, les hypocondriaques se plaignent d'une sensation continuelle de froid aux reins et à la suture sagitale; et ceux sujets à la pierre et aux calculs, ont parfois des vomissemens accompagnés de douleurs pongitives aux reins et à la vessie. La toux violente peut occasionner des hernies aux enfans, qui sont aussi plus exposés au catarrhe suffocant et à la diarrhée.

La fièvre lente catarrhale présente à peu près les mêmes phénomènes que celle aiguë, mais sa marche est plus lente et insidieuse, l'invasion en est sourde et obscure, et ce n'est que dans le second septénaire que la maladie commence à se caractériser ouvertement; elle est susceptible de complications malignes qui ont ordinairement lieu vers la troisième période.

### PRONOSTIC.

La maladie, dans son état de simplicité, n'est point dangereuse; sa durée éphémère n'est que de trois à cinq

14..

jours, et une légère transpiration spontanée suffit pour la dissiper.

Le pronostic, dans les cas compliqués, est toujours douteux : car alors la maladie est souvent funeste, surtout aux enfans, aux vieillards, aux femmes enceintes, aux sujets cacochymes. Le catarrhe devient parfois suffocant chez les enfans qui ne peuvent encore expectorer, leur occasionne le délire, les convulsions et un transport mortel au cerveau. La maladie dégénère souvent aussi chez eux en une ottalgie ou des parotides qui se terminent plus heureusement par la suppuration, que par une résolution, qui s'opère toujours plus lentement et plus difficilement. Les vieillards et les cacochymes ont à redouter la prostration des forces, et des congestions irrémovibles et mortelles dans l'organe pulmonaire.

Le catarrhe qui dégénère en hydropisie est dangereux, et Hippocrate a dit : *Aqua inter cutem tussis laborantibus, malum.* L'hydrothorax est encore plus à redouter.

Les personnes délicates peuvent être attaquées, sous les efforts de la toux, d'une hémoptysie active; ou bien la maladie ne pouvant se juger complètement, dégénère en une phthisie ou en fièvre hectique, dont la mort est ordinairement la terminaison fatale.

La toux violente provoque l'avortement chez les femmes enceintes et qui sont d'un tempérament mou et d'une fibre relâchée, ou des hernies secondaires chez les enfans.

On vit en 1732 la maladie dégénérer en asthme ou en hydropisie chez quelques vieillards.

La frénésie est un symptôme mortel, ainsi que l'observa Huxham en 1737. L'ictère, les douleurs arthritiques et le rhumatisme chronique sont souvent aussi des conséquences fâcheuses du catarrhe, surtout chez les sujets âgés et d'un tempérament bilieux.

Les crises bienfaisantes dans cette maladie sont : les sueurs profuses, chaudes et soutenues, les excrétions muqueuses, épaisses et abondantes par les narines ou par l'expectoration; les vomissemens faciles et sans effort, des mêmes matières

chez les enfans; l'épistaxis, les flux menstruels et hémor-
rhoïdaux chez les sujets jeunes et pléthoriques, les urines
copieuses, épaisses et sédimenteuses, les diarrhées et les
cours de ventre muqueux ou bilieux soutenus pendant quelques jours, enfin la suppuration du conduit auditif ou des
parotides.

Les crises fausses, dangereuses ou insignifiantes sont les
sueurs partielles, passagères et récurrentes; les excrétions
lymphatiques et âcres par les yeux et les narines; les crachats limpides, écumeux, striés de sang; les urines copieuses, mais claires et peu colorées; les saignemens de
nez fréquens et en petite quantité, les hémorragies passives
du nez et de l'utérus; enfin les éruptions exanthématiques,
qui pour l'ordinaire sont des symptômes neutres. On a vu à
Paris, au rapport d'Alibert, une éruption dartreuse succéder
à un catarrhe épidémique.

En général, la maladie catarrhale laisse toujours après
elle une débilité plus ou moins grande, et une inappétence,
qui ne se dissipent que peu à peu, surtout chez les gens âgés
et les cacochymes; souvent même la toux subsiste encore
pendant quelque temps.

La fièvre lente catarrhale se juge dans sa première période
par une expectoration ou des vomissemens bilieux ou glaireux, ou par une diarrhée de même nature, ou enfin par une
éruption pustuleuse aux lèvres et dans la bouche. Les sueurs
et l'expectoration soutenues la jugent plus particulièrement
dans les autres périodes. Les évacuations sanguines, de quelque espèce qu'elles soient, ne sont point salutaires dans cette
variété de la maladie.

### AUTOPSIE CADAVÉRIQUE.

L'ouverture des cadavres présente ordinairement la trachée
et les bronches enduites d'une matière muqueuse, gluante,
quelquefois puriforme; les glandes trachéales phlogosées, la
membrane interne de ces parties enflammée, les vésicules
pulmonaires boursouflées, le parenchyme du poumon hépa-
tisé, œdémateux, enduit d'une croûte gélatineuse, et quel-

quefois desséché ; les vaisseaux engorgés et variqueux. Enfin on a remarqué dans ce viscère tous les signes d'une violente pneumonie, des adhérences, des abcès, des ulcères, des tubercules, des infiltrations purulentes, et même la gangrène.

TRAITEMENT.

D'après toutes les observations que nous avons rapportées, l'affection catarrhale ne dépendant que d'une suppression de la transpiration, la première indication curative qui se présente est donc celle de rétablir cette excrétion pour opérer la guérison.

La maladie, dans son état simple, n'exige pas ordinairement les secours de la médecine. La diète, le repos, le lit, les frictions sèches, une chaleur modérée, et tout au plus quelques infusions théiformes capables de provoquer une légère diaphorèse, suffisent pour la dissiper; mais si le mal est plus intense, il a besoin d'être attaqué et combattu avec les ressources de la thérapeutique. Résumons ici celles qui ont été employées avec le plus de succès.

La saignée est quelquefois convenable, et dans d'autres circonstances on l'a trouvée nuisible, ou du moins inutile. Nous avons récapitulé ces différens cas, et nous voyons que dans cinquante-deux épidémies catarrhales, la saignée fut utile dans trente-neuf, inutile dans trois, et nuisible dans dix. Ainsi on peut établir en théorie générale, que sur trois cas, la saignée peut être utile dans deux; mais cela dépend souvent des climats, des saisons et de la constitution des individus, comme aussi de la véhémence et de l'intensité de la maladie. Les sujets pléthoriques, jeunes et robustes, supportent facilement cette évacuation, qui doit en général être modérée. La saignée convient aussi lorsque l'épidémie se déclare sous l'influence de la constitution inflammatoire du printemps, et lorsqu'elle se complique avec l'angine, la pleurésie ou la péripneumonie. On peut même tenter sans crainte une saignée *exploratrice*. Quant aux sangsues et aux ventouses scarifiées, employées dans les affections générales inflammatoires, nous les regardons comme des moyens embarrassans, répugnans pour les malades, d'un effet incertain. La saignée est plus simple, plus expéditive, et le médecin est plus le maître de régler par son moyen la quantité de sang qu'il veut extraire.

Il faut être réservé sur l'emploi des vomitifs, dans le début de la maladie. On les prescrit tout au plus lorsqu'il y a des symptômes gastriques ou des vomituritions bilieuses, comme aussi chez les enfans qui ne peuvent point encore cracher. Dans les autres cas, ils augmentent la toux et peuvent exciter une violente irritation dans la gorge ou une congestion dangereuse au cerveau, par l'afflux du sang qu'ils y occasionnent; mais on peut les prescrire comme nauséans, surtout si l'on se propose de provoquer une diaphorèse.

Les béchiques, les huileux, les mucilagineux sont d'une utilité bien médiocre. Les infusions chaudes, non sucrées et abondantes, sont les plus propres à exciter une transpiration salutaire. Les diurétiques surtout conviennent parfaitement, d'après l'analogie que les sueurs ont avec cette autre excrétion, et l'aphorisme si connu, *in pectoris affectionibus per urinas semper tentandum.*

Les opiats doivent être employés avec discernement et précaution; car en calmant les paroxysmes de la toux pendant le sommeil, ils donnent lieu à des congestions au cerveau et au poumon, surtout chez les enfans et les vieillards. On peut cependant prescrire avec sécurité le sirop de pavot ou de safran dans une émulsion, ou bien mieux encore les poudres de Dower.

Les diaphorétiques trop actifs, les bézoards, les cordiaux spiritueux doivent être proscrits du traitement; ils augmentent l'inflammation, arrêtent ou empêchent les sueurs, excitent la fièvre, et provoquent la péripneumonie. Ce n'est que sur la fin de la maladie que les corroborans, tels que le quinquina et une diète analeptique, peuvent trouver leur place.

Les rubéfians, les vésicatoires et les bains de jambes sinapisés sont des moyens dérivatifs, qui sont admis lorsque l'affection catarrhale se prolonge, et qu'elle menace gravement l'organe pulmonaire; les ventouses sèches entre les épaules ou sur la poitrine, ne sont pas non plus à négliger dans ce même cas.

Les purgatifs actifs sont contraires; on ne doit en prescrire que de très-doux, tels que la manne, la casse, le tamarin, le mercure doux, et seulement lorsque la maladie est sur son déclin et que les crises ont eu lieu, ou lorsqu'il y a des signes gastriques, ou enfin lorsque le mouvement critique se fait par le système intestinal. Dans ce cas, la rhubarbe même est convenable, ainsi que les lavemens.

Les complications d'angine, de pleurésie, de péripneumonie, de rhumatisme aigu, exigent un traitement anti-phlogistique approprié. Celles de malignité réclament l'emploi des boissons acidulées, nitrées, camphrées, et des autres secours usités dans tous les cas d'adynamie ou d'ataxie.

Les pédiluves chauds sont toujours utiles pour solliciter la transpiration et prévenir les congestions cérébrales. Les frictions sèches sur toute la périphérie du corps, et les fumigations humides acidulées, celles sèches même reçues par le malade totalement couvert, ne sont pas moins puissantes pour rappeler les sueurs. Enfin le bain chaud pris auprès du lit pendant dix à quinze minutes, et suivi d'une friction avec des linges chauds et secs, et d'une tasse d'infusion bien chaude, est aussi un moyen héroïque pour exciter une diaphorèse bienfaisante, lorsque la nature tend à cette crise.

Il faut faciliter l'expectoration chez les vieillards avec les oxymels simples ou scillitiques, le gomme ammoniaque, les délayans, le kermès, les pastilles de soufre, l'élixir parégorique, etc.

Les sécrétions nasales seront secondées par les poudres céphaliques à légères doses, les fumigations humides, les vapeurs de vinaigre, de succin ou de sucre brûlé.

Il faut observer les mouvemens critiques et les seconder, suivant l'aphorisme, *quò natura vergit eò conducendum*.

Si la maladie dégénère en fièvre lente, si les systèmes sont dans un état d'atonie, on y remédie par les préparations de quinquina, l'élixir aromatique de Haller, l'élixir parégorique, les stomachiques, et même la thériaque, l'éther balsamique de Tolu dans une infusion tonique, et autres semblables.

Il est bien essentiel de prévenir chez les enfans les congestions au cerveau ou à la poitrine au moyen des clystères et des vésicatoires volans, comme aussi d'obvier aux complications vermineuses qui amènent souvent un état ataxique ou adynamique mortel.

### PROPHYLACTIQUE.

Les vents du nord provoquent aisément les affections catarrhales chez les personnes délicates, les vieillards et les cacochymes. Les vents du midi au contraire, y disposent les gens d'une constitution chaude et humide.

Les précautions à prendre pour s'en préserver sont, d'entretenir la transpiration naturelle sans l'augmenter, d'être sobre dans la manière de vivre, et surtout dans les repas du soir, éviter les transitions subites de la chaleur au froid, l'humidité, le froid aux pieds et aux jambes, ne pas trop se couvrir, et faire un exercice modéré.

Le catarrhe simple n'est jamais contagieux. Le seul exemple assez singulier, s'il est authentique, que l'on pourrait citer comme exception, est celui dont parle Kenneth Macauley, en ces termes, dans son histoire de l'île de Saint-Kilda :

« A Saint-Kilda, l'une des Hébrides, dont les habitans » n'ont presque aucune communication avec les autres îles » ni avec le continent, on assure que toutes les fois que » quelque vaisseau étranger y aborde, tous ces insulaires » deviennent enrhumés : phénomène que Cullen attribue à » un principe contagieux permanent que les habitans du con- » tinent portent avec eux, et qui ne les affecte qu'à un cer- » tain degré d'intensité, parce qu'ils y sont accoutumés, » tandis que les insulaires en sont facilement atteints, parce » qu'ils n'en ont pas l'habitude. »

On sent que cette hypothèse est inadmissible : car les habitans des autres îles Hébrides ne contractent point cette maladie, quoiqu'ils se trouvent dans la même cathégorie que ceux de Saint-Kilda.

Telle est l'histoire pratique de l'épidémie catarrhale, que nous avons tracée de la manière la plus exacte qu'il nous a été possible, afin de la rendre aussi complète que peuvent le permettre les connaissances actuelles. Nous allons passer à celle de la coqueluche.

---

## COQUELUCHE.

*Pertussis* (Sydenham); *tussis convulsiva* (Hoffmann); *tussis ferina* (Sauvages).

On a donné en France à une névrose gastrique compliquée d'une irritation pulmonaire consensuelle, le nom de *coqueluche*, que portèrent les épidémies de 1414 et 1510, ainsi que nous l'avons dit ci-devant. Les médecins grecs et arabes n'en font aucune mention. Elle était sans doute rare ou inconnue dans les pays qu'ils habitaient. Il paraît même qu'elle n'existe que dans une partie de l'Europe, et qu'elle ne se montre jamais sous les tropiques. On a confondu jusqu'au 18e siècle même, la coqueluche avec les autres affections catarrhales : mais depuis lors on a mieux étudié sa nature, et on a isolé cette maladie de ces dernières.

La coqueluche n'attaque ordinairement que les enfans jusqu'à l'âge de sept à huit ans au plus. Elle est si facile à connaître, qu'un petit nombre d'observations nous suffira pour en établir une histoire complète.

L'hiver de 1724 fut très-tempéré à Augsbourg; mais la saison fut extrêmement variable, ce qui donna lieu aux affections catarrhales et rheumatiques. Le printemps fut régulier, et la petite vérole régna épidémiquement. Le mois de mai fut très-beau, ainsi que le commencement de l'été; mais la fin fut très-sèche, ce qui produisit des fièvres bilieuses. Cette constitution médicale fut suivie d'une toux convulsive épidémique qui attaqua les enfans, et en fit périr quelques-uns des plus jeunes. Gulmann en attribua la cause à la chaleur brûlante qui, en augmentant la transpiration, dissipait une trop grande quantité d'esprits animaux, détruisait le ton de l'estomac, et y attirait une abondance de matières visqueuses, dont ce viscère cherchait à se débarrasser par la toux et le vomissement.

Cette épidémie dura près d'une année, et ne cédait qu'aux laxatifs, aux incisifs suivis des corroborans, des anti-spasmodiques et des boissons nitrées. On employa avec succès les infusions safranées, l'essence de pimprenelle, de succin et de cascarille, surtout lorsqu'il survenait de la fièvre.

Une toux convulsive se déclara à Vienne en Autriche au printemps de 1746, et elle se répandit bientôt dans tous les environs; elle attaquait les enfans depuis l'âge de trois mois jusqu'à neuf ans, et il en périt un grand nombre. *Dehaen.*

Cette maladie commençait par une toux légère, qui devenait bientôt si forte et si fréquente, qu'elle ne laissait aucun repos aux malades, dont elle interceptait presque entièrement la respiration, au point que souvent le visage et les membres devenaient tout livides; la toux était clangoureuse, et elle était plus forte pendant la nuit.

Cette toux, d'abord sèche, produisait ensuite l'excrétion de matières visqueuses, souvent striées de sang; quelquefois aussi elle excitait des hémorragies nasales. La plupart des malades perdaient l'appétit; le ventre était resserré, le sommeil disparaissait, et il survenait une fièvre aiguë, qui, lors même qu'elle cessait, ne diminuait point la maladie. On voyait dans les paroxysmes de la toux les enfans s'accrocher à tout ce qu'ils trouvaient, et s'y tenir fermement pendant toute la durée de l'accès.

Cette épidémie attaqua les enfans de tous les sexes et de toutes les conditions, et lorsqu'un d'eux en était atteint, tous ceux de la même maison la contractaient. La maladie était opiniâtre, car elle durait au moins 20 à 30 jours, et elle s'étendit même jusqu'à six mois avec quelques intervalles d'intermittence; ce qui faisait regarder les retours comme des rechutes.

Des médecins tentèrent de donner l'ipécacuanha le matin,

et le sirop diacode le soir; cette méthode fut utile à un grand nombre de malades, inefficace pour d'autres, et nuisible à plusieurs. On essaya aussi avec des succès divers les incisifs, les purgatifs, les opiats et la saignée.

MM. De Haën, Owens, Westerhoff et Velsen prescrivirent avec le résultat le plus heureux le kermès minéral, que l'on donnait uni au sucre et aux yeux d'écrevisses, à prendre pendant la nuit à la dose de un gros de ce mélange divisé en trois doses pour les enfans de six mois, et l'on augmentait la dose suivant l'âge.

Sauvages. Au mois de juin 1751 et en mai 1760, une épidémie se déclara parmi les enfans. C'était une toux férine avec fièvre quotidienne rémittente; la toux provoquait le crachement de sang, et souvent les malades étaient suffoqués; quelques-uns rejetaient par la bouche des vers lombrics. La maladie commençait par une petite fièvre, la toux survenait ensuite, s'accroissait par degrés et avait un son clangoureux; elle était suivie d'une expectoration muqueuse. Une titillation à la gorge ou un sentiment de suffocation précédait le paroxysme, durant lequel les veines s'enflaient, les artères battaient plus fortement, le visage se tuméfiait et devenait rouge ou violet: le vomissement ou le saignement de nez terminait ordinairement le paroxysme, sinon il y avait à craindre les convulsions et l'asphyxie. On traita la maladie avec des purgatifs répétés de deux jours l'un; on la regarda comme contagieuse.

Une coqueluche épidémique se déclara tout à coup, et sans cause connue, dans le duché de Mecklembourg, au mois de juillet 1757, et y régna jusqu'à la fin de l'automne. Elle était caractérisée par une grave douleur de tête, nausées, vomissemens, toux sèche violente et convulsive. La fièvre, d'abord légère, devenait ensuite plus véhémente et continue, la toux allait croissant. Dans le paroxysme, le visage devenait rouge, et souvent la toux provoquait une hémorragie nasale. Lorsqu'il était fini, les enfans de trois à quatre ans étaient tourmentés d'une faim dévorante; mais au retour de la toux ils rejetaient tout ce qu'ils avaient mangé: les enfans à la mamelle succombaient ordinairement. Le pouls était accéléré, les selles fluides, et les urines troubles sans sédiment.

M. Geller employa avec succès les émulsions sucrées de graines de chanvre, de chardon-bénit, de pavot blanc, d'amandes douces, la gomme arabique, le blanc de baleine et l'huile d'amandes douces. Il employa aussi les absorbans et les antispasmodiques, tels que les yeux d'écrevisses, le succin blanc préparé, le lait de soufre, l'infusion de safran, l'antimoine diaphorétique, et l'esprit éthéré camphré avec celui de suie, appliqués extérieurement; enfin pour mitiger les convulsions et les spasmes, il eut recours au cinabre artificiel ou natif, au castoréum, à la cascarille, à la liqueur anodine et à l'essence de succin. On observa que le grand air était funeste aux convalescens, qui étaient exposés à des rechutes mortelles.

On vit dans l'automne de l'année 1767 des enfans, à Co- <sub></sub> Aaskow. penhague, attaqués d'une toux convulsive épidémique qui avait ses exacerbations de deux jours l'un; les émétiques doux et réitérés, et la décoction de quinquina obtinrent d'heureux succès dans son traitement.

L'année suivante, l'épidémie fut plus étendue et plus grave, l'ipécacuanha, donné comme nauséant, suffit presque toujours pour la guérir.

Sur la fin de 1775, cette épidémie reparut et régna pendant une année entière. Les enfans qui en étaient atteints avaient une toux clangoureuse et spasmodique, qui s'exaspérait sous l'usage des remèdes domestiques, tels que les sirops. Le soir survenait un mouvement fébrile comme dans les maladies catarrhales; le troisième jour on observait parfois une exacerbation obscure, sur-tout si l'épidémie se compliquait avec la fièvre tierce, qui dominait aussi alors épidémiquement. Quelques enfans qui étaient sous le travail de la dentition ou qui avaient des vers, étaient attaqués d'éclampsie durant les paroxysmes de la toux, qui étaient sévères.

Les femmes sujettes aux affections hystériques furent aussi attaquées et maltraitées par cette maladie. La cessation subite des symptômes était toujours suspecte. Peu de temps après on voyait survenir l'oppression de poitrine, l'anxiété; le pouls devenait accéléré et obscur, et la maladie dégénérait en péripneumonie. Les hémorragies nasales procuraient toujours du soulagement. L'appétit, qui était perdu, revenait au déclin de la maladie.

Après avoir mangé, la toux s'exaspérait jusqu'à ce que le malade eût vomi les alimens, qui n'étaient pas encore digérés. Souvent la toux survenait au premier somme, et menaçait de suffocation jusqu'à ce que le vomissement se déclarât; le paroxysme étant fini, les enfans s'endormaient paisiblement. La maladie durait souvent trois à quatre mois, et quoique abandonnée à elle-même, elle n'était pas pour cela mortelle.

Les convalescens, à la moindre erreur de régime, avaient souvent des rechutes, de même que les enfans à qui le travail de la dentition survenait, par l'irritation nerveuse qu'il causait. On vit jusqu'à quatre et cinq récidives.

Les alimens gras étaient nuisibles; il fallait en donner de légers et de facile digestion, et les faire prendre en petite quantité, aussitôt après le paroxisme fini.

L'air froid provoquait la toux; cependant il convenait de faire promener les enfans en plein air.

Les pédiluves, et mieux encore les demi-bains tièdes, calmaient les mouvemens convulsifs et empêchaient l'affluence des humeurs vers le cerveau; les sinapismes à la plante des pieds jouissaient du même avantage. On ne prescrivait les vésicatoires que dans la menace d'une suffocation imminente.

La maladie se guérissait bien avec les émétiques, et surtout l'ipécacuanha répété tous les deux ou trois jours. Ce remède provoquait aussi les excrétions alvines, et s'il y avait constipation, on purgeait avec la rhubarbe.

Sur la fin de la maladie, si les forces étaient diminuées, on employait la décoction de quinquina ou son extrait dans l'eau de fenouil.

Le musc fut aussi très-avantageux dans les convulsions.

La saignée ne fut employée que chez les adultes pléthoriques, et chez les enfans, lorsque la maladie s'était changée en péripneumonie.

M. Sims observa à Londres, dans l'automne de 1767, une toux convulsive violente, et même contagieuse, dit-il, qui régna épidémiquement parmi les enfans; elle domina durant tout l'hiver, et elle était accompagnée d'une fièvre quotidienne rémittente.

Il employa la saignée, ensuite l'émétique, et surtout l'ipécacuanha, auquel on unissait parfois l'oxymel scillitique; on n'employait les antimoniaux que lorsque ces premiers moyens n'avaient pas réussi. Sur le déclin de la maladie, on avait recours au quinquina, aux bains froids et à un exercice modéré du corps. Les opiats et les autres anti-spasmodiques obtinrent peu de succès.

Au mois de septembre 1769, il régna à Mayence et dans Arand. les environs, une coqueluche épidémique que l'on traitait avec le soufre doré d'antimoine, les lavemens, les pilules d'extrait de rhubarbe et du diagrède soufré, avec le sirop de violettes. On employa aussi avec succès le laudanum, l'essence de cascarille, le quinquina, l'huile distillée de fenouil, la décoction d'orge, de semences de fenouil et la fleur d'orange. La maladie ne durait pas au-delà de quarante à quarante-cinq jours. Elle cédait souvent aux remèdes vers le treizième ou quinzième jour. Un flux copieux de mucosités par les narines soulageait les malades. Quelques-uns furent emportés par la suffocation ou la paralysie.

Ludwig, dans ses Commentaires, rapporte une relation de la coqueluche épidémique de Langen-Saltz, en 1768, et 1769, par Jacques Mellin.

Cette épidémie était quelquefois sans fièvre, ou bien il en survenait une double-tierce dont la toux était le symptôme marquant, parce que qu'elle était plus forte un jour que l'autre. Elle fut plus violente chez les enfans à la mamelle que chez ceux d'un âge plus avancé. Les premiers jours cette toux était sèche, elle devenait ensuite humide, et accompagnée de suffocation. Le visage, dans le paroxysme, devenait rouge et tuméfié; la toux excitait des nausées et des vomissemens de matières visqueuses qui terminaient l'accès. La respiration était pénible et profonde, avec râlement et un bruit sonore;

la langue se couvrait d'une mucosité tenace, le râlement existait même après le paroxysme, dont l'approche s'annonçait par
une titillation ou espèce d'irritation dans la gorge. Ces paroxysmes étaient souvent mortels pour les enfans au-dessous
de trois ans; ils devenaient enflés et mouraient dans les convulsions.

La saignée, les vomitifs, les clystères évacuans, les expectorans, tels que la gomme ammoniaque; l'extrait de nicotiane
sauvage, l'oxymel scillitique, les anti-spasmodiques, tels que
le musc et le castoréum; les vésicatoires, les frictions, les
bains froids, les pédiluves, l'air pur, le mouvement, la diète,
et enfin sur le déclin de la maladie, le quinquina composèrent
la térapeutique de cette maladie: s'il y avait de la vermination,
on joignait les mercuriaux et les évacuans au quinquina.

Sur soixante-treize malades, M. Mellin en perdit sept. Il
attribua la cause de cette épidémie aux variations de l'atmosphère. L'été avait été chaud et sec, et le commencement de
l'automne fut froid et humide.

Rosen de
Roseins-
tein.
La coqueluche est une maladie épidémique très-commune
en Suède. Celle qui s'y déclara en 1769 fut une des plus violentes et des plus cruelles qu'on eût encore observées. Elle
débutait souvent par la fièvre, qui s'annonçait par un froid intense aux jambes; peu après survenait une toux sèche d'abord,
mais après dix ou douze jours elle devenait humide, et ses
attaques étaient si violentes, que le visage des enfans en devenait livide. Les yeux larmoyaient et paraissaient sortir de leur
orbite; le saignement de nez accompagnait pour l'ordinaire
cet état, et l'enfant paraissait près de suffoquer. L'inspiration
était sibilante et la respiration pénible; la toux ne se calmait qu'après l'évacuation d'une quantité de mucosités, par le
moyen du vomissement: si celui-ci n'avait pas lieu la toux continuait. Si le paroxysme survenait après que le malade avait
mangé, et qu'il ne vomît pas ses alimens, il devenait noir,
livide, tombait à terre, et aurait suffoqué, si l'on n'eut pas
excité le vomissement en lui mettant un doigt dans la bouche.

La cause de cette maladie est un miasme contagieux qui
se porte sur les bronches et sur l'estomac, et c'est surtout dans

ce viscère que se recueille la matière flegmeuse morbifique, qui ensuite irrite les nerfs et provoque les paroxysmes de toux.

La maladie continue jusqu'à ce que cette matière soit domptée, affaiblie, rendue inactive, ou enfin entièrement évacuée. Elle est dangereuse, et parfois mortelle.

L'émaciation, l'œdème universel, le crachement de sang, les hernies, en sont souvent les tristes conséquences.

En Suède, de 1749 à 1764, il mourut 43,393 enfans de cette maladie, savoir : 21,543 garçons, et 21,850 filles.

On doit porter son attention à atténuer et à évacuer ce miasme, et à calmer le spasme. On vante pour cela le *sedum palustre*, ou le romarin sauvage en infusion, seul ou coupé avec du lait, après avoir fait précéder un vomitif. MM. Hartmann, Wohlin, Wahlbone et Blom, s'en servirent avec succès.

Le sirop de musc est vanté par les Anglais. M. Hartmann assure qu'après l'émétique il a donné la décoction de quinquina musquée, avec un effet plus prompt que celui du sedum.

Brandt se loua beaucoup de l'eau de goudron, battue avec un jaune d'œuf.

Le docteur Morris prescrivait le castoréum uni au quinquina.

Werloff se servait du sirop de corail animé avec un huitième d'esprit de nitre dulcifié, qu'il faisait prendre à la dose de deux petites cuillerées matin et soir.

Millar donnait une ou deux drachmes d'assa-fetida dans sept à huit onces d'eau, toutes les vingt-quatre heures. Les vomitifs sont un des meilleurs remèdes. Si l'enfant est sanguin et la toux violente, on lui applique les sangsues. S'il est constipé, on lui donne des lavemens laxatifs. S'il est pâle, affaibli et leuco-phlegmatique à la suite de la toux qui aura duré long-temps, on lui fait prendre le lait d'ânesse, ensuite le quinquina.

L'eau de pouillot, l'oxymel scillitique, le sirop pectoral, la liqueur de terre folliée de tartre, et l'ipécacuanha sont encore de bons remèdes dans ce dernier cas.

M. Siegfried Kœchler rapporte, dans les *Miscellanea medica* de 1770 à 1783, quatre épidémies de coqueluche qu
régnèrent à Erlang dans l'espace de treize années. Il mouru
peu de malades, quoique la plupart présentassent les symp
tômes les plus graves, tels que le vomissement de sang el
l'atrophie. On les traitait avec l'ipécacuanha, la rhubarbe,
les sels neutres, l'oxymel scillitique, le soufre doré d'antimoine, les clystères résolutifs, les fomentations émollientes,
les sinapismes, les frictions balsamiques, et enfin le quinquina, la cascarille et les autres amers corroborans.

Quelquefois il n'y avait pas de fièvre, ou si elle survenait,
elle avait le type de quotidienne ou de tierce.

Mais en 1780 la toux convulsive se compliqua d'une fièvre
nerveuse particulière, qui enleva beaucoup de malades. Elle
succédait ordinairement vers le troisième septénaire à la fièvre
qui accompagnait la toux. Elle se déclarait par le frisson, les
horripilations, une chaleur mordicante, soif ardente, prostration subite des forces, le pouls faible, fréquent et peu
constant dans son rythme. Les malades respiraient avec difficulté, poussaient des gémissemens, déliraient; ils étaient
inquiets, agités, la tête était dans un mouvement convulsif;
ils étaient continuellement portés à s'arracher les cheveux ou
à se pincer avec violence la peau du visage, et les garçons
celle des testicules; les vésicatoires ne produisaient presque
aucun effet. Il y avait inappétence complète, ou grande avidité pour les alimens, le ventre était constipé; quelques malades se plaignaient de coliques. Les paroxysmes de la toux
étaient plus ou moins fréquens, plus ou moins forts, accompagnés d'une violente agitation du corps et suspension de
la respiration; enfin le vomissement ou l'expectoration abondante d'un mucus tenace et aqueux terminait l'accès. La fièvre
remettait pendant le jour, et redoublait dans la nuit. Enfin
vers le douzième ou quatorzième jour de cette nouvelle complication, il survenait une crise louable qui avait lieu par
des sueurs profuses, une expectoration abondante ou des vomissemens spontanés de matières cuites; les lèvres se couvraient de boutons pustuleux. Les hémorragies nasales, et

les déjections vermineuses étaient des symptômes insignifians. Les crises incomplètes, ou celles qui arrivaient tardivement, mettaient le malade en grand danger. Il survenait
aussi parfois des éruptions miliaires et des aphtes. Il se formait un décubitus au sacrum. L'anorexie, l'apepsie, l'œdême
des extrémités et l'ascite étaient les conséquences funestes de
la maladie, que l'on vit se terminer quelquefois par l'apoplexie.

L'autopsie cadavérique faisait voir l'épiploon et les intestins gangrenés, le foie squirreux, tuberculeux; les glandes
du mésentère et le pancréas aussi squirreux; le péricarde
rempli d'un épanchement séreux, le cœur flasque, le poumon gris-cendré, plein de tubercules, et adhérant à la
plèvre.

Quant à la méthode de traitement, on employa les évacuans. On débutait par l'émétique, ensuite on administrait
les remèdes les plus propres à relever les forces vitales et à
lubréfier les intestins, comme les tamarins, la pulpe de casse,
la limonade, l'oxycrat, le vin du Rhin, les sinapismes, l'infusion de quinquina; les vésicatoires à la région épigastrique
domptèrent souvent la toux opiniâtre. Dans la toux chronique, on prescrivit avec succès le soufre doré d'antimoine,
l'extrait de taraxacum et de fumeterre, le sucre de lait et la
teinture de rhubarbe; le jalap uni au sucre convenait mieux
que la manne, qui causait parfois des flatuosités; les clystères de camomille aiguisés avec le tartre émétique étaient
utiles, ainsi que les frictions et les bains; enfin le musc apaisait les spasmes, et dans la débilité on donnait le lichen ou
le quinquina.

Dans l'automne de 1789, à la suite d'une rougeole épidémique qui régnait à Osterode sur le Hartz, se déclara une
coqueluche aussi épidémique, qui dura tout l'hiver. On employa avec succès l'émétique, ensuite une potion composée
de trois parties d'élixir pectoral de Wedel, une partie d'éther
nitrique et un peu de laudanum. M. Kinge observe que le
suintement d'une matière jaunâtre derrière les oreilles, ou

15..

une éruption galeuse autour de la bouche ou sur le cuir che-
velu, procurait du soulagement aux malades.

Le docteur Lando de Gênes, a donné la description suivante de la coqueluche épidémique qui régna dans cette ville
en 1806 : L'hiver fut rigoureux, il tomba beaucoup de pluie
et de neige. La petite vérole, la rougeole, et les autres maladies inflammatoires furent générales et dominantes. Le
printemps fut d'une température très-inconstante. Le commencement de l'été fut aussi irrégulier, et les grandes chaleurs ne survinrent que vers le milieu de juillet. Les pluies
et les fraîcheurs se renouvelèrent au mois d'août. Les syno-
ques et les catarrhes reparurent concurremment avec des fièvres bilieuses inflammatoires.

La toux convulsive se manifesta au printemps, augmenta
d'intensité durant l'été, déclina en automne, et disparut
tout-à-fait dans l'hiver de 1807. Elle attaqua principalement les enfans de cinq à sept ans, et même quelques adultes.

Il est ordinairement difficile de distinguer dans le principe
cette maladie du catarrhe ordinaire, dont elle revêt tous les
caractères et les conserve pendant quelques jours, et surtout
à Gênes, où les variations fréquentes de l'atmosphère rendent les affections catarrhales dominantes durant toute l'année. Néanmoins à cette époque la coqueluche eut une marche
si rapide dans son invasion, qu'à peine on put y reconnaître
les symptômes catarrhals. Son développement était très-
grave. Les malades étaient d'abord attaqués d'un enrouement
avec une titillation dans la trachée, qui provoquait la toux
et de fréquens éternumens. Ces symptômes de peu de durée,
étaient bientôt accompagnés de frissons, auxquels succédait
une chaleur ardente; la toux revenait par accès, et les yeux
se gonflaient; la respiration était tronquée, et suivie d'une
inspiration pleine et sonore, qui imitait le chant du coq ou
l'aboiement d'un chien; la poitrine était oppressée; la toux
provoquait le vomissement d'une quantité de mucus aqueux,
souvent même les enfans rejetaient la nourriture qu'ils avaient
prise, et on observait fréquemment dans les matières des
stries de sang; le visage devenait rouge et tuméfié. Quelque-

fois la maladie dégénérait en péripneumonie ; la fièvre redoublait le soir et pendant la nuit.

Les progrès de la maladie présentèrent quelques variétés
qui dépendaient des diverses constitutions des malades, et
des complications avec les maladies intercurrentes. C'est ainsi
que l'on remarqua quelques éruptions exanthématiques anomales, telles que des pustules derrière les oreilles, sur les
ailes du nez ; des taches rouges sur la peau, et spécialement
autour du cou ; le gonflement des glandes maxillaires, des
aphtes dans la bouche, etc. Mais ces affections légères n'in-
fluaient en rien sur la maladie, et leur durée était éphémère.
On vit aussi la rougeole se combiner avec la coqueluche, ce
qui en augmentait le danger. La maladie dégénérait alors
en une phthisie mortelle, et elle fut funeste aux enfans qui
étaient sous le travail de la dentition.

Les hémorragies spontanées du nez mitigeaient souvent la
violence du mal, pourvu qu'elles fussent modérées ; l'expectoration, plus ou moins copieuse, n'offrait aucun pronostic certain. La fièvre continue rendait la maladie plus grave ;
la difficulté de la respiration sous les efforts de la toux, faisait redouter l'apoplexie ; les enfans faibles ou convalescens
d'autres maladies, guérissaient difficilement.

Le vomissement modéré était un des symptômes les plus
favorables ; le vomissement immodéré était dangereux.

Parmi les remèdes employés, l'ipécacuanha et l'acétate
d'ammoniaque furent les plus efficaces. Généralement on
commençait par donner de deux en trois heures un ou deux
grains d'ipécacuanha avec un peu de sucre, ce qui diminuait
et éloignait les paroxysmes ; on donnait ensuite l'acétate d'ammoniaque, qui faisait cesser la toux et permettait au malade
de jouir de quelques heures de sommeil.

Les saignées étaient utiles lorsqu'il y avait des signes certains d'inflammation.

Lorsqu'il y avait constipation, on employait les sels neutres ou le tartrite acidule de potasse. Les huileux, les mucilagineux, la manne, les sirops, les diaphorétiques et les
narcotiques étaient tout au moins inutiles. La diète lactée et

nutritive, dans la convalescence, ramenait bientôt la santé. Lorsque les enfans étaient affaiblis par la longue durée de la maladie, on employait le quinquina en décoction, soutenu par une diète nutritive.

La toux convulsive se déclara à Dilligen dans les mois de janvier et février 1811. En janvier, elle succédait aux ophthalmies périodiques, dont elle conservait le type; mais en février la maladie se manifestait brusquement. Les paroxysmes avaient lieu surtout avant midi, et étaient accompagnés de mouvemens convulsifs, et souvent de délire chez les enfans au-dessous d'un an. La fièvre survenait; elle était rémittente et irrégulière. L'intervalle des accès était souvent rempli par un état soporeux, et quelquefois le ventre se tuméfiait.

Le musc fut le remède le plus efficace. Le docteur Wacker sauva la vie à son enfant, âgé de dix-huit mois, en lui faisant prendre dix-huit grains de cette substance dans l'espace de quinze heures; il y avait joint un peu de calomélas, parce qu'il y avait complication vermineuse.

L'oxymel scillitique, l'esprit de Mendérerus, l'infusion de valériane, de serpentaire, de sureau, de sassafras, la teinture de castor, l'esprit de corne de cerf, les sinapismes aux pieds furent les moyens que l'on employa avec le plus de succès dans le traitement de cette maladie.

Il régna au printemps de 1815 une coqueluche épidémique très-vive à Milan; elle était très-intense, et ses symptômes de la plus grande violence. Tous les enfans que l'on voulut traiter par la saignée moururent en peu de jours.

On observa dans plusieurs cas, qu'ils furent accompagnés d'une fièvre double-tierce, et il est remarquable que dans les accès les plus forts de la fièvre, la toux et les paroxysmes de la coqueluche cessaient absolument, mais pour reprendre avec plus de force au déclin de l'accession fébrile.

L'émulsion des semences de jusquiame, l'ipécacuanha, le tartre émétique en lavage, et surtout la bella-donna en poudre ou en infusion, étaient les remèdes qui réussissaient le mieux. Le tartre émétique en frictions, d'après la méthode d'Autenrieth, n'obtint pas un grand succès. Il produisit quelque diminution des symptômes chez les enfans, où ces frictions sur la région épigastrique faisaient l'office de rubéfiant, en excitant une éruption pustuleuse à la peau.

Un médecin éprouva, avec un résultat vraiment étonnant, les boissons à la glace, qui tronquaient la maladie en trois jours.

### COROLLAIRES.

Nous avons de nombreuses descriptions de la coqueluche, et nous voyons que cette maladie ne dépend point d'un vice dans l'air, ni des variations atmosphériques : car elle peut régner dans toutes les saisons de l'année, et lorsqu'elle s'est déclarée dans un pays, elle continue à y dominer durant un temps plus ou moins long, malgré les changemens des saisons. On la voit également dans les pays froids du Nord, dans les climats tempérés de l'Europe, et dans les régions chaudes de l'Italie.

Si elle dépendait des intempéries de l'atmosphère, elle se déclarerait en même temps dans tous les pays soumis à cette même influence; tandis qu'au contraire, elle borne souvent sa domination à une ville seule ou à ses environs, ou même elle est restreinte à quelques familles ou à quelque hospice d'orphelins.

Le froid ne la rend pas plus intense, car on la voit fréquemment cesser aux approches de l'hiver, et les bains froids, ainsi que les boissons à la glace, en calment les paroxysmes. Des compresses d'eau froide appliquées sur la région épigastrique, ont obtenu le même effet.

Il n'est pas certain que la coqueluche soit contagieuse. Nous avons vu des exemples qui nous prouveraient qu'elle ne l'est pas du tout.

En général cette maladie n'attaque qu'une seule fois le même individu; cependant nous avons vu des récidives après un intervalle de six mois, et nous avons eu un enfant qui l'a eue deux fois à deux ans de distance, et de la manière la plus caractérisée.

AUTOPSIE CADAVÉRIQUE.

Ce n'est que depuis l'impulsion donnée à l'anatomie pathologique par les Morgagni, les Portal, les Baillie et les Bichat,
qu'on a acquis des connaissances plus exactes sur le siége de
la plupart des maladies. Nous avons été à même de reconnaître celui de la coqueluche dans les nombreuses ouvertures
de cadavres faites dans l'hôpital des Enfans-trouvés de Milan,
l'un des plus considérables de l'Europe, et nous avons toujours observé l'état de phlogose des voies aériennes, obs-
truées par une humeur tenace, limpide et visqueuse; l'œsophage et le pharynx en étaient de même tapissés. L'estomac
contenait beaucoup de suc gastrique seul, ou mêlé de bile.
Dans les cas les plus graves, les poumons et la plèvre étaient
enflammés comme dans la péripneumonie. Il n'était pas rare
non plus de trouver des congestions sanguines dans les vaisseaux cérébraux, et même des épanchemens séreux dans les
ventricules de cet organe.

### SYMPTOMATOLOGIE.

Trois périodes marquantes constituent le caractère de la
coqueluche.

1re *Période*. — Toux sèche, simulant absolument la toux
catarrhale; la seule différence est qu'il n'y a pas de fièvre, du
moins il n'y en a que quelques mouvemens très-obscurs, et
que durant l'accès de la toux, les yeux se tuméfient et deviennent larmoyans : cet état subsiste huit, quinze, et même
vingt-un jours.

2me *Période*. — La toux, ou plutôt son paroxysme, débute
brusquement et d'une manière plus ou moins véhémente:
expiration entrecoupée, inspiration longue, pénible, et imi-
tant le gloussement de la poule ou le jappement sourd d'un
chien. Ces mouvemens spasmodiques se répètent jusqu'à ce
qu'il survienne un vomissement ou une expectoration d'une
humeur visqueuse, claire et glaireuse; les accès durent de
une à sept à huit minutes, et reviennent périodiquement. Ils
s'annoncent quelques momens d'avance par un chatouillement

dans la gorge. Aussi voit-on les enfans courir aussitôt, soit à leurs parens, soit à quelque corps où ils puissent s'appuyer, et surtout soutenir leur tête. Si plusieurs enfans malades sont rassemblés dans un même lieu, et que l'un d'eux commence à tousser, les autres ne tardent pas à tousser aussi.

Cette seconde période a une durée très-irrégulière; elle se prolonge à quinze jours, à deux mois, et même au-delà.

Lorsque les paroxysmes de la toux sont violens, le visage et le cou se tuméfient, les yeux semblent sortir de leur orbite, la face devient rouge et violette; le malade est menacé de suffocation, qui arrive parfois, et il meurt dans un état apoplectique. Le paroxysme de la toux se termine ordinairement par une expectoration ou un vomissement de matières visqueuses et glaireuses, et les enfans retournent aussitôt à un état tranquille, et se remettent à jouer et à s'amuser.

Parfois une fièvre ordinairement de nature catarrhale irrégulière accompagne cet état. Elle est le plus souvent intermittente ou rémittente, avec ses exacerbations le soir; si elle devient continue, c'est lorsque la maladie dégénère en péripneumonie.

3me *Période.* — La troisième période annonce le déclin de la maladie; la toux n'est plus accompagnée de paroxysmes, du moins ils sont plus éloignés; elle a plutôt un caractère de catarrhe, et elle cesse peu à peu. Parfois aussi elle continue encore durant plusieurs mois, et c'est alors qu'elle peut dégénérer en phthisie.

PRONOSTIC.

Les récidives et la longue durée de la coqueluche sont toujours à craindre, car elles peuvent amener la phthisie pulmonaire, la fièvre consomptive, la dispnée habituelle, la cardialgie, et toutes les incommodités qui en sont les conséquences, telles que l'atrophie, l'hydropisie, la leucophelgmasie, le rachitis, etc. La violence et les efforts de la toux provoquent l'hémophthisie, l'écoulement involontaire des urines et des excrémens, les hernies.

Si les paroxysmes sont fréquens, prolongés et portés à un

degré extrême, l'enfant peut en être suffoqué et mourir apoplectique, d'autant plus que la toux porte avec violence le
sang au cerveau; ce qu'on observe dans le moment de l'accès,
où le visage devient tuméfié, rouge, et même violet; l'épilepsie, les convulsions, et même le tétanos, menacent aussi
la vie du malade.

La fièvre qui complique la coqueluche n'est dangereuse
que lorsqu'elle devient continue et inflammatoire, parce
qu'elle annonce le passage de la maladie en péripneumonie.

On a vu la coqueluche alterner avec une fièvre tierce. Les
jours où celle-ci paraissait, la première se taisait, et elle
reprenait avec vivacité au déclin de la seconde.

La coqueluche est toujours dangereuse pour les enfans qui
n'expectorent pas, et ceux qui sont sous le travail de la dentition; l'asphyxie et la suffocation sont à craindre pour les
premiers, et les convulsions pour les seconds.

Les enfans robustes et sanguins ont à redouter l'apoplexie,
comme les enfans faibles peuvent être suffoqués ou tomber
dans une maladie de langueur mortelle.

Lorsque la toux est suivie d'un vomissement ou d'une expectoration abondante d'humeurs visqueuses, la maladie est
moins intense et se juge plus promptement.

Les hémorragies nasales, qui sont la conséquence de la
toux, apportent aussi quelque soulagement.

Enfin la maladie n'a aucun cours réglé; elle dure depuis
quinze jours jusqu'à huit à dix mois, et le médecin doit
régler son pronostic d'après les circonstances que nous venons
d'exposer.

### TRAITEMENT.

La coqueluche a été long-temps soumise à un traitement
empirique, et ce n'est que depuis la fin du siècle dernier que
des observations plus exactes ont servi à établir une méthode
rationnelle de cure : car les anciens ne nous ont laissé aucunes
notions sur ce sujet.

Comme la maladie est distincte en trois périodes, il est
certain que le traitement doit être conforme à ces divers états.

Dans la première invasion de la maladie, on a proposé des remèdes échauffans, pour la tronquer pour ainsi dire à sa naissance. Des expériences que nous avons instituées à cet égard dans un hospice d'orphelins, d'après les inductions du docteur Chambon, ne nous ont nullement réussi, et nous avons vu la maladie prendre une marche plus vive, plus grave, et menacer de devenir inflammatoire.

Un médecin de Milan nous a assuré, au contraire, avoir réussi à arrêter la coqueluche à son début, par des boissons à la glace et des applications de même genre sur la région épigastrique; mais nous n'avons pas eu occasion de tenter ce moyen.

Nous avons répété avec le plus grand soin la méthode d'Autenrieth, qui consiste à faire des frictions avec le tartre stibié, uni à une pommade quelconque, ou mieux avec le suc gastrique, sur la région épigastrique, jusqu'à l'apparition d'une éruption pustuleuse qui dégénère en croûtes; mais nous n'avons pas vu le succès répondre complètement à notre attente. Cette méthode produit simplement l'effet d'un rubéfiant, qui diminue parfois les symptômes spasmodiques, ou celui d'un cautère dangereux.

Dans la 2$^{me}$ période, on a préconisé une infinité de remèdes, tels que les anti-spasmodiques, comme l'assa-fetida, le musc, le castoreum, les narcotiques, le sulfure de potasse, le carbonate de soude, la bella-donna, l'eau de goudron.

Dans la 3$^{me}$ période, enfin, on a employé les fortifians, tels que le quinquina, l'élixir parégorique, le muscus pixidatus, le sedum *palustre*, le lichen d'Islande, la cascarille, la thériaque et autres toniques.

Nous n'augmenterons point notre thérapeutique de cette polypharmacie : car nous avons vu que la méthode la plus simple est la meilleure à employer dans ce cas; ainsi nous établirons la suivante :

Dans la 1$^{re}$ période, l'indication porte à calmer les accès spasmodiques de la toux, ainsi que l'irritation qu'elle produit, et à exciter ou favoriser l'excrétion des humeurs visqueuses et tenaces qui se sécrètent dans les voies aériennes

et dans l'estomac. Rien ne remplit mieux ce point que la solution émétique ou l'ipécacuanha, et le soir une émulsion
blanche de graines de jusquiame avec un peu de sirop de
safran ou diacode.

La 2me période exige le même traitement, mais plus actif;
et s'il y a des menaces de transport au cerveau, les sangsues
derrière les oreilles ou aux tempes, surtout chez les enfans
d'un tempérament sanguin, produisent un bon effet. On
usera aussi des bains chauds et des pédiluves simples sinapisés. C'est à cette époque que l'on peut tenter les rubéfians à la
région épigastrique, et le sirop de sulfure de soude. Nous avons
trouvé de l'avantage à donner le soir les poudres de Dower,
composées avec parties égales d'opium et d'ipécacuanha, et
le tartre vitriolé avec le nitre, de chacune quatre fois le volume des deux premières substances. On en donne à la fois
quatre à six grains. L'extrait de belladone uni au sirop
d'éther et au laudanum nous a souvent réussi.

On n'use guère de purgatif, à moins qu'il n'y ait constipation, et surtout si l'enfant est sous le travail de la dentition,
et dans ce cas, le jalap uni au calomélas, ou l'huile de ricin
suffisent; s'il y a complication vermineuse, on emploie les
anthelmintiques; les lavemens purgatifs sont utiles aussi.

Enfin, dans la 3e période, il faut soutenir les forces abattues, combattre la fièvre et l'atonie, et c'est alors que le quinquina, la cascarille, l'élixir parégorique, la serpentaire de
Virginie, et le lichen d'Islande, trouvent leur emploi selon
les divers états de la maladie et des individus. Le phellandrium
aquaticum convient dans l'affaiblissement du viscère de la respiration. Les teintures martiales combattent avec succès les
menaces de leucophlegmasie, d'hydropisie, d'obstructions
abdominales. Les anti-spasmodiques font cesser la toux, qui
subsiste encore souvent après le déclin de la maladie. La
ciguë est propre à prévenir une diathèse scrophuleuse ou
phthisique, et enfin une nourriture saine, un exercice modéré, des bains, des frictions sèches partout le corps, et le
changement d'air, contribuent à ramener les forces et la
santé.

# CROWP.

*Cynanche ou angina trachealis* (Cullen); *Tracheïtis* (Franck);
*Angina polyposa* (Michaelis) ; *Croup* , etc.

Il ne faut pas chercher dans les écrits des anciens des observations sur cette maladie terrible, qu'ils ont confondue avec
les autres angines. On a trop long-temps négligé l'étude des
maladies de l'enfance , et surtout les autopsies cadavériques ,
pour pouvoir donner des notions exactes sur le croup; ce n'est
guère que depuis soixante ans que nous en avons. Home
et Michaelis en Angleterre , Rush à Philadelphie , Autenrieth
à Tubingen , Huffeland à Berlin , Frank , Bergen et Albers
en Allemagne , Vieusseux à Genève, et Royer-Collard à Paris ,
sont les auteurs modernes qui ont le mieux traité cette matière.

Nous avons vainement consulté Forestus, Sennert, Wierus,
Cornarius, Zacutus , Marc-Aurèle Séverin , et autres observateurs qui ont traité des angines épidémiques , nous n'y avons
trouvé aucune trace du croup. Bonnet (*Theatr. Tabidor*) , et
Tulpius (*Obs. Med. lib. IV*) , en donnent deux observations ,
et c'est seulement dans les lettres médicales de Ghizzi de
Crémone , que nous avons recueilli la première épidémie de
ce genre qui parut en 1747 en Italie. La voici :

L'année 1747 fut en général très-variable dans la température. L'hiver froid, nébuleux et pluvieux. Le commencement du printemps humide , assez serein; la fin fut très-pluvieuse. Juin fut d'abord variable et froid , et ensuite très-chaud
et sec. Des grêles fréquentes rafraîchirent subitement l'air en
juillet, dont la fin seule fut brûlante. L'automne fut assez tempéré. L'année suivante ne fut pas moins inconstante dans ses
saisons , et la constitution froide et humide domina.

Ce fut au mois de mai de 1747 qu'une angine épidémique
se déclara non-seulement à Crémone , mais encore dans tous
les environs; elle attaqua un grand nombre de personnes , et
surtout les enfans. Elle se montra sous deux formes différentes.

La première était une angine inflammatoire , simple, ou

accompagnée d'aphtes et d'ulcérations à la gorge ; elle ne fut fatale qu'aux personnes qui la négligeaient, et elle dégénérait alors en péripneumonie.

La seconde était insidieuse et mortelle, car elle n'attaquait pas la gorge, et laissait encore parfois la déglutition libre; mais elle emportait les malades en peu de jours et à l'improviste.

Ses symptômes étaient, la pâleur du visage, la tristesse, une soif extrême, une toux âpre, continue, sourde et sèche; difficulté de respirer, douleur cuisante au larynx, fièvre avec chaleur excessive intérieurement, et peu sensible à l'extérieur; pouls petit, inégal; anxiétés précordiales, grande agitation, voix clangoureuse. Bientôt le pouls devenait plus irrégulier et intermittent, les extrémités froides, la peau sèche; les malades ne trouvaient aucune bonne position dans leur lit. Il survenait un râlement horrible avec une respiration élevée, difficile et fréquente; le cou se tuméfiait et se rétractait en arrière, la bouche restait ouverte, et la mort terminait la scène, du deuxième au cinquième jour, et quelquefois au septième.

Les matières expectorées étaient semblables à des concrétions gélatineuses, pareilles à celles polypeuses que l'on rencontre dans les grands vaisseaux sanguins de quelques cadavres.

Il fallait avoir promptement recours à l'assistance des médecins; et les meilleurs remèdes à appliquer étaient de promptes et copieuses saignées, des ventouses scarifiées sur le larynx, des pédiluves et des gorgées continuelles d'une décoction pectorale, ou d'un peu d'huile fraîche d'amandes douces pour fomenter les parties affectées.

La maladie se jugeait favorablement par une expectoration libre et abondante de matières lymphatiques striées de sang, par des sueurs universelles et des urines copieuses. Mais si elle était négligée, elle gagnait la poitrine, et justifiait l'aphorisme d'Hippocrate : « *Qui anginam effugiunt, iis in* » *pulmonem vertitur, et intra dies septem intereunt, quos si* » *evaserint, suppurati fiunt.* » (Aph. 10, sect. v.)

L'ouverture du cadavre d'un enfant montra l'inflammation érysipélateuse des poumons, dont le droit avait contracté des adhérences; la plèvre et le diaphragme étaient légèrement enflammés; la veine cave et les oreillettes droites du cœur étaient pleines d'un sang noir grumelé, tandis que le ventricule gauche et l'aorte étaient vides; la trachée artère était toute enflammée jusqu'à l'extrémité des bronches. *On y trouva au milieu un corps blanchâtre long d'un travers de doigt et plus, membraneux et résistant au scalpel;* les autres parties du corps étaient dans leur état naturel.

Le tome second des Nouveaux actes des curieux de la nature nous a transmis la courte observation suivante de Charles Augustin de Bergen, médecin de Francfort-sur-l'Oder, sur une épidémie de croup qui y régna en 1758.

Dans les premiers mois de l'année 1758, les enfans de deux à sept ans, et même au-dessus, furent attaqués d'une maladie épidémique qui se déclarait par le coryza, des tumeurs aux amygdales et à la luette qui gênaient la déglutition. Quelques jours se passaient dans cet état, qui ne présentait d'abord rien d'alarmant; mais bientôt les malades étaient attaqués d'une toux violente, à la suite de laquelle ils rejetaient, après de grands efforts, une matière flegmeuse et aqueuse; l'expiration était clangoureuse, ce qui distinguait cette maladie de la coqueluche, dans laquelle c'est l'inspiration qui est bruyante. A ces symptômes se joignait une fièvre continue. La difficulté de la respiration s'augmentait de jour en jour, et passait en asthme suffocant, de sorte que les enfans mouraient asphyxiés; la couleur plombée du visage, le froid des extrémités, la diminution de la fièvre et de la chaleur étaient les avant-coureurs de la mort. Bergen vit sa propre fille, âgée de sept ans, y succomber. Douze heures avant sa mort, elle rejeta en toussant un tube membraneux qui s'était formé dans les bronches, d'après sa forme conique et les petits vaisseaux sanguins dont il était pourvu. L'œsophage, qui est de figure cylindrique, n'avait pu former une membrane de cette configuration.

Le croup régna épidémiquement à Vienne en Autriche au

mois de décembre 1807, dans un moment où les maladies catarrhales et les angines étaient fréquentes, surtout parmi les enfans. M. Golis, premier médecin et directeur de l'hôpital des enfans malades, a traité, depuis 1794 jusqu'en 1807, 56,464 enfans malades. Dans les trois premières années, il n'observa pas de croup; dans les six années suivantes, cette maladie fut rare, mais ensuite elle est devenue fréquente. L'épidémie de 1808 dura quatre mois environ. Un régime modérément chaud, la saignée, les sangsues appliquées au larynx, l'émétique, le calomel, les émolliens, les boissons mucilagineuses, et surtout les grands vésicatoires autour du cou et sur la poitrine, furent les remèdes les plus efficaces.

Le croup épidémique se déclara dans une grande partie de l'Allemagne au printemps de 1807. Le docteur Breslau en a donné une notice dans sa traduction de l'ouvrage de Schnurrer sur les épidémies, et surtout du traitement que le professeur Autenrieth suivit à Tubingen. Ce traitement consistait à établir vers le bas-ventre des points de dérivation, et à « pro-
» voquer chez l'individu le développement d'une disposition
» aux maladies de la constitution automnale; c'est ainsi qu'il
» employait des lavemens avec le vinaigre, et qu'il donnait
» le mercure doux jusqu'à trente grains dans l'espace de
» vingt-quatre heures, à des enfans de quatre à six ans. Ces
» moyens produisirent les effets les plus avantageux dans
» des cas même où la maladie permettait à peine d'espérer.
» Des selles extrêmement fétides et noires, qui résultaient
» de cette méthode, étaient en général un des signes les plus
» favorables; le pouls devenait alors moins fréquent et plus
» developpé; la respiration, auparavant rauque et sifflante,
» était plus libre, et il se faisait une sécrétion abondante d'une
» matière muqueuse et épaisse, que les malades rendaient en
» toussant ou en vomissant, sans douleur dans le larynx,
» lequel était si sensible auparavant, que l'enfant presque
» suffoqué y portait continuellement ses mains. Ce mal atta-
» quait de préférence les enfans les plus robustes, et les
» garçons plutôt que les filles. Ils conservaient pendant le
» court intervalle de la maladie leurs couleurs et leur em-

» bonpoint ordinaires, et devenaient pâles et maigres avec
» une déperdition considérable des forces dès les premiers
» jours de leur convalescence. Rarement, malgré la quantité
» considérable de mercure employé, observait-on des symp-
» tômes de salivation; elle avait lieu cependant quelquefois,
» mais ce n'était que chez ceux qui avaient quelque dispo-
» sition scorbutique. Mais quels que soient les résultats heu-
» reux obtenus de ce traitement, même dans les cas les plus
» graves, ce serait mal à propos que l'on voudrait regarder
» le mercure doux comme un spécifique de cette maladie :
» car ses succès sont dus aux caractères que l'épidémie a
» offerts à cette époque; et plus tard, c'est-à-dire dans l'été
» de la même année, Autenrieth avait abandonné le mercure
» doux pour recourir au soufre doré d'antimoine, qui lui
» parut préférable dans cette circonstance. »

Nous ne pouvons mieux terminer cette chronologie du
croup qu'en donnant un extrait du mémoire manuscrit que
notre ami M. Martin le jeune, de Lyon, a bien voulu nous
permettre de joindre ici, sur l'épidémie qui régna en 1810 et
1811 dans cette ville. C'est un des meilleurs que nous puissions mettre sous les yeux de nos lecteurs; car il est le fruit
de sa propre expérience, et des observations pratiques de
plusieurs de nos confrères de la même ville.

Dans la dernière quinzaine de septembre 1810, il y eut
d'assez grandes variations atmosphériques; quelques jours
beaux, et beaucoup de brouillards épais.

Octobre fut remarquable par les variations subites e fréquentes de la température, qui fut de 1 à 19 degrés. Le vent
du nord-ouest domina pendant presque tout le mois; sur la
fin il fit place à celui du nord, qui fut violent. Il y eut des
brouillards, un temps presque constamment couvert, et de
petites pluies.

Le commencement de novembre fut plus froid que la fin.
Les vents de nord-ouest et de sud-ouest soufflèrent alternativement: neige, brouillards, petites pluies, temps couvert.

En décembre, le thermomètre varia depuis 4 degrés au-

16

dessous de zéro jusqu'à 10 au-dessus. Du reste, même température qu'en novembre.

Janvier fut encore plus variable, puisque le thermomètre descendit à 7 degrés sous zéro, et remonta à 11 au-dessus. Il y eut des jours beaux, de la pluie, de la neige et des brouillards.

Février fut froid, orageux, nébuleux et pluvieux. Il y eut quelques beaux jours en mars, mais un temps froid et brouillards très-épais : avril moins froid ; brouillards, neige, averses et tonnerre.

Ce fut durant ces sept à huit mois que le croup se manifesta d'une manière épidémique à Lyon. Quelques observations pratiques serviront à en faire connaître le caractère.

Une petite fille âgée de quatre ans, robuste, n'ayant jamais été malade, demeurant près de la Saône, fut affectée d'un rhume avec léger enrouement, après s'être exposée à l'air dans la matinée du 20 novembre, par un temps froid et pluvieux. Elle prit les deux premiers jours une infusion pectorale, mais le troisième jour la toux augmenta avec une grande oppression ; dans la nuit, insomnie, agitation, mouvemens violens et comme convulsifs des membres. Le quatrième jour, le docteur Martin, appelé trouva la petite malade dans l'état suivant : respiration très-gênée et sifflante, voix aiguë et glapissante, toux sèche et rauque, pouls plein et accéléré, visage très coloré, yeux larmoyans, peau brûlante et sèche, accablement général, impossibilité de se tenir couchée sans suffocation, direction continuelle de la main vers la gorge, déglutition facile ; application de six sangsues au cou et de deux sinapismes aux jambes. Après l'effet des sangsues, 8 grains d'ipécacuanha en deux doses, décoction de polygala de Virginie édulcorée avec le sirop de guimauve ; et si la poitrine était encore gênée, un vésicatoire à chaque bras.

Au moment même où les sangsues mordaient, l'enfant s'agitant, eut un violent accès de toux qui lui fit vomir une demi-tasse de sang avec des débris de membrane, épais d'une ligne et longs de plusieurs, ainsi que beaucoup de mucosités blanchâtres.

L'ipécacuanha administré deux heures après l'application des sangsues, fit rendre encore quelques débris de membranes, beaucoup de mucosités et de sang, et provoqua un épistaxis qui dura plus d'un quart-d'heure; ces deux hémorragies produisirent environ une verrée de sang.

Le soir calme, toux moins fréquente et moins rauque, respiration plus libre, mais gênée par intervalles, le visage alternativement rouge et décoloré; la malade dormait dans la position horizontale.

Le cinquième jour, à quatre heures du matin selle abondante, suivie d'un sommeil paisible jusqu'à huit heures, où il survint de la fièvre avec sueur et abattement; du reste, le visage très-coloré et la voix moins altérée, toux humide, expectoration muqueuse, facile et abondante. A neuf heures, autre selle qui la soulagea. A midi, respiration plus gênée, ventre tendu et douloureux, pouls toujours fébrile. Looch blanc, avec une once de sirop d'ipécacuanha et 4 grains de calomélas; liniment ammoniacal sur le cou, embrocations sur le ventre avec une flanelle imbibée d'huile d'olives tiède.

Le soir on leva les vésicatoires appliqués le matin aux bras; ils avaient bien pris. La malade vomit plusieurs fois des matières glaireuses, et rendit une selle copieuse. La fièvre continua pendant la nuit. La toux revint par crises comme dans la coqueluche; l'expectoration devint difficile; sueur constante à la tête et au visage. La malade vomit une fois, rendit plusieurs selles, et dormit par intervalle dans la position horizontale.

La journée du 6 fut heureuse; l'enfant vomit à plusieurs reprises des mucosités épaisses, avec quelques caillots sanguins; elle rendit six selles copieuses, la tension du ventre cessa, la respiration devint libre, la toux plus humide, l'expectoration facile, et la fièvre presque nulle. On éloigna l'usage du looch.

La nuit du 6 au 7 fut orageuse. La malade eut beaucoup de fièvre et d'agitation, mais le calme revint dans la matinée; il y avait apyrexie; la surface des vésicatoires présentait une couche muqueuse et comme membraneuse très-épaisse,

16..

et leurs bords étaient enflammés; la journée fut bonne, l'expectoration facile et la toux modérée; point de selle le soir: un bouillon fatigua la malade.

La nuit du 7 au 8 fut excellente. La malade vomit plusieurs fois dans la journée, toujours après avoir pris la tisane de polygala; la toux fut grasse, et elle expectora beaucoup de matières muqueuses.

La nuit du 8 au 9 fut bonne, et seulement interrompue par quelques accès de toux; mais le matin il y avait oppression, voix rauque, toux sèche, expectoration supprimée, la langue couverte d'une croûte muqueuse très-épaisse. On prescrivit 5 grains d'ipécacuanha, qui firent vomir beaucoup de glaires; l'expectoration reparut, et dès-lors la malade fut bien. Elle demanda avec instance des alimens, on lui donna une panade qui passa bien.

La nuit du 9 au 10 fut agitée par une toux paroxysmale sans expectoration.

Le matin, apyrexie et nouvelle couche muqueuse très-épaisse sur les vésicatoires. On ne prescrivit pour tout remède que le bouillon d'escargots et de carottes jaunes, édulcoré avec le sucre candi.

La nuit du 10 au 11 paisible, mais dans le jour un peu de bouffissure au visage; la langue nette, la toux grasse, l'expectoration facile, mais la voix encore altérée: la malade mangea deux petites soupes sans en être fatiguée.

Le douzième jour la malade se leva, se trouvant bien, reprit sa gaîté ordinaire, et ne conserva de sa maladie qu'une toux légère avec enrouement, qui subsista pendant près de deux mois. On recommanda d'entretenir les vésicatoires, et de ne point sortir de la maison jusqu'à ce que la toux et l'enrouement n'existassent plus.

Les urines ne présentèrent jamais cette couleur lactescente, remarquée quelquefois chez les enfans attaqués du croup.

Voici une seconde observation, d'un enfant d'un tempérament tout à fait opposé au précédent.

Un enfant de six ans, d'une constitution éminemment lymphatique, sujet depuis sa tendre enfance à une gale humide à la tête et à des ophthalmies séreuses, avait éprouvé récemment des orgelets aux paupières. Dans l'après-dînée du 29 mars 1810, il s'exposa à l'action d'un vent de nord assez vif, et fut affecté d'une toux simple en rentrant chez lui. Dans la soirée la toux augmenta, il fut oppressé, eut des frissons et beaucoup d'agitation dans la nuit. Le lendemain le pouls était serré et très-accéléré, respiration gênée, sifflante; toux sèche et rauque; voix croupale, c'est-à-dire grêle, aiguë; langue couverte d'une couche muqueuse blanche, comme dans les catarrhes; bords de cet organe d'un rouge vif, glandes amygdales légèrement gonflées, voile du palais phlogosé, conjonctives enflammées, bouffissure du visage, douleur rapportée au larynx, déglutition peu gênée.

On prescrivit aussitôt le lit, et pour remèdes une infusion de fleurs de violettes et de coquelicots miellée, un looch blanc de Paris, les sinapismes aux pieds et un vésicatoire à chaque bras. Quatre heures après l'emploi de ces moyens, il survint une sueur profuse, sans que le pouls fût plus développé, la respiration aussi gênée, la toux sèche et rauque.

On administra 8 grains d'ipécacuanha en deux doses, qui firent vomir beaucoup de matières muqueuses.

Dans la nuit il fut très-oppressé, mais la toux sembla plus humide, car il expectora quelques mucosités fort épaisses.

Il portait continuellement la main sur le larynx, qu'il assigna comme le siége de son mal; son visage fut alternativement rouge et pâle, il transpira beaucoup, surtout à la tête, dormit par intervalles, et urina sans difficulté.

31 mars, troisième jour de la maladie, le matin pouls fébrile, développé et dur, le visage très-coloré, la respiration fort-gênée, la toux rauque et chassant principalement l'air de la poitrine, comme à travers un conduit fort étroit; le ventre était tendu sans météorisme. On appliqua six sangsues sur les parties latérales du larynx; on plaça sur le ventre une flanelle imbibée d'huile d'olives chaude : on remplaça la tisane par une décoction de polygala seneca, édulcorée avec le sirop de guimauve.

L'abondante évacuation de sang obtenue pas les sangsues

diminua l'oppression et la rougeur du visage, mais la toux fut toujours sèche et comme sifflante; le pouls, sans cesser d'être fébrile, perdit sa plénitude et sa dureté : la tension du ventre s'accompagna d'un ténesme fatigant. On couvrit le cou d'une flanelle imbibée d'huile camphrée, et l'on dirigea dans la gorge des fumigations préparées avec la décoction du sureau et l'éther sulfurique. On donna par cuillerée à bouche, toutes les demi-heures, le looch blanc de Paris, auquel on ajouta 17 grains de calomélas, et l'on administra un lavement préparé avec une décoction d'un gros de Séné, deux gros de sulfate de magnésie, et une once de miel commun. Deux selles copieuses furent le résultat de ce remède; les urines coulèrent avec abondance, et le ventre perdit sa tension. L'enfant vomit à plusieurs reprises environ huit onces de matières muqueuses transparentes, et liées comme la glaire d'œuf, toujours après avoir pris la tisane de polygala. Cependant ces différentes évacuations ne parurent pas calmer les accidens du larynx et de la poitrine; la voix continuait à être grêle, la toux sèche et rauque, la respiration gênée et sifflante; le voile du palais et les amygdales enflammées; les bords de la langue très-rouges et son milieu couvert d'une croûte blanchâtre; le pouls fébrile, extrêmement dur; la peau chaude et couverte de sueur : l'anxiété était générale.

Cet état étant très-grave, on mit un vésicatoire à chaque jambe. A minuit, le malade vomit à deux reprises différentes, après avoir bu de la tisane de polygala, beaucoup de mucosités, dans lesquelles on distingua le matin plusieurs flocons épais, concrets, mais non membraneux; l'un d'eux offrait quelques stries de sang. Après ce vomissement l'oppression fut moins forte, et la toux devint plus rare et plus humide.

A deux heures du matin on donna encore le même lavement purgatif, qui procura une selle bilieuse si abondante, qu'elle remplit la moitié d'un vase de nuit. Le malade s'endormit ensuite, et reposa plusieurs heures.

Le 4, à sept heures, respiration beaucoup plus libre, toux humide, voix plus forte et moins aiguë, expectoration d'une matière jaune, épaisse, assez soutenue; le pouls développé et bondissant; la peau couverte d'une sueur grasse, la face colorée, le nez enchifrené et y ayant un sentiment de prurit; la phlogose de l'arrière-bouche presque éteinte, et un aphte placé sur l'amygdale droite. Le prurit du nez fit annoncer par M. Martin un épistaxis, qui eut effectivement lieu dans la journée, mais peu abondant. On continua les remèdes.

Cet état satisfaisant continua jusqu'à cinq heures du soir; alors le malade fut très-fatigué, la toux plus sèche, la voix rauque, le pouls plus développé, la face rouge et la tête couverte de sueur; nouvelle application des sangsues sur les côtés du cou. On ajouta dans le looch une once de sirop d'ipécacuanha et deux grains de plus de calomélas.

Les sangsues fournirent beaucoup de sang, ce qui parut calmer l'agitation du malade, qui s'endormit aussitôt qu'on eut placé un appareil sur les morsures des sangsues, et qui ne se réveilla de temps en temps que pour expectorer et vomir environ une verrée d'une matière épaisse comme le blanc d'œuf, ce qui soulagea beaucoup la poitrine.

Le cinquième jour, à huit heures du matin, les vésicatoires suppuraient abondamment : le pouls toujours fébrile, mais souple; la poitrine moins oppressée, l'expectoration assez facile, la toux plus grasse, le ventre était tendu. On répéta le lavement purgatif, qui produisit trois selles abondantes, ce qui ne diminua ni le vomissement ni l'expectoration, et le malade moucha du sang.

La nuit fut bonne, et le matin du sixième jour la voix était moins altérée. L'expectoration d'un mucus très-épais était facile, le pouls presque apyrétique, la langue couverte d'une croûte épaisse jaune, le visage décoloré, les paupières œdémateuses, la phlogose du pharynx avait entièrement cessé; les extrémités supérieures se couvrirent de petits boutons rouges très-rapprochés, et l'urine qui jusqu'alors avait été crue, présenta un dépôt muqueux très-épais, jaune foncé. L'enfant mangea une légère panade sans être fatigué.

La nuit du 6 au 7 fut excellente, mais le matin le malade était accablé et assoupi, expectorant avec aisance et toussant rarement; il n'avait point de fièvre; il avait éprouvé des coliques à huit heures du matin ; elles s'étaient terminées par une selle bilieuse assez abondante, dans laquelle on avait trouvé un ver ; les gencives étaient gonflées et douloureuses, ce qui était produit sans doute par l'usage du mercure doux, que l'on supprima. On ajouta dans le looch une once d'huile de riccin, qui procura plusieurs selles, mais ne fit point rendre de vers. Le malade fut tenu au bouillon toute la journée.

La nuit du 7 au 8 fut bonne. Le malade fut gai à son réveil, demanda à manger ; la voix était à peine altérée ; l'éruption des bras se desséchait, et l'épiderme commença à s'en détacher ; la langue était presque entièrement dépouillée le soir, et les urines redevinrent limpides.

Le 9 le bien-être se soutenait, et la convalescence fut décidée. On mit l'enfant à l'usage du sirop de quina, on fit supprimer les vésicatoires par gradation, et on en laissa subsister un pendant quelque temps.

Joignons ici un troisième exemple de cette maladie, terminée par la mort.

Une petite fille âgée de six à sept ans, qui jusqu'à l'âge de quatre ans avait joui d'une bonne santé, mais qui était devenue faible et languissante, spécialement depuis le mois de mai 1810, où elle avait eu une rougeole mal jugée, fut attaquée le 30 décembre d'un embarras de poitrine qui allait toujours croissant. Elle présenta le 2 janvier les phénomènes suivans : sentiment de gêne dans la gorge, toux rauque, précédée de quelques inspirations convulsives sonores, et suivies d'expectoration de crachats abondans, épais et filamenteux ; respiration précipitée, sifflante et tellement pénible, que la malade était forcée d'ouvrir la bouche, de dilater les narines, de renverser la tête et de contracter avec force les muscles de la poitrine ; nausées, efforts de vomissemens, éjections par gorgées d'un fluide visqueux et insipide, vives douleurs au larynx, où l'enfant portait continuellement les mains ; déglutition gênée, langue tuméfiée, blanchâtre, parsemée de petites taches rouges ; alternatives de rougeur et de pâleur de la face, anxiété extrême, pouls faible et fréquent, donnant 120 pulsations par minute ; urines rares

et foncées en couleur; libre exercice des facultés intellectuelles.

La veille, la malade avait éprouvé un soulagement passager,
à la suite d'une petite hémorragie nasale, provoquée par une
violente quinte de toux.

On prescrivit de suite une potion émétisée. On appliqua un
large vésicatoire au bras et des sinapismes aux jambes : vomissemens de matières glaireuses, suivies de soulagement sensible; légère moiteur. Le calme se soutint jusqu'au soir; la
nuit fut agitée : refus de prendre aucune espèce de boisson.

Le 3 au matin, même état. Renouvellement des sinapismes
et de la potion émétisée, aiguisée avec le carbonate d'ammoniaque; application des sangsues au cou, amendement de
quelques heures; mais dans l'après-midi, respiration de plus
en plus gênée, refroidissement, alternatives d'assoupissement
opiniâtre ou d'agitation extrême, de pâleur et de coloration
de la face; conservation des facultés mentales. Le soir, accroissement des symptômes, délire, efforts pour sortir de son
lit. Mort le 4, à deux heures du matin.

#### AUTOPSIE CADAVÉRIQUE.

Trachée-artère resserrée sur elle-même, et offrant un calibre plus petit qu'à l'ordinaire; le larynx rétréci, recouvert
supérieurement d'un enduit blanchâtre, détaché, se prolon-
geant dans la trachée; les bronches et leurs premières divi-
sions, dans lesquelles elle était comme affaissée sur elle-même
en forme de ruban, et paraissait diminuer d'épaisseur et de
consistance à mesure qu'elle se prolongeait dans les poumons,
qui étaient sains, crépitans, et légèrement gorgés d'une matière glaireuse et blanchâtre; la couche membraneuse qui tapissait le larynx s'étendait en avant sur la partie inférieure
de l'épiglotte, qui étant singulièrement rétrécie, se portait
en outre, mais en disparaissant insensiblement, sur les parties latérales de la langue et sur le voile du palais; les amygdales étaient considérablement gonflées, dures, et du volume
d'un œuf de pigeon.

## COROLLAIRES.

Ensuite des descriptions que nous venons de donner de quelques épidémies du croup, d'après les mémoires de Home, Murray, Mahon, Wilkins, Lotichius, Chambon, les observations de la faculté de médecine de Paris, celles de Portal, Bonnafox de Mallet, Vieusseux, Alberti, et surtout le rapport de M. Royer-Collard, nous pourrons donner ici une monographie précise et brève de cette maladie et de son traitement, sans nous engager dans des discussions pathologiques et physiologiques, qui entraveraient la marche que nous nous sommes proposée dans l'histoire des épidémies.

## SYMPTOMATOLOGIE.

Début simulant une affection catarrhale, tel que alternatives de froid et de chaud, lassitudes, engourdissement, somnolence, enduit muqueux de la langue, diminution ou perte d'appétit, coryza et toux; légère fièvre dans le jour, mais exacerbation vers le soir; quelques quintes de toux vers minuit, le reste de la nuit calme; cet état insidieux subsiste depuis un jour jusqu'à huit ou dix. Ordinairement sa durée est de deux ou trois jours.

Peu à peu le mal augmente; mais tout à coup, dans la nuit ou dans le sommeil, la respiration devient difficile et bruyante, la toux est fréquente et sonore, le visage s'enflamme, la peau devient brûlante et sèche, la voix rauque; l'enfant se réveille en sursaut, se plaint de resserrement à la gorge ou y porte les mains. Ce paroxysme dure quelques heures, et est suivi d'une rémission marquée, seulement le pouls est fébrile, la toux rauque, et la respiration un peu gênée.

La journée se passe ainsi; mais le soir, au premier somme, retour de l'accès, mais plus violent; la toux est convulsive et suivie d'une expectoration peu abondante de matières muqueuses, parfois striées de sang; cet accès se termine comme le précédent, mais il est bientôt suivi de plusieurs autres durant la même nuit, avec plus ou moins de force. Telle est la première période, que le médecin peu expérimenté peut prendre pour la coqueluche.

Les accès croissent continuellement en force et en fréquence, leur rémission n'est même jamais complète; la voix est plus rauque, la toux est plus aiguë, l'oppression extrême, et la respiration sibilante beaucoup plus forte. Dans les paroxysmes, agitation extraordinaire de l'enfant; la figure devient livide et couverte de sueur, les lèvres violettes, le pouls petit, serré, et d'une célérité très-grande : nous l'avons vu battre 170 fois en une minute chez un enfant de quatre ans; la toux ou le vomissement provoque l'excrétion abondante de mucosités épaisses, filamenteuses et membraniformes; cependant la déglutition est toujours facile : cette seconde période dure de un à quatre jours. La troisième s'annonce par tous les symptômes d'ataxie : les rémissions des accès s'obscurcissent, le larynx se paralyse et amène l'aphonie, la respiration est convulsive, et menace à chaque instant la suffocation; le visage est pâle, les yeux éteints; la tête se couvre d'une sueur froide, la faiblesse et l'abattement sont extrêmes; la toux est presque nulle, l'expectoration presque arrêtée, le pouls formicant, irrégulier et intermittent; les fonctions vitales et animales s'anéantissent, excepté celles intellectuelles. Enfin la mort termine cette scène de douleurs, tantôt d'un manière calme, tantôt au milieu des angoisses les plus déchirantes.

Mais si la maladie doit tourner en bien, elle disparaît quelquefois subitement à la première période, et même à son début. Si elle est plus avancée, alors elle se juge graduellement par la diminution des symptômes et celle des accès, ainsi que par leur éloignement, et sans aucune crise notable, excepté des sueurs profuses et générales, lorsque la fièvre a été véhémente; les autres évacuations ne sont que de fausses crises.

La durée du croup est très-irrégulière; elle peut être de deux, trois, huit, dix et même douze jours. Ses trois périodes forment des stades bien marqués. La première est celle de l'inflammation de la membrane muqueuse du larynx, la seconde est l'effet de l'inflammation ou la formation de la pseudo-membrane dans la trachée-artère, et la troisième est un état adynamique par lequel se termine l'inflammation, qui passe alors en obturation locale des voies aériennes, ou en paralysie de ces parties.

Il est une autre espèce de croup qui est précisément celle que l'on a observée, surtout en Angleterre. Tous les symptômes se développent brusquement et simultanément de la manière la plus vive et la plus terrible; il n'y a aucun prélude catarrhal, aucune période marquée; la maladie éclate subitement dans la nuit, plus rarement pendant le jour. Elle s'accroît et marche avec la rapidité la plus effrayante; l'oppression, la toux, la respiration bruyante, l'anxiété et la suffocation s'augmentent sans relâche jusqu'à la mort, qui arrive au bout de huit, dix, vingt-quatre, trente-six ou quarante-huit heures au plus, et l'enfant périt comme d'un violent étranglement et au milieu des angoisses les plus affreuses; mais si l'on y apporte des secours prompts et efficaces, la maladie cède, et les symptômes tombent aussi promptement qu'ils s'étaient développés.

Les symptômes essentiels du croup sont la raucidité de la voix, la toux, la difficulté de la respiration, le son particulier de l'inspiration, la fièvre, et l'expectoration d'une nature particulière.

Les symptômes accessoires sont la douleur du larynx et de la trachée, le gonflement extérieur de la gorge, les vomissemens, l'enduit muqueux de la langue, l'inappétence, les urines troubles et blanchâtres, les hémorragies nasales, la somnolence, l'assoupissement et les altérations des fonctions intellectuelles.

Nous n'entrerons point dans l'explication physio-pathologique des causes de ces symptômes. Il nous paraît que les premiers semblent annoncer une coqueluche portée au plus haut degré de violence, et nous ne voyons d'autres différences entre ces deux maladies jusqu'à la seconde période, que la formation de la pseudo-membrane dans le larynx, dans le croup; ce qui n'a pas lieu dans la coqueluche, dont les

symptômes tiennent aussi un spasme des voies aériennes,
mais ils sont plus modérés.

L'autopsie cadavérique offre extérieurement les signes de
l'asphyxie. Parfois on observe un épanchement séreux dans
les ventricules du cerveau, plus souvent un engorgement
considérable des vaisseaux sanguins de ce viscère. Le larynx,
si la maladie a été courte, et toute la trachée-artère, si la
maladie a été longue, sont tapissés d'une substance muqueuse épaisse, qui souvent a la forme et la nature membraneuse plus ou moins tenace, ayant la figure d'un tube, ou
bien disposée en lambeaux; quelquefois cette substance
forme des concrétions polypeuses. Elle est blanche, grise ou
jaunâtre, quelquefois striée de sang, plus ou moins adhé-
rente à la membrane muqueuse du larynx et de la trachée,
suivant la violence et la durée de la maladie. Si elle a été
violente et de courte durée, on ne trouve dans les voies
aériennes qu'un peu de matière visqueuse liquide, la membrane naturelle de ces parties porte des traces plus ou moins
marquantes d'inflammation; mais si la maladie a été longue
et s'est terminée par un état adynamique, alors ces traces disparaissent. On trouve souvent aussi des épanchemens séreux
dans les cavités de la plèvre et du péricarde, et des concrétions polypeuses dans le cœur et dans les gros vaisseaux
sanguins; les autres viscères ne présentent aucune altération.

La toux chronique, la raucidité de la voix, la dispnée,
l'orthopnée, la pleurésie, la péripneumonie et l'hydrocéphale
interne, peuvent être les suites et les conséquences du
croup.

Le croup est une maladie de l'enfance, depuis un an jusqu'à sept: elle est plus rare à un âge plus avancé: on la croit
plus commune chez les garcons que chez les filles.

Nous ne nous arrêterons point à discuter les causes éloignées et prochaines du croup. Ce seraient des raisonne-
mens purement scholastiques; ces causes nous sont absolument
inconnues, et l'on ne peut rien en établir qu'hypothétique-
ment. Les pays froids, les pays exposés plus particulièrement

aux vents du nord, sont ceux où le croup s'observe plus communément épidémique : il n'est point contagieux.

Le croup peut se compliquer avec les aphtes, l'angine, la péripneumonie, la rougeole, la variole, la scarlatine, et autres maladies exanthématiques et épidémiques.

## PRONOSTIC.

Le croup simple est moins dangereux que le croup suffoquant. Celui qui est compliqué avec quelque maladie exanthématique l'est davantage, et il devient mortel, si cette maladie est du genre adynamique ou ataxique. Les aphtes sont moins dangereux dans leur complication avec le croup, mais la péripneumonie l'est davantage.

Les enfans d'une constitution molle, lymphatique ou nerveuse, sont plus exposés au croup adynamique mortel que ceux d'un tempérament fort et sanguin.

Les sueurs, les urines blanches, l'expectoration de lambeaux de membrane, sont des crises parfois bonnes, et plus souvent éphémères et nulles. La respiration redevenue facile ou plus difficile, est le seul symptôme sur lequel le médecin doit porter son attention.

Le croup est sujet à des récidives plus ou moins fortes et plus ou moins dangereuses.

## TRAITEMENT.

Ce serait une erreur bien grande que d'admettre les méthodes purement empiriques et très-nombreuses, qu'on a publiées sur le traitement du croup. Nous adopterons celle vraiment rationnelle donnée par M. Royer-Collard, dans son excellent article sur cette maladie, inséré dans le Dictionnaire des sciences médicales.

Dans la première période du croup simple, s'il n'y a pas de fièvre, ou si elle est modérée, on administre un émétique assez fort pour exciter plusieurs vomissemens. On peut employer le tartrate de potasse antimonié, l'ipécacuanha ou le sulfate de zinc, seuls ou combinés.

Si la fièvre est forte, ou si les symptômes ne cèdent pas à ce

premier moyen, on a sur-le-champ recours à la saignée locale ou générale, mais il faut qu'elle soit généreuse, et il
faut la répliquer plus ou moins, suivant l'exigence des cas.
Après ces évacuations, on peut revenir aux émétiques ou au
tartre stibié en lavage et comme nauséant, pour provoquer
l'évacuation des matières muqueuses de la trachée, et une
sueur amollissante.

Si ces deux moyens ne suffisent pas, on applique un large
vésicatoire en forme de demi-collier autour de la partie anté-
rieure du cou, même sur la morsure des sangsues. Si l'on
emploie d'autres vésicatoires, il faut les laisser tous perma-
nens.

Nous avons éprouvé qu'en appliquant des sinapismes sur les
testicules d'un enfant de sept ans, nous avons opéré une puissante révulsion vers cette partie; ce qui nous a donné le moyen
de combattre l'affection avec plus d'avantage et d'efficacité.

On ajoute à ces moyens les boissons adoucissantes ou délayantes, telles que les infusions de violettes, de mauve, de
coquelicot, édulcorées, ou l'eau de veau, de poulet, la décoction d'orge, l'infusion des fleurs du narcisse des prés,
lorsqu'il y a des symptômes spasmodiques. On donne d'heure
en heure une cuillerée de looch simple, et quand l'irritation
est tombée, on l'aiguise avec un ou deux grains de kermès
et autant de camphre; on fait inspirer à l'enfant des vapeurs
émollientes, s'il peut s'y soumettre.

Dans la seconde période, celle de la formation des fausses
membranes, il s'agit de les expulser et d'empêcher leur nouvelle formation. On peut y parvenir par les vomitifs et les
expectorans, tels que l'émétique, le kermès seul ou combiné
avec le camphre, l'oxymel scillitique, la décoction de polygala, les fumigations acides ou d'ammoniac étendu d'eau, les
sternutatoires, les titillations de la gorge avec la barbe d'une
plume. On fait respirer à l'enfant un mélange de gaz azote et
d'air atmosphérique, ou de gaz hydrogène sulfuré. On fait
des frictions mercurielles sur le cou; et enfin le bain chaud à
28 ou 30 degrés, que l'on donne d'une heure, et que l'on
peut réitérer tous les jours et même deux fois par jour, en

remettant le malade bien séché dans son lit chaud ; en même temps on place de nouveaux vésicatoires sur le thorax entre les deux épaules, aux bras, etc. Les pédiluves sinapisés, et surtout les sinapismes soutenus aux pieds et aux jambes, sont aussi très-efficaces, de même que les lavemens irritans et drastiques, qui sont un puissant révulsif. On peut aussi employer les frictions ammoniacales camphrées. Le docteur anglais Archer vante aussi la décoction de polygala seneca, à la dose de demi-once dans huit onces d'eau.

Quant au traitement, dans la troisième période, c'est celui qui s'emploie dans tous les cas d'adynamie : ainsi le vin, le quinquina, le camphre, l'assa-fetida en lavement, mais surtout le musc en teinture à fortes doses, sont indiqués à cette époque.

Le régime doit être sévère, et la diète se borner à des bouillons, ou tout au plus à des crêmes d'orge, de riz ou de pomme de terre, et quelques gelées de fruits. Une température douce et chaude est nécessaire au succès du traitement ; et dans la convalescence, il est très-essentiel de défendre l'enfant des impressions du froid et de l'humidité. On augmente alors sa diète par des bouillons plus forts, des consommés et des gelées de viande.

Le croup suffocant exige le même traitement, mais plus actif et plus instantané, attendu que les périodes se pressent et souvent se confondent l'une avec l'autre ; c'est au médecin exercé à bien en saisir les nuances, pour ne pas agir en imprudent.

Quant aux complications du croup avec les autres maladies, elles exigent le même traitement dont on fait usage dans celles-ci.

M. Autenrieth de Tubingen a employé avec succès, dans le croup épidémique de 1809, le caloméslas et les lavemens irritans pour attirer l'action morbifique sur le tube intestinal, et il y a réussi. Gregory s'est servi aussi avec succès de l'opium dans la première période :

M. Valentin a proposé le cautère actuel aux deux côtés du larynx pour opérer une révulsion active, le sulfure de potasse, la carbonate d'ammoniaque et la décoction du polygala seneca, ne doivent être regardés que comme des moyens secondaires selon lui.

---

## FIÈVRE MUQUEUSE.

*Febris mesenterica* (Baglivi); *febris pituitosa* (Max. Stoll); *morbus mucosus* (Rœderer et Wagler); *adéno-méningée* (Pinel); *entéro-mésentérique* (Petit).

La fièvre muqueuse, connue autrefois sous le nom de fièvre mésentérique, si bien décrite par Baglivi, a été mieux étudiée de nos jours d'après les travaux de Bordeu et de Bichat. Pinel la nomma *fièvre adéno-méningée* (glandes et membranes); mais cette expression n'est pas exacte, car la maladie n'affecte pas les membranes séreuses. Nous lui conserverons donc le titre de *fièvre muqueuse* que lui ont donné de savans écrivains, tels que Rœderer et Wagler, Sarconne, Cottuni et autres, parce qu'elle affecte surtout ce système.

Quelques médecins ont confondu la fièvre catarrhale avec celle-ci. Nous en établirons un parallèle à la fin de cette section pour en faire sentir la différence.

La plus ancienne épidémie de fièvre muqueuse que nous ayons trouvée, et celle décrite par Arnold, et qui régna à Marboug de 1725 à 1727, laquelle est consignée dans la collection de Haller, sous ce titre : *De febre stomachali epidemicâ.*

Cette maladie, qu'on nomma *Magen fieber*, régnait épidémiquement à Marbourg et dans les environs depuis près de trois ans, lorsque Henry-Wilhelm Arnold en publia une dissertation dont voici l'extrait :

Cette maladie s'annonçait avec tous les symptômes gastriques, qui n'étaient pas très-intenses, mais qui le devenaient par erreur de régime, et ils dégénéraient souvent en inflammation et en sphacèle de l'estomac. La fièvre qui accompagnait cette affection n'était pas régulière, mais elle changeait de type selon la constitution des malades. On la vit quotidienne, double et simple, tierce, et même octidienne, comme l'observa Arnold chez un paysan vestphalien, qui tous les dimanches en était attaqué avec frisson, chaleur, vomissement diarrhée et moiteur générale. Ensuite le malade éprouvait une douleur de ventre continuelle avec enflure, et le reste de la semaine une lassitude considérable, une pâleur de visage et une grande débilité.

L'invasion était marquée par une horripilation *paroxysmante*, tantôt légère et tolérable, tantôt forte et fatigante ; elle était suivie d'une chaleur d'abord modérée, mais qui augmentait par degrés jusqu'à provoquer le délire. Les malades éprouvaient des vertiges dès qu'ils voulaient se tenir assis sur le lit, et il s'ensuivait un vomissement copieux ; ensuite survenait une toux légère, mais sèche, avec cardialgie, anxiété précordiale, et respiration difficile et anhéleuse jusqu'à la suffocation. Le paroxysme se terminait par une moiteur générale, excepté à la région précordiale, et par un tel abattement, qu'à peine on entendait respirer le malade.

Un signe pathognomonique remarquable était une douleur constante et fixe à la région précordiale et au côté gauche, avec rougeur et inflammation tellement sensibles à l'extérieur, que les malades ne pouvaient supporter même le contact des couvertures.

Une lassitude extrême accompagnait la maladie pendant toute sa durée ; les urines étaient toujours rouges, et si après le quatrième jour elles devenaient sédimenteuses, déposant une mucosité briquetée, c'était le signe d'une prochaine guérison. Au contraire, si les urines restaient claires, c'était d'un mauvais augure ; le pouls variait suivant le temps et le degré de la maladie, qui n'épargnait ni âge ni sexe. Elle attaquait plus particulièrement les gens gras ou adonnés à la bonne chère, ou ceux qui menaient une vie sédentaire, et encore les individus qui éprouvaient quelque suppression d'évacuations sanguines ou séreuses, habituelles ou artificielles ; comme il arriva à un ami de M. Arnold, qui fut attaqué de l'épidémie à la suite de l'interruption d'une diarrhée périodique, à laquelle il était sujet tous les mois.

On attribua la cause de cette épidémie à la température humide et pluvieuse des années 1722 et 1723.

Quatre indications se présentaient dans le traitement de cette maladie, savoir : détourner la cause de la congestion gastrique, éconduire les humeurs par les voies que la nature indiquait, remédier aux symptômes urgens et qui attaquaient les forces vitales, enfin corroborer les viscères affectés et qui étaient tombés dans un état de débilité, afin d'éviter les récidives.

On remplissait le premier but par des évacuations sanguines chez les sujets pléthoriques, par les poudres tempérantes et absorbantes, par celles faites avec la crême de tartre et le nitre, par les boissons animées avec la teinture de roses rouges, de pavots et l'esprit de nitre dulcifié, par la limonade et les sirops acidules.

Si le mal empirait, on administrait dès le second jour l'émétique ordinairement uni au jalap où à la crême de tartre.

Ces moyens parvenaient quelquefois à tronquer la maladie à son début.

On remplissait la seconde indication par de légers évacuans et de doux diaphorétiques.

Quant à l'urgence des symptômes, tels que les nausées, la cardialgie, les efforts pour vomir, les anxiétés précordiales, l'oppression ; le parti le plus prompt était de débarrasser l'estomac des humeurs qui provoquaient ces symptômes, et ils disparaissaient bientôt. Mais s'il arrivait des vomissemens impétueux suivis de lipothymies, il fallait avoir recours aux anodins, aux frictions locales camphrées, et à la saignée révulsive.

Enfin, pour redonner le ton aux viscères, lorsque la cause morbide était détruite, le vin généreux était le meilleur remède que l'on pût employer. On donnait aussi avec succès une mixture composée avec la teinture de scordium, de millefeuille, l'élixir pectoral de Wedel, l'esprit de sel ammoniaque anisé, et celui de nitre dulcifié, dont on donnait cinquante à soixante gouttes deux ou trois fois le jour, dans un véhicule convenable.

17..

La description précédente ne nous offre qu'une idée assez informe de la fièvre muqueuse; c'est plutôt une espèce de gastrite que l'auteur a voulu décrire. Mais l'épidémie des fièvres muqueuses qui se déclara à Gottingue en 1760, a été recueillie et traitée par MM. Rœderer et Wagler, de manière à servir de modèle à toutes les descriptions de maladies épidémiques; c'est même la meilleure que nous ayons sur la fièvre muqueuse : aussi allons-nous en donner ici un extrait détaillé.

La dyssenterie qui régnait à Gottingue depuis le commencement de l'automne de l'année 1760, cessa au mois de novembre pour faire place à une fièvre muqueuse épidémique, qui se répandit beaucoup en décembre, s'associant même aux maladies chroniques, auxquelles elle imprimait aussi son caractère. Elle fit de très-grands ravages au commencement de l'année 1761. La vermination, la douleur des gencives et les aphtes en formaient les symptômes les plus marquans. A l'ouverture des cadavres, on observait facilement les follicules muqueuses de l'estomac et des intestins tuméfiées. Le tube intestinal présentait de plus les mêmes traces morbides que dans la dyssenterie.

La fièvre muqueuse prit quelquefois le type d'hémitritée; souvent elle simula une fièvre maligne bilieuse ou putride, surtout dans l'hôpital militaire.

Cette épidémie fut funeste aux enfans, et surtout aux rachitiques. Au mois de février, elle devint plus intense, et elle fit périr beaucoup de monde, soit par une gangrène abdominale ou par quelque métastase squirreuse ou purulente sur quelque autre viscère. Elle prenait souvent le caractère inflammatoire d'une entérite, d'autres fois elle passait en ophthalmie, et chez les enfans elle revêtait la forme d'une fièvre lente vermineuse, qui amenait la mort au premier ou au second mois. Au mois de mars, la fièvre muqueuse devint pétéchizante avec délire furieux ou soporosité; elle se combina aussi avec les maladies inflammatoires de la saison. La jaunisse fut quelquefois une crise de l'épidémie. Au mois d'avril, ce symptôme devint dominant; les maladies intercur-

rentes étaient des intermittentes bénignes. Au mois de mai,
la fièvre muqueuse dégénéra en vraie intermittente; ensuite
elle parcourait son premier stade sous le simulacre d'une pleu-
rétique, et avait tout le type d'une hémitritée.

Enfin, l'épidémie muqueuse disparut dans l'été, ne laissant que de légers vestiges dans les maladies intercurrentes.

L'automne vit régner des intermittentes, dont beaucoup
furent malignes ou soporeuses.

La fièvre muqueuse a les plus grandes affinités avec la dyssenterie, car elle succéda à celle-ci, et son début présentait
les mêmes phénomènes : tels que le cours de ventre, les nausées, les vomituritions, la soif, les borborygmes, les coliques, les déjections muqueuses et bilieuses, et souvent un
ténesme sanguinolent.

L'analogie des sections cadavériques démontrait également
celle des deux maladies.

MM. Rœderer et Wagler établissent pareillement une analogie entre la fièvre muqueuse, et les fièvres intermittentes
et le scorbut. Mais je crois qu'elle en est plutôt un symptôme.

La cause de l'épidémie dont il s'agit fut attribuée à une
température humide : car depuis le mois de juillet jusqu'à
l'apparition de cette maladie le temps fut rarement serein,
mais au contraire toujours nébuleux et pluvieux. L'hiver de
1762 fut humide, avec des vicissitudes de froid et de chaleur
notables. Nous n'entrerons point dans les détails des causes
occasionnelles que les auteurs de cette relation traitent scho-
lastiquement, telles que les erreurs de diète, les affections
de l'ame, etc. : langage ordinaire des théoriciens, et qui n'a
jamais été d'aucune utilité dans la pratique.

La sécrétion exubérante de mucosité qu'on observait dans
toutes les follicules du ventricule et des intestins, annonçait
clairement le genre de la maladie, comme le démontrent les
tables supérieurement exécutées à la suite de l'ouvrage de
MM. Rœderer et Wagler. Cette abondance de mucosité
donnait lieu à une ample génération de vers, et c'est ce qui
formait la maladie muqueuse simple. Mais si à ce mucus se

joignait une sécrétion morbide de bile, alors on avait une maladie mucoso-bilieuse, et si cette bile se corrompait, alors la maladie dégénérait en vraie putride. Mais cette combinaison, ainsi que les autres inflammatoires, ne doivent être regardées que comme des complications de la maladie principale avec celles intercurrentes, puisque chaque saison vit un changement dans le caractère de la maladie.

MM. Rœderer et Wagler réduisent la fièvre muqueuse à quatre espèces principales.

La première était chronique. Les malades ne gardaient point le lit. Ils ne manquaient pas d'appétit; mais à peine prenaient-ils de la nourriture, qu'elle leur répugnait, et après le repas ils éprouvaient des nausées et une pression à l'épigastre. Le matin à jeun, quelques individus avaient des envies de vomir.

Quelques-uns avaient une espèce de diarrhée muqueuse blanche, qui cessait tout-à-coup et revenait ensuite par intervalles.

D'autres étaient tourmentés par une toux sèche abdominale.

D'autres enfin éprouvaient une fièvre éphémère, et il leur survenait des aphtes à la bouche ou à la langue; les gencives étaient douloureuses.

La plupart rendaient des vers par le haut et par le bas, sans aucun progrès notable de la maladie. Leur évacuation pas le haut était toujours précédée d'une salivation abondante et d'une titillation à la gorge, laquelle provoquait le vomissement.

Les malades rendaient par les selles des vers lombrics et des trichurides, tantôt détachés, tantôt conglomérés; ordinairement ils étaient morts. Les trichurides occupaient toujours l'intestin cœcum, comme le montraient les sections cadavériques. Les lombrics au contraire occupaient de préférence le jejunum et l'ileum, d'où ils gagnaient le duodenum et l'estomac, et provoquaient leur sortie par le vomissement, au moyen des titillations qu'ils exerçaient sur ce viscère. D'autres fois ils descendaient dans les gros intestins,

et n'y trouvant que des excrémens peu propres à les alimen-
ter, ils y devenaient flasques, émaciés, et y périssaient;
ensuite ils suivaient sans peine la sortie des matières : car leur
aliment propre paraît être la saburre muqueuse altérée modérément par la bile.

Cette première espèce ne fut jamais funeste par elle-même,
à moins qu'elle ne passât en fièvre aiguë. Tant qu'il ne survenait pas de fièvre, la maladie poursuivait chroniquement,
éludant tous les remèdes. La fièvre était nécessaire pour opérer une coction qui devait terminer la maladie, et cette fièvre
s'allumait par les seules forces de la nature.

Ces crises étaient presque imperceptibles, car elles va-
riaient selon les individus; ainsi c'était ou un catarrhe, ou
des pustules, ou des aphtes, ou des furoncles, ou de petits
ulcères, ou la salivation, ou la gerçure des lèvres, ou un
écoulement par les yeux et les oreilles; ou bien c'était une
gale, une diarrhée, des urines sédimenteuses, des sueurs
matinales, l'enflure de la face et des yeux avec une légère
rougeur à ceux-ci, la morosité, la colère, ou toute autre métastase nerveuse légère; l'expulsion des vers était pareillement
une crise.

Les remèdes employés furent les émétiques donnés épicratiquement comme nauséans, pour attaquer l'humeur
muqueuse et la vermination. Les émétiques actifs stimulent
l'estomac, le débilitent et le disposent à quelque métastase,
au lieu que donnés comme dessus, ils détachent peu à peu
l'humeur morbide, et par des nausées répétées ils amènent
plus tard un léger vomissement ou des évacuations alvines
qui entraînent ces matières.

Le mercure vif uni au sucre était le meilleur anthelmintique
que l'on pût employer. Le camphre uni au mercure doux,
ne fut pas moins utile; mais le mercure n'était employé
que lorsqu'il n'y avait pas de fièvre forte, autrement il l'exaspérait notablement et amenait la prostration des forces.
Enfin, les mucilagineux, les huileux, la manne, unie aux
anodins furent prescrits avec le même succès que dans la
dyssenterie qui précéda cette épidémie.

La deuxième espèce était une fièvre aiguë, tantôt bénigne, tantôt maligne, avec le caractère de maligne putride et bilieuse.

La véhémence de la fièvre, tant au premier paroxysme que dans tout son cours, était toujours en raison directe avec le premier frisson. S'il était faible, ou si ce n'était qu'une simple horripilation, la maladie était légère ; mais s'il survenait des alternatives de frissons et de chaleur fugace, il y avait lieu de soupçonner de la malignité.

La bénigne se jugeait le septième, le onzième ou le quatorzième jour au plus. La maligne allait parfois jusqu'au 20e et 21e.

La première s'annonçait donc par l'horripilation et le froid, avec nausée et vomissement spontané. Ce paroxysme avait lieu ordinairement le soir, ensuite survenait une chaleur correspondante, avec soif intense, douleur de tête, principalement sincipitale ; perte d'appétit, efforts continuels pour vomir, constipation ; rarement il survenait des sueurs profuses, surtout à la partie supérieure du tronc : aucune hémorragie ; mais on observait bientôt une toux sèche abdominale et spastique, et des vomissemens de matières muqueuses plus ou moins mélangées de bile et de vers. Le sang extrait sortait avec force de la veine, et se couvrait d'une légère croûte ou pellicule blanchâtre ; quelquefois il était sans sérosité. Les pléthoriques étaient tourmentés par une douleur pongitive dans la poitrine, et une toux véhémente ; symptômes qui simulaient une pleurésie, et auxquels se joignaient souvent l'anxiété précordiale, la difficulté de la respiration et la douleur des hypocondres ; les forces diminuaient, et l'esprit devenait inquiet et morose. D'autres malades étaient rêvasseurs, ou soporeux, ou délirans.

Dans la vigueur de la maladie, une sueur profuse survenait avec douleurs dans les membres, ou bien, vers le troisième ou quatrième jour de la maladie, des laxatifs provoquaient une diarrhée qui durait pendant toute la maladie. Cette diarrhée survenait parfois d'elle-même dès le commencement : elle était muqueuse, et assez souvent sanguinolente ;

mais dans le progrès de la maladie elle était plutôt bilieuse. Le ténesme, les douleurs dans la région du colon accompagnaient les évacuations alvines, et souvent les malades éprouvaient à l'abdomen une pression telle que si on leur serrait étroitement les intestins. D'autres fois cependant, cette diarrhée était modérée et sans douleur.

Les pléthoriques avaient, pendant tout le cours de la maladie, la face fleurie, et quelquefois les extrémités rouges. L'abdomen dur, tendu, enflé et douloureux au toucher, était un symptôme plus ordinaire aux enfans, ainsi que le prurit du nez et la tuméfaction des pieds.

Un symptôme assez constant, et pour ainsi dire spécifique de la maladie, était l'excoriation de l'intérieur de la bouche, qui, ainsi que la langue et les gencives, se couvraient d'aphtes douloureux. La bouche et la gorge se remplissaient d'une quantité de mucosité, mais elles se séchaient lorsque la fièvre devenait plus forte; quelquefois cette mucosité s'accumulant au larynx occasionnait une respiration stertoreuse. Les malades avaient le goût dépravé, et éprouvaient ensuite de l'amertume dans la bouche. La langue sèche, pâle, couverte de mucosité, était jaune à sa racine, et rouge à la pointe et sur les bords. Ses papilles étaient, surtout chez les enfans et les femmes, fongueuses, élevées, rouges et proéminantes à travers la mucosité qui la couvrait; la voix changeait et devenait plaintive.

L'urine, dans le commencement de la maladie, était rouge, épaisse et sans sédiment; mais vers le quatrième jour, elle devenait trouble, limoneuse, déposant un sédiment muqueux cendré, catarrhal, et parfois légèrement briqueté. Quelquefois les malades la rendaient difficilement, et avec une sensation d'ardeur assez grande.

Le pouls était plus ou moins dur et fréquent, selon le degré du mal et le tempérament des sujets; il était parfois serré et contracté. Dans les délirans, il était petit et faible fuyant sous le doigt explorateur. A l'approche d'une crise, il s'élevait, devenait plus libre et plus plein; s'il y avait diarrhée ou dyssenterie, il était fréquent, contracté, un peu dur, inégal, irrégulier et intermittent.

Les crises les plus ordinaires qui, sans juger entièrement la maladie, la soulageaient, étaient les sueurs nocturnes et du matin, qui survenaient le neuvième, onzième, quatorzième ou dix-septième jour, et qui avaient une odeur acide; parfois les malléoles se tuméfiaient.

Les vomissemens spontanés de mucus simple ou mêlé de bile, les urines sédimenteuses, les aphtes, qui survenaient après le quatrième jour, la tuméfaction des gencives, les furoncles, les pustules scabieuses vers le quatorzième jour, les décubitus, la surdité, et enfin une diarrhée modérée.

Souvent la maladie se transmuta en ictère, ce qui formait pareillement une crise.

Lorsqu'il ne survenait aucune de ces crises, il y avait lieu de redouter quelques fâcheuses métastases, telles que l'ulcération ou le squirre des poumons, ou quelque congestion dans ce viscère, ou la gangrène des intestins.

Les symptômes annonçant ce funeste passage, étaient les douleurs opiniâtres de l'abdomen, qui s'exaspéraient outre mesure, avec de courts intervalles de rémission; chez d'autres, la toux devenait plus véhémente, la diarrhée se faisait colliquative, les excrémens sortaient avec impétuosité, ou les selles devenaient involontaires, écumeuses, bilieuses, putrides, sanguinolentes et très-fétides chez quelques-uns, accompagnées d'une grande prostration de forces et de tous les caractères d'une vraie putride maligne. Enfin la gangrène se déclarait et les douleurs cessaient, triste présage de la mort. Après un délire inquiet et récurrent, ou une soporosité délirante, il survenait une sueur froide, qui était le terme de la vie.

Lorsque la métastase se faisait aux poumons, ces viscères, ainsi que les bronches, se remplissaient de mucus que les forces opprimées de la nature ne pouvaient plus expulser; dès-lors la respiration devenait stertoreuse, et les malades mouraient comme dans une péripneumonie maligne.

Le médecin se servait, pour combattre cette seconde espèce,

des mêmes moyens que dans la première, mais plus doux ; il employait les émétiques épicratiquement, et plutôt comme laxatifs corrigés par les altérans.

On ouvrait d'abord les premiers jours le canal intestinal par les plus doux laxatifs, tels que les salins unis à la manne ; mais s'il y avait diarrhée, on s'abstenait des laxatifs, et surtout des salins.

La saignée n'était pas utile ; on en faisait une ou deux au plus aux malades pléthoriques, lorsqu'il y avait menace de congestion aux poumons. Le pouls était la règle du médecin à cet égard.

La nature, médicatrice elle-même, résolvait les obstructions muqueuses des premières voies, et le médecin n'avait rien de mieux à faire qu'à la seconder dans ses efforts. Ainsi donc, après les premiers laxatifs, on administrait les vomitifs les plus légers, on continuait les laxatifs mannés, unis aux démulsifs et aux anodins. L'union des laxatifs avec les opiats procura des succès qu'on ne peut assez louer. Leurs vertus réunies assoupissaient les spasmes, éliminaient le mucus sans peine et sans danger, et disposaient la maladie à parcourir heureusement ses stades. Enfin on employait, surtout en cas de diarrhée, les mêmes moyens que ceux dont on fit usage dans la dyssenterie précédente, tels que les huileux, l'ipécacuanha, la rhubarbe à doses réfractées ; le camphre fut prescrit après les évacuans, comme un excellent anthelmintique.

La méthode anti-phlogistique et la stimulante, étaient également nuisibles dans cette maladie.

Les vésicatoires n'étaient utiles que lorsque les efforts de la nature n'étaient pas assez puissans pour résoudre l'humeur morbifique.

Les clystères lénitifs, abstersifs, furent très-utiles dans la véhémence de la maladie, lorsqu'il y avait anxiété et vomissemens spontanés.

Lorsqu'après l'observation la plus attentive, on remarquait des mouvemens de fièvre intermittente caractérisée par des sueurs nocturnes, l'extrait de quina fut de la plus grande utilité, surtout en l'administrant dans les intervalles de la rémission. Ce remède ne fut pas moins héroïque pour éloigner la gangrène menaçante, et pour provoquer une crise suppuratoire sur la fin de la maladie. Cet extrait donné seul, ou marié à quelque autre amer, servait à restaurer les forces.

Cette espèce eut des récidives assez fréquentes.

La seconde de cette deuxième espèce était la muqueuse aiguë maligne, qui était en même temps bilieuse et putride. Elle ne différait de la précédente que par la gravité des symptômes, souvent même n'était-elle qu'une dégénération de la première; elle dut cette dégénération à l'établissement d'un camp et au rassemblement des troupes, qui eut lieu dans les environs de la ville. Ce fut donc proprement une fièvre castrale, mais qui s'étendit au peuple et aux hôpitaux, attaquant surtout les adultes, rarement les jeunes gens; mais elle épargna les enfans : les hommes y furent plus sujets que les femmes.

Le premier stade avait toujours quelque caractère d'inflammation, qui dégénérait en putridité à mesure que la coction s'opérait. On voyait peu de vermination. Lorsqu'il y en avait, elle rendait la maladie plus périlleuse : car dans la première période, les vers, agités par le mouvement fébrile, irritent l'appareil intestinal, et dans la seconde, ils périssent et augmentent la masse putride.

Cette maladie, sans avoir de limites positives, se prolongeait ordinairement du 14 au 21 : au 14, si elle était aiguë, au 21 lorsqu'elle revêtait un caractère chronique, et se jugeant en partie par quelque crise, elle dégénérait en une fièvre lente. Dès-lors elle passait même trente jours; quelquefois on la vit tuer le malade le neuvième jour.

Le pronostic était toujours incertain, par la complication de la maladie. La gangrène des intestins ou la métastase aux poumons étaient ordinairement les deux terminaisons mortelles que l'on observait.

On remarqua quelquefois des pétéchies qui furent insignifiantes. Enfin cette même espèce prit la forme la plus compliquée de fièvre muqueuse aiguë, maligne, bilieuse, putride et soporeuse, débutant toujours d'une manière insidieuse.

Les uns, dès le premier jour, éprouvaient des horripilations répétées le matin et dans la journée; vers le soir survenait la chaleur. D'autres se mettaient au lit bien portans, et la nuit ils étaient réveillés avec une fièvre véhémente, soif et pulsation des artères temporales; l'appétit et les forces se perdaient. Cet état durait trois jours; mais le quatrième, aux premiers symptômes, se joignaient une douleur véhémente de tête avec veilles, soif intense, amertume de la bouche, éructations nidoreuses, nausées, efforts pour vomir, et vomissemens spontanés de mucosités mêlées d'un peu de bile. Souvent des douleurs assez véhémentes se faisaient sentir aux membres avec spasme aux lombes; des rêvasseries fantasmagoriques pendant la nuit agitaient les malades. Les premiers jours il y avait ordinairement constipation. Les vomissemens soulageaient la douleur de tête, les vertiges et l'oppression de l'estomac; quelquefois il survenait une légère diarrhée. Le sixième jour on observait une hémorragie de nez assez abondante, et les premières apparences du délire au milieu de sueurs assez profuses. Des pétéchies rouges ou rosacées se montraient à la peau sur les bras, le cou, la poitrine et les cuisses. On ne vit point d'exanthêmes chez ceux qui avaient une diarrhée abondante. La respiration était fréquente, anxieuse, laborieuse. Les malades rendaient un ou deux lombrics par les selles; les excrémens étaient bilieux et fétides. Les uns avaient le visage et les lèvres fleuries, d'autres pâlissaient lorsque la maladie tournait à mal; la voix s'affaiblissait; il survenait une toux sèche avec une sécheresse continuelle de la gorge. Les malades paraissaient sentir alors une espèce de froid, c'est pourquoi ils tiraient à eux les couvertures comme pour se couvrir. Les dents étaient ternes et sèches. Vers le neuvième jour, le flux de ventre s'augmentait chez quelques-uns, avec une grande prostration des forces et tremblement des membres supérieurs. Vers le onzième jour, la diarrhée diminuait ou se terminait tout à fait, et faisait place à la surdité et à la stupeur; dès-lors on voyait succéder une évacuation alvine, muqueuse, critique, ou une petite toux humide avec expectoration; les urines déposaient un sédiment laiteux, ou bien il survenait des pustules efflorescentes. Toutes ces crises, quoique imparfaites, diminuaient de beaucoup le mal. Peu à peu un sommeil tranquille venait redonner les forces et l'appétit; mais si la nature manquait de forces elle-même pour opérer ces crises, la maladie se prolongeait, et bien souvent elle empirait. Enfin les symptômes mortels étaient à peu près les mêmes que ceux observés dans l'article précédent.

La langue dès le troisième jour était blanche, sèche, âpre et sale, avec une tache obscure à sa racine; peu à peu elle devenait très-rouge au bout et aux bords, et le dessus noir. Après le neuvième jour, elle s'humectait, se couvrait d'un mucus jaunâtre, et se sillonnait profondément lorsqu'il se faisait une crise heureuse, et enfin elle se purifiait; mais si au contraire la maladie tournait à mal, la langue devenait tremblante, sèche, globeuse, et ne pouvait sortir d'entre les dents.

Le pouls, les premiers jours, était plein, dur, fréquent, ensuite il se faisait petit, rénitent, plus fréquent, et quelquefois débile, surtout s'il y avait de la diarrhée. Le cinquième jour, lorsqu'il y avait menace de soporosité, il était très-inégal, tantôt dur sans fréquence, tantôt célère, tantôt embarrassé ou douteux; au moment de la crise il devenait plus plein, plus libre, plus fréquent et plus mou. Mais si le mal empirait, alors le pouls devenait petit, dur, faible et intermittent par de longs intervalles.

Le pouls plein, fréquent, onduleux et thorachique, annonçait la métastase aux poumons.

Le délire furieux était précédé d'un pouls faible, vide, et coulant dans la veine comme divisé en deux filets.

L'urine devenant vers le quatrième jour obscure, jaune, limoneuse, avec un sédiment muqueux blanc et circulaire sur les bords, présageait une fin funeste, surtout si elle redevenait claire, crue, et si les malades la rendaient involontairement.

L'empirement des symptômes vers le neuvième jour, le retour de l'audition, les sueurs colliquatives, les excrétions alvines involontaires, les tremblemens des membres, les soubresauts des tendons, les yeux fuligineux, la face un peu

tuméfiée, étaient autant de présages d'une mort prochaine.
Les malades étaient pendant deux ou trois jours dans un état
continuel de soporosité, auquel succédaient les convulsions
des membres supérieurs, et surtout le trisme maxillaire.

Enfin on vit cette seconde espèce simuler une inflammatoire aiguë; mais toutes ces diverses complications ne firent
varier le traitement que dans le plus ou le moins d'activité
que l'on donnait aux médicamens; néanmoins dans la dernière,
on employa avec succès la saignée, les évacuans anti-phlogistiques, le nitre, le camphre, unis aux autres remèdes
propres à combattre l'humeur muqueuse dominante.

La diète devait être sévère les premiers jours, et ensuite
on employait une diète douce et délayante, surtout la végé-
tale; peu à peu on la rendait plus nourrissante.

La troisième espèce avait tous les caractères de la fièvre
lente nerveuse modérée, avec une fièvre erratique; elle fut
plus particulière aux enfans. Cette fièvre récurrente, un désordre dans l'appétit, de légers frissons du dégoût même
pour le lait de la nourrice, l'abdomen enflé et dur, une diarrhée muqueuse, quelques chaleurs revenant par intervalles,
des aphtes à la langue, des excoriations dans la bouche, la
langue rouge, sèche, couverte d'un mucus blanc à sa racine :
tels étaient les symptômes les plus marquans.

On employa la même méthode de traitement que dans la
première et la seconde espèce. On donna avec fruit aux enfans, lorsqu'il n'y avait pas une fièvre notable, le mercure
doux marié à la rhubarbe et au camphre, le mercure cru
même trituré avec le sucre, ou bien un peu d'éthiops dans
quelque sirop laxatif; les anthelmintiques n'eurent aucun
effet; le plus souvent les vers furent expulsés par un mouvement critique de la nature.

On donnait épicratiquement aux enfans un vomitif avec
l'ipécacuanha en électuaire, ou en décoction édulcorée avec
le sirop de chicorée, ou bien avec la manne, ou enfin le sirop
émétique.

Pour laxatifs, on prescrivait un peu de manne, ou quelque
émulsion avec le jalap.

Le camphre s'administrait aussi en émulsion.

Les résolutifs salins, le kermès minéral et autres de ce genre, trompèrent les espérances.

La maladie exerça ses ravages principalement parmi la gent pauvre, misérable, et habitant des lieux bas, humides et mal propres. Elle se prolongeait pendant plusieurs semaines, et même plusieurs mois, jusqu'à ce que les malades mourussent comme les phthisiques; à moins que la nature victorieuse ne provoquât une coction louable et l'expulsion des humeurs vicieuses.

La quatrième espèce enfin, dite *accessoire*, n'était que la maladie muqueuse compliquée avec les maladies intercurrentes : le puerperium, les blessures, etc. Elle annonçait cette complication chez les puerpérales, par des aphtes copieux et douloureux aux bouts des seins (*mamillarum*), des symptômes pleurétiques, la soif, la diarrhée, un œdème des pieds et de l'abdomen, dégénérant en sciatique.

Chez les blessés, une fièvre aiguë, le changement subit d'une suppuration louable en une humeur ichoreuse fétide, que suivait promptement la gangrène, présageaient tous les autres symptômes de la fièvre muqueuse, bilieuse, inflammatoire ou putride qui se présentaient ensuite, et les malades succombaient tôt ou tard.

On vit l'épidémie se combiner avec l'hydropisie, la phthisie pulmonaire, et même avec le mal vénérien, qu'elle rendait rebelle à tous les moyens curatifs, et qui emportait le malade par une phthisie nerveuse.

Quelques relations de ces différentes espèces termineront la monographie de cette épidémie.

1<sup>re</sup> ESPÈCE. — *Fièvre muqueuse bénigne (chronique).*

Une femme de quarante ans avait eu la diarrhée pendant trois semaines. Les selles avaient été sur le principe mêlées de sang; mais elles devinrent muqueuses, blanches, par le simple usage de la rhubarbe. Une fièvre vespertine, avec ardeur et incontinence d'urine accompagnait cette maladie, et quelques vers même sortirent avec les excrétions alvines.

La malade étant à jeun, elle éprouve des nausées et des efforts pour vomir, avec une toux sèche; elle mange. Aussitôt elle se sent une pression abdominale avec nausées; il lui survient subitement une déjection alvine qui la soulage. Elle a continuellement soif, désire de prendre quelques alimens : mais à peine en a-t-elle tâté, qu'ils lui répugnent. (10 janvier.)

Les extrémités lui causent un sentiment douloureux de pesanteur; les malléoles se tuméfient un peu; le pouls est petit, peu fréquent; la langue d'un rouge pâle, humide, se couvre d'un léger mucus; le sommeil n'est point troublé.

11. — Un émétique donné évacue une grande quantité de mucus sans bile, et procure du soulagement; ensuite l'usage de la rhubarbe unie au mercure doux provoque une diarrhée muqueuse douce, laquelle continue le jour suivant avec douleurs dans le bas-ventre, et qui s'étant arrêtée fait naître une douleur aux gencives qui se tuméfient. Les urines sont rares, en petite quantité, limoneuses, cerclées et déposant un sédiment muqueux très-abondant; elles redeviennent ensuite plus abondantes, mais aqueuses et légères; le pouls est peu fréquent et peu plein.

14. — Horripilations vespertines, avec froid fébrile et chaleurs internes fugaces; l'excrétion des urines est plus abondante; la nuit est inquiète avec insomnie.

15. — Le jour suivant, le ventre est constipé avec enflure et dureté abdominale; les pieds et les jambes se tuméfient jusqu'aux cuisses; l'intérieur de la bouche se tuméfie pareillement, et se couvre d'aphtes; les forces diminuent, les urines sont jaunes, crues, avec un léger sédiment muqueux; le pouls est célère, dur et petit. On donne une émulsion camphrée; la nuit se passe en une insomnie inquiète, il survient une légère moiteur.

16. — La tumeur de l'abdomen subsiste, les excrétions alvines sont liquides, et la transpiration augmentée a diminué l'abondance des urines; les aphtes de la bouche gênent la déglutition des alimens solides; une appétit dépravé revient, et

18

la soif disparaît. La malade, très-affaiblie, se plaint d'une espèce de douleur paralytique des lombes ; le pouls est modérément fréquent et dur.

La douleur de la bouche s'est augmentée, les aphtes se sont étendus; et quoique les autres symptômes diminuent, cependant la malade craint la mort, et elle éprouve quelques légers délires.

17. — Les douleurs de la bouche sont lancinantes, et se joignent à une céphalalgie qui occasionne des veilles. Cependant la malade se trouve mieux, et peut se lever du lit; elle éprouve dans la gorge une titillation pareille à celle qu'y exciterait un ver. Elle est tourmentée par une toux sèche le matin, et qui devient ensuite un peu muqueuse; l'appétit existe, la malade n'a aucune soif; le ventre est constipé, l'urine légère a un peu de sédiment blanc et muqueux; le pouls est petit, dur, modérément fréquent.

On donne toutes les heures une émulsion d'amandes et de semences de pavots.

La malade a dormi d'un sommeil paisible, et a eu de la sueur.

La douleur de la bouche est simplement pongitive; la toux sèche continue; la tuméfaction des pieds, la douleur des membres, l'enflure et la dureté du ventre ont disparu; le pouls, modérément fréquent, est plus plein et plus mou; l'urine très-trouble dépose un sédiment muqueux, rougeâtre, couronné sur les bords du vase. La nuit a été paisible, et la malade a sué.

18. — Il survient une soif intense; le pouls est mou et petit sans célérité.

Le soir, véhémente horripilation pendant quelques heures, ensuite chaleur et douleur de tête modérées ; la nuit se passe avec la fièvre, sans sueur, et inquiète.

19. — La douleur de la bouche ne s'est point fait sentir pendant le paroxysme fébrile, le matin elle est revenue lorsque la fièvre a paru remettre. On administre un vomitif qui procure aussi plusieurs selles; l'appétit subsiste avec la soif. La malade se sent faible; la langue est humide, et la pointe est

d'un rouge pâle; elle est couverte d'un mucus blanc; le pouls est petit, faible, d'une fréquence modérée. La nuit se passe paisiblement avec sueur.

20. — Le malade rend un ver par la bouche. L'émulsion camphrée procure une sueur universelle acide.

21.—La douleur de la bouche est plus modérée, la langue humide, le sommeil tranquille, les aphtes de la bouche diminuent et disparaissent le 23, une légère diarrhée survenue a été judicatoire, et le 24, le malade est en convalescence.

2ᵉ ESPÈCE. — *Fièvre muqueuse aiguë et bénigne.*

Un jeune homme de 23 ans, ayant tous les symptômes ci-devant décrits, traité par les vomitifs et les évacuans, et ensuite par la décoction de gentiane, fut hors d'affaire en peu de jours.

*Fièvre aiguë, continue et maligne.*

Une fille âgée de 20 ans, présenta cette variété de la fièvre muqueuse. L'ipécacuanha, la saignée, les potions anti-spasmodiques nitrées, et quelques cathartiques, firent bientôt amender la maladie, que la décoction de quina avec le sirop d'orange firent disparaître.

*Fièvre muqueuse aiguë et bilieuse.*

Cette variété fut traitée par les boissons aiguisées avec les acides végétaux et minéraux, les purgatifs et l'extrait de quina.

*Fièvre muqueuse soporeuse.*

L'émétique, les laxatifs, les évacuations sanguines obtinrent peu de succès; les malades succombaient vers la fin du premier septénaire.

AUTOPSIES CADAVÉRIQUES.

L'ouverture des cadavres montra généralement des sérosités dans l'estomac, les glandes mésaraïques grandes, dures, blanchâtres ou rougeâtres.

18..

Le foie médiocrement dur, toute sa superficie et son parenchyme granulés, la rate enflée, livide, et quelques taches blanches purulentes dans l'intérieur; le pancréas dur.

Dans l'estomac, une quantité de pustules blanches, qui sont les follicules muqueuses devenues plus grosses et aplaties, ce qui leur donnait une apparence aphteuse; ces mêmes follicules s'observaient dans le reste du canal intestinal, dont les vaisseaux sanguins étaient injectés.

Il y avait quelquefois des vers dans les intestins grêles.

La cavité de la poitrine renfermait un peu de sérosité; les poumons étaient pâles et cendrés, et dans le parenchyme, des concrétions squirreuses cendrées ou blanchâtres, renfermant une matière purulente à demi cuite.

Les glandes bronchiales grandes, noires et endurcies.

Dans la trachée et dans les bronches, une collection de mucosité d'un blanc cendré.

Des concrétions polypeuses dans les ventricules du cœur.

Sarcone nous a transmis une histoire détaillée et très-bien rédigée de l'épidémie muqueuse qui régna à Naples en 1764; elle n'est pas moins intéressante pour notre objet que celle de MM. Rœderer et Wagler. Nous allons en donner un extrait.

Naples, capitale du royaume de ce nom, est situé à 40 deg. 50 min. 12 sec. de latitude, et par les 31 deg. 39 min. 20 sec. de longitude, sur le bord de la mer, au fond d'un golfe, et environné de montagnes qui le défendent des vents du nord et de l'ouest. Son aspect est au sud-est. A l'est, est le Vésuve, à huit milles de la ville, qui n'est séparée que par une petite vallée, des montagnes qui bordent le golfe au sud-est, et qui la défendent aussi des vents de ces points cardinaux qui y sont les plus dominans, surtout celui qu'on nomme *scirocco*. La neige y tombe rarement; les eaux à boire y sont bonnes. Le père Carani a calculé à 27 pouces la quantité d'eau de pluie qui tombe tous les ans.

Le plus grand degré de chaleur est à 80 de Farenheith, et celui du froid à 36. Le voisinage du Vésuve n'influe en aucune manière sur la santé des habitans. L'air est pur à Naples, qui renferme environ 500,000 âmes ; les rues sont en général belles et bien percées, et sa situation en partie sur le penchant d'une colline, jointe à la manière dont elle est pavée, la rend assez propre.

Les maladies épidémiques n'y sont ni rares, ni fréquentes. La maladie siphilitique y est très-commune ; mais ce qu'elle a de singulier, c'est qu'ordinairement elle laisse les parties sexuelles intactes, et détermine de préférence à la peau des expulsions d'un aspect scabieux qui dégénèrent ensuite en phthisie.

Les convulsions hystériques et hypocondriaques sont aussi très-fréquentes.

La récolte des grains fut très-mauvaise en 1763 ; et une observation à faire, c'est que lorsque cette disette n'est point l'effet d'un accident tel que la grêle, mais bien de l'intempérie des saisons, les grains qui mûrissent sont d'une mauvaise nature, et influent nécessairement sur la santé de ceux qui en font leur nourriture. L'automne de 1763 fut sec et d'une température variable. En janvier 1764, les vents du ponent et du sud-ouest commencèrent à régner.

Les premières maladies qui parurent furent des diarrhées avec cardialgie, d'un caractère stimulant, que l'on traita heureusement avec l'ipécacuanha, puis le *phylonium romanum* ou la thériaque, et une diète régulière, en proscrivant les alimens farineux. L'huile d'olives en potion, les lavemens de lait, ou d'un jaune d'œuf délayé dans l'eau, des fomentations sur le bas-ventre, des boissons abondantes d'eau pure ou d'une légère décoction de simarouba, aiguisée par quelques gouttes de laudanum ou par une forte dose de thériaque, furent aussi utiles, de même que l'hydrogala, la rhubarbe torréfiée et quelques potions opiacées.

Cette maladie dura peu de semaines.

Aux mois de février, mars et avril, régna la fièvre rheumatique. Une ou deux saignées dès le principe, quelques lavemens et un léger thé en venaient à bout, en procurant des sueurs et des urines copieuses. Cette maladie prit sur la fin de mars un caractère un peu plus sérieux. On activait le traitement dès le principe, et l'on pratiquait la saignée avec succès. On la vit se changer en pleurésie et en péripneumonie.

Enfin, une maladie épidémique commença à éclater au mois d'avril, et attaqua d'abord les gens du bas peuple, et les habitans des quartiers populeux et malsains. Bientôt elle gagna la classe aisée des citoyens, mais toujours en commençant par les quartiers où les habitans sont les plus nombreux. Enfin, au mois de mai, elle était répandue dans tous les quartiers de la ville et dans toutes les classes, excepté dans les couvens de religieuses, où elle ne régna presque pas. Tous les jeunes médecins et chirurgiens affectés au service des hôpitaux la contractèrent.

Le changement d'air était funeste à ceux qui abandonnaient la ville pour éviter la maladie : car peu de jours après leur départ le mal se déclarait.

Cependant des mères attaquées de la maladie donnèrent continuellement le lait à leurs enfans, sans que ceux-ci la contractassent.

L'épidémie ne respecta ni sexe, ni âge, ni profession ; elle attaquait de préférence les hommes robustes, les femmes y furent moins sujettes ; cependant celles qui étant enceintes en furent attaquées, moururent, à moins qu'elles n'avortassent dès les premiers jours de la maladie, ou qu'elles fussent enceintes de peu de mois, ou qu'elles fussent près d'accoucher.

Plusieurs filles eurent des écoulemens de sang par l'utérus et par les narines.

La maladie s'insinua un peu plus tard dans les troupes.

Les gens des campagnes environnantes qui venaient apporter leurs productions au marché, ne contractèrent pas en général la maladie.

Le courage ne servait de rien dans cette épidémie, car des gens qui en avaient beaucoup en furent néanmoins attaqués.

Les individus d'un tempérament cholérique bilieux, furent en danger dans tous les stades de la maladie, lorsqu'ils en furent atteints.

Souvent les préservatifs que l'on employait contre la maladie étaient dangereux, et la faisaient contracter plus promptement; le remède le moins périlleux dans ce cas était l'ipécacuanha.

Les plaies, les cautères, la gale, ou autres maladies de la
peau, ne garantissaient pas de l'épidémie.

S'abstenir de tout remède de précaution, vivre régulièrement, éviter la fréquentation des malades, et surtout de ceux
qui étaient au deuxième septénaire, habiter un endroit sain
et propre, et éviter l'oisiveté : telle était la meilleure méthode
prophylactique.

Il était rare que les maladies intercurrentes ne prissent pas
tôt ou tard le caractère de l'épidémie dominante.

La maladie se manifestait par différentes causes. Générale-
lement tout état de violence la produisait. Les visites fréquentes des malades, leur haleine seule étant respirée, même
de la porte de la chambre, suffisait souvent pour la communiquer à d'autres; une transpiration arrêtée, un excès d'intempérance, une grande épouvante, la plus légère indisposition
même, provoquait le mal.

Cette maladie était comme toutes les putrides, et même
comme d'autres maladies qui, n'étant point contagieuses,
deviennent telles quand on leur laisse porter dans l'air un
certain degré de corruption, comme le dit M. Duhamel.

Le gouvernement de Naples prit des mesures efficaces pour
réprimer la fureur de cette épidémie. On procura des vivres
et des habillemens aux pauvres, que l'on faisait laver; on fit
nettoyer les rues et les lieux publics et privés, des immon-
dices : les animaux destinés aux boucheries furent tués hors
de la ville.

On distribua les malades dans différens hospices particuliers ouverts à cet effet; on défendit d'ensevelir les morts
dans les églises, et on destina deux cimetières hors de la
ville.

## AVIS DES MÉDECINS.

Les médecins pensèrent qu'il fallait multiplier les hôpitaux pour éviter l'accumulation des malades, ce qui ne faisait qu'augmenter le foyer de cette épidémie, et de placer les hôpitaux particuliers dans un air libre, et éloignés de la ville.

2° Qu'en y admettant les malades on les lavât, et que leurs habillemens fussent brûlés hors de la ville.

3° Qu'aussitôt qu'un malade mourait on devait le transporter au cimetière.

4° Enfin, qu'on éloignât de la capitale le plus grand nombre des mendians qui l'inondaient.

## MARCHE ET CARACTÈRES DE LA MALADIE.

La maladie ne se déclarait pas toujours aussitôt que les individus l'avaient contractée. Souvent elle ne se déployait qu'une semaine après la cause occasionnelle, ou après le développement d'une certaine altération obscure et furtive dans les fonctions de la vie, semblable en cela à la marche du venin de la vipère ou de l'hydrophobie; de sorte qu'elle commençait à opérer une ruine sourde dans la machine avant de se déclarer : rarement son invasion fut brusque et marquée.

L'ordre, la marche et l'appareil des symptômes furent encore moins constans; elle fut trop composée et multiforme pour pouvoir la considérer et la réduire sous un seul point de vue, et la regarder comme une maladie d'une seule et même nature. Ses variétés et ses phénomènes dépendaient expressément de la nature du lieu où le mal se déclarait, plutôt que de la disposition particulière ou des tempéramens des malades.

Les fièvres qui accompagnèrent l'épidémie ne furent pas non plus toutes du même type. Les unes concernaient l'épidémie, d'autres le rhumatisme. Les fièvres rhumatiques furent dans le principe continues. Les unes parurent inflammatoires, d'autres rheumatico-corruptoires.

Quant à celles de l'épidémie, très-peu furent continuelles dans le commencement, et furent seulement observées dans les sujets où la maladie commença avec une *acutie* convulsive, ou avec une disposition manifeste à frapper quelque viscère noble, non avec un caractère inflammatoire, mais putride.

Dans tous les autres cas les fièvres furent persistantes avec leurs accessions et rémissions, dont les unes furent *anticipantes* ou qui complétaient plus promptement leurs périodes : on les nomma encore *subintrantes ;* d'autres étaient *posticipantes.*

On observa chez tous les malades que la fièvre eut, dans le premier septénaire, une période d'accession sensible, et de rémission manifeste. La fièvre était plus ou moins marquée, selon que le mal était plus nouveau, et relativement au degré plus ou moins fort de la classe des maux auxquels se réduisait la maladie.

En se rapprochant du second septénaire, le période fébrile s'obscurcissait, les accessions devenaient furtives, et les rémissions courtes, incertaines, imparfaites, et ces désordres croissaient de telle manière, que dans le deuxième septénaire la fièvre devenait continue, avec les seules exacerbations *de tertio in tertium.* Chez quelques-uns, la fièvre commençait par de légers frissons, qui étaient forts chez d'autres, surtout vers la fin de la première semaine. Ces frissons s'annonçaient par un sentiment de vapeur chaude le long du visage. Finalement, chez quelques malades, l'invasion fébrile ne s'annonçait que par l'aspérité de quelque symptôme.

Chez tous les malades, dans la deuxième semaine, l'arrivée du paroxysme n'était sensible que par la mutation dans le mouvement du pouls, et surtout par certaines exacerbations exactement correspondantes à l'importance des jours judicatoires; et dans les derniers temps de la maladie, surtout lorsque la machine tendait à la dissolution, tous les signes de paroxysmes disparaissaient au milieu du désordre des symptômes du mal.

On observa trois états dans le pouls, relativement à ses

mutations. Dans un grand nombre, surtout dans la première
semaine, le pouls était serré, vif et ferme à l'invasion du
paroxysme. Dans beaucoup de malades il s'élevait dans le
commencement de la fièvre, et devenait de plus en plus grand
et plein.

Quelques-uns eurent le pouls comme naturel, ou tellement
lent, qu'à peine dans une minute comptait-on quarante pulsations à l'invasion de la fièvre, et quarante-cinq au plus dans
son obscure rémission; et cette classe de malades ne guérissaient que lorsque le pouls devenait plus célère, tel qu'il est
dans la fièvre.

On observa fréquemment l'asphyxie ou l'intermittence du
pouls; le premier état était funeste quand il arrivait dans la
première semaine, et les malades tombaient dans un état de
froid insurmontable.

Quelquefois la rémission de la fièvre était si longue, si
claire et si distincte, qu'elle approchait de l'état d'intermission
ou d'apyrexie; la durée des paroxysmes était de douze, dix-
huit et vingt-quatre heures. Ordinairement la fièvre était
tellement faible les premiers jours, qu'elle faisait quelquefois
douter de son existence. Ce calme apparent qui cachait le plus
violent orage, disparaissait au passage du premier au deuxième
septénaire; les troubles devenaient de plus en plus manifestes
et considérables, ou, ce qui était d'un funeste augure, d'un
état de repos, on passait tout d'un coup à celui du plus grand
désordre. Il arriva souvent que si la nature pouvait résister au
mal, la fièvre reprenait un certain type, les périodes et les
rémissions se rétablissaient, et elle prenait le caractère de
périodique remittente, ou de tierce ou de quarte.

De cette classe des remittentes plutôt que des continentes,
naquit souvent la fièvre algide, qui frappait le corps d'un froid
indomptable, épuisait la vitalité en peu de jours, et laissait
dans les cadavres livides des signes manifestes de putrescence.

Les effets de cette épidémie se réduisirent aux suivans:

A une fièvre rémittente, et parfois continente;

A une fièvre algide, gangreneuse;

A une fiévre putride, terminant par des abcès internes, des érysipèles au cou, ou par des tubercules ou abcès externes, ou par la gangrène, qui commençait au coccyx, quelquefois aux parties sexuelles, et rarement aux articulations;

A une inflammation quelquefois flegmoneuse;

A une violente succession ou fluxion du mal d'une cavité à l'autre;

A une manie opiniâtre, frénésie, délire, léthargie, veille, tremblemens, déglutition difficile comme dans l'hydrophobie, céphalée très-moleste, et à une douleur aiguë à la tête, soit essentielle, soit par métastase, ou par consensus des parties inférieures; à des hémorragies, à des parotides, à des convulsions essentielles ou symptomatiques; la voix était souvent rauque et clangoureuse, langue en convulsion, surdité, yeux poudreux ou teints d'un sang livide, la face abattue, défaite.

Affection de poitrine de nature putride, anxiété, surtout dans le commencement de l'épidémie.

La langue était constamment couverte d'un gluten et d'une patine farinacée, et quelquefois même le palais et l'œsophage en étaient couverts aussi.

Vomissemens, diarrhée ou dyssenterie, ischurie et strangurie, hoquets, douleurs aiguës et récurrentes au foie, abcès au bas-ventre, météorisme.

Couleur subictérique, des pétéchies qui paraissaient souvent dès la première semaine, mais constamment dans la deuxième.

La gale paraissait souvent à la fin de la maladie ou dans la convalescence; froid insurmontable, chaleur interne brûlante, sueurs perpétuelles, fétides et purement symptomatiques.

Le mal commençait toujours par la fièvre, précédée chez quelques-uns par une altération sensible, et chez d'autres par une obscure, sourde et lente mutation dans quelques fonctions vitales ou intellectuelles.

Chez quelques individus, le phénomène principal était la

lésion de la raison, qui se manifestait sous l'apparence de l'hydrophobie ou de frénésie, tantôt de pure mélancolie, tantôt
de délire; tous les malades se plaignaient d'une douleur fixe
et pongitive en quelque partie de la tête.

L'appétit était encore très-grand chez quelques-uns; mais
il manquait dans le plus grand nombre.

La respiration était anxieuse ou rare, ou suspireuse et
profonde; chez ceux qui souffraient quelque affection aux
poumons, elle était difficile et laborieuse.

Beaucoup de malades demeuraient taciturnes, d'autres
avaient de la loquacité, d'autres marmottaient continuellement.

Un grand nombre furent, au moment de l'invasion du
mal, pris de vomissemens de matière écumeuse très-acide,
ou de bile épaisse et amère; d'autres n'eurent que des nausées.

Peu de malades se plaignaient de la soif, excepté ceux
qui avaient quelque inflammation flegmoneuse.

Les urines étaient constamment pâles, aqueuses, claires;
chez quelques malades, elles étaient échauffées et troublées
dans l'état de la maladie.

Plusieurs, dès les premiers jours, furent attaqués de
tremblemens, d'autres de palpitations, d'autres se plaignaient
d'une inquiétude continuelle ou d'un poids douloureux dans
toute la musculature; d'autres enfin d'une douleur vague ou
fixe dans les côtes, dans le bas-ventre ou dans la gorge.

En général les malades se tenaient couchés à la renverse,
excepté ceux qui souffraient de la poitrine ou du foie, ou
dont la raison était troublée.

L'accroissement de la maladie consistait dans l'accroissement précipité ou successif de tous les symptômes ci-dessus
décrits.

Le caractère distinctif de ce stade de la maladie était la
perte de tout caractère remittent et périodique.

Le trouble essentiel de la raison, qui avait été rebelle aux
remèdes ou négligé, dégénérait en léthargie pernicieuse ou en
céphalalgie aiguë, ou en violentes convulsions, ou en in-
sulte épileptique, qui amenaient une mort subite.

D'ordinaire les tremblemens passaient en convulsions; la veille se convertissait en léthargie et en coma-vigil, qui dégénéraient en assidération ou en apoplexie; le délire suivait l'exaspération fébrile, le spasme de la tête augmentait; chez d'autres, la face se décomposait de plus en plus.

La langue changeait sa couleur en jaune, et devenait aride sur le dos et rouge sur les côtés; la respiration devenait difficile, l'haleine fétide, et les dents se couvraient d'un mucus sale et épais.

Dans cette période, le vomissement cessait d'ordinaire, mais la diarrhée augmentait, le pouls se serrait; la soif alors devenait très-importune.

Les syncopes et les évanouissemens étaient plus fréquens.

Dans cet état, les pétéchies constituaient un des symptômes les plus généraux et les plus malins; elles paraissaient sur le dos, dans les parties les plus chaudes, quelquefois sur le visage et même sur la langue.

Le météorisme et la suppression des urines étaient les deux plus terriblss symptômes de cet état de la maladie. Des symptômes de tympanite précédaient la suppression des urines, dès-lors la prostration des forces était extrême.

Beaucoup de malades eurent des parotides, ou un érysipèle, ou la gangrène, ou des abcès, ou des métastases de matières putrides et corrompues.

Sur la fin de la maladie, la série des divers phénomènes présentait partout un état de vraie putrescence; toutes les fonctions étaient perverties, les mouvemens vitaux n'étaient qu'une confusion générale, la face était cadavérique, les extrémités froides, les sécrétions alvines putrides et gangreneuses, le bas-ventre était tout météorisé, et peu d'heures avant la mort, la machine ne présentait qu'une énorme angoisse ou une funeste inertie, la respiration anhelante, ou rare et coupée, la langue froide, parfois livide ou d'un blanc cendré, ou enfin des convulsions qui terminaient la scène.

La mort arrivait tantôt la première semaine, tantôt la deuxième, et même la troisième ou la quatrième, plutôt dans les jours pairs que dans les impairs. Il y eut des cas où la maladie ne se jugea, en bien comme en mal, que vers le soixantième jour.

Cependant le nombre de ceux qui guérirent fut beaucoup plus considérable que celui des malades qui succombèrent.

La nature chercha toutes les voies pour l'évacuation critiques des masses impures, soit directement, soit par consensus. Les sueurs cependant ne suffirent pas toujours, et durent être accompagnées de gangrène, d'érysipèle, d'évacuations alvines, ou d'urines, pour juger complètement la maladie.

L'éruption des menstrues ou des hémorroïdes fut utile à plusieurs malades.

En général, la maladie ne se jugeait jamais parfaitement par une seule voie, autrement on devait craindre les récidives.

· Les jours décrétoires étaient généralement les jours pairs et les judications n'arrivaient que suivant l'ordre des jours où l'exaspération des paroxysmes avait été recurrente. Il arrivait souvent que le quatorzième, le dix-septième ou le vingt-unième, on observait, ou un calme sensible, ou une espèce de judication qui faisait espérer une amélioration ; mais ce calme était trompeur, s'il n'était point aidé d'évacuations suffisantes.

Les crises étaient plus faciles chez les gens robustes que chez ceux doués d'un tempéramment faible ou délicat.

Ceux qui, après avoir échappé à la maladie, n'usaient pas avec précaution des six choses non naturelles, récidivaient. Les convalescences furent longues, et le retour à la santé fut tardif; et même après la guérison on vit survenir des éruptions à la peau, des vomissemens copieux et spontanés de matières bilieuses, des sueurs nocturnes, générales, fétides et débilitantes, des furoncles, une affection psorique et ulcéreuse, enfin une diarrhée spontanée qui durait deux ou trois jours.

La maladie la plus bénigne n'était pas moindre de neuf à quatorze jours; lorsqu'elle était forte, elle terminait par la mort, le plus souvent la deuxième semaine. Si le mal prenait un prompt accroissement, les malades mouraient le huitième jour.

Si le mal ne s'exaspérait que le quatorzième, il n'était jugé qu'au quatrième septénaire.

Ceux qui, arrivés à ce terme, étaient fébricitans et avaient des douleurs dans quelque partie du corps, ou qui avaient maigri et qui éprouvaient des sueurs partielles, mouraient de suppuration, ou tombaient dans l'hydropisie ou dans le marasme, à moins que la fièvre ne redevînt remittente ou intermittente.

Il y eut des malades qui moururent le quatrième ou le sixième jour. En général, la durée ordinaire de la maladie était de trois semaines.

### DIAGNOSTIC.

Le diagnostic de cette épidémie fut extrêmement difficile dans son principe, par la manière insidieuse et variée avec laquelle elle se présentait. Son indice le plus certain était l'empâtement dont se couvrait la langue dès le premier jour.

La sueur, les urines aqueuses, la céphalée, le désordre des fonctions vitales et la prostration des forces, formaient un ensemble d'autres symptômes qui venaient à l'appui du premier.

### PRONOSTIC.

La tension des hypocondres, l'intermittence du pouls, le délire continuel, le vomissement, l'anxiété, le décubitus difficile, le hoquet, étaient de mauvais signes.

L'asphyxie du pouls, la langue et l'haleine froides, les lèvres livides, les yeux nébuleux, larmoyans, les tremblemens, la léthargie, le hoquet joint au météorisme, et la suppression opiniâtre des urines, étaient des signes mortels.

La gangrène, les pétéchies livides ou qui rétrocédaient, étaient encore mauvaises, de même que les selles fétides, noires et colliquatives.

Le saignement ou l'hémorragie du nez étaient de funeste augure, surtout s'ils arrivaient après l'apparition des pétéchies.

Les parotides survenant comme crise imparfaite étaient funestes.

Toutes les évacuations qui arrivaient à la fin de la deuxième période de la maladie étaient de bon présage. Le sommeil calmait le délire et rétablissait les forces. L'épistaxis, chez les gens sanguins ou habitués aux hémorragies, calmait la céphalalgie.

La surdité paraissant vers la fin du premier septénaire, les urines sédimenteuses, l'érysipèle circonscrit, la liberté du ventre sans météorisme, le choléra qui, survenant les premiers jours du mal, le coupait par ses racines, étaient tous des symptômes heureux.

Tous les autres signes étaient douteux, inconstans, et même insignifians. En général, le pronostic était difficile ; car malgré l'attention la plus scrupuleuse et la mieux mesurée pour balancer les phénomènes morbifiques, ils trompèrent souvent les espérances ou les craintes, surtout quand le système nerveux était particulièrement attaqué : tant il est facile de se tromper dans le pronostic des maladies qui attaquent ce système. La marche de la maladie était si obscure et si trompeuse, que les yeux les plus pénétrans ne pouvaient en percer les ténèbres ; bien plus encore, lorsqu'il s'agissait des enfans, des femmes hystériques et des hommes hypocondriaques.

La nature tenta des ressources surprenantes ou inespérées sur les enfans, les femmes et les gens robustes, même dans ceux qui n'eurent pas les secours de la médecine, ou qui en eurent de mal administrés.

## OBSERVATIONS ANATOMIQUES.

En médecine, comme dans toutes les grandes opérations de la nature, tout est un enchaînement d'effets successifs dépendant les uns des autres. Cela est si vrai, que l'on peut dire que dans la maladie, les altérations de la deuxième ou troisième semaine n'étaient point les effets immédiats de la première cause *morbifère*, mais elles étaient les conséquences des premières altérations produites dans les fonctions vitales, c'est pourquoi tout ce qui s'éloigne de l'état naturel des parties du corps humain, doit être l'objet de la recherche du médecin observateur.

Voici les résultats des observations de MM. Cotunni, Gervasi, Franchini, Mauro et Sarcone.

L'extérieur du corps était ordinairement sigillé de taches livides sur le dos et aux parties inférieures, des gangrènes, des furoncles, des pétéchies, des congestions séreuses ou puriformes dans la musculature; le ventre était ou extraordinairement météorisé comme dans les animaux morts et dans un état de putrescence, ou était déprimé comme chez les hommes morts de consomption ou de diarrhée; tout le corps paraissait, au tact, enduit d'une matière glutineuse. Chez quelques-uns la chaleur était sensible, même plusieurs heures après la mort; les membres étaient presque toujours rigides, tendus ou contractés, surtout de ceux qui moururent dans les convulsions.

La substance interne des tégumens était tachée d'un sang violet, qui paraissait être la source des pétéchies.

Les changemens internes ne correspondaient pas ordinairement à la gravité des symptômes, surtout lorsque les malades avaient été enlevés dans la première semaine, ou au plus au commencement de la deuxième; mais si la mort n'avait eu lieu que lorsque la maladie était arrivée à son plus haut degré, on observait alors des altérations considérables. Avec le météorisme, on observait les intestins livides, leur intérieur était tapissé presque constamment d'un gluten tenace et lucide, cendré ou jaunâtre, qui simulait une pseudo-membrane sous laquelle les parties étaient mortifiées; quelquefois les gros intestins étaient très-tuméfiés et étranglés en certains points, représentant de grosses vessies. La vermination ne s'observa pas constamment; les gros intestins étaient érysipélateux dans les gens morts de la diarrhée.

L'estomac était souvent gonflé et tapissé du même gluten que les intestins, ainsi que l'œsophage.

Le foie n'offrait d'altération qu'en cas d'une hépatite soufferte.

19

La vésicule du fiel était pleine d'une bile verte et tenace.

Le pancréas, dans son état naturel, ou peu changé.

La substance des reins, presque toujours viciée, surtout lorsque le malade avait eu le hoquet.

La vessie était extrêmement tendue et pleine d'urine pâle; ou bien très-petite, ridée, sans urine, et irradiée de taches sanguines, ou bien tapissée en partie d'un gluten purulent.

Les glandes mésentériques étaient également viciées.

Les poumons pâles, mous, comme dans un état de nécrose blanche, et inondés d'une substance gélatineuse.

Les gros vaisseaux du cœur montraient des concrétions polypeuses, surtout chez les vieillards qui avaient eu le pouls misérable, un engourdissement profond, la langue très-blanche et la tête pesante.

On trouvait dans la tête des collections de sérosité, la pie-mère durcie et tuméfiée, et des épanchemens sanguins considérables dans la substance médullaire.

### COROLLAIRES.

Il résulte des observations des médecins de Naples, Sarcone, Cotunni, Merli, Zona, Cantera, de Bonis, Cominale, de Matti, Fasano, Cinque, Rubertis, Pisciottano, Perris et Vairo, que cette épidémie, depuis son apparition en avril jusqu'en octobre, consistait principalement dans un vice, par lequel les humeurs blanches étaient dans une telle congestion, que la communication régulière entre les fluides, blanc et rouge, étaient désordonnée, et passait promptement en putridité; que leur action se porta sur toute la masse, sur les nerfs, sur les diverses cavités, et particulièrement sur celle du bas-ventre;

Qu'en outre, une double affection rheumatique ou flegmoneuse, ou rheumatico-putride se joignit à l'épidémie.

La maladie épidémique se divisa en trois classes.

1re *Classe*. — Fièvre périodique rémittente sans lésion notable, excepté du bas-ventre; fièvre périodique subintrante, avec menaces de lésions organiques; irritation du système nerveux, stupéfaction des forces vitales avec gastralgie, diarrhée, ou hépatite, ou pseudo-péripneumonie.

2e *Classe*. — Fièvre putride dès son origine.

Fièvre gangréneuse et algide.

3e *Classe*. — Rhumatisme phlegmoneux.

Rhumatisme putride.

### TRAITEMENT.

La première indication curative était de chercher à couper le mal dès sa naissance, en l'expulsant promptement des premières voies, ayant auparavant réprimé, quand le besoin y était, les mouvemens irréguliers du sang par les saignées.

M. Sarcone ayant observé, 1° que plusieurs malades s'étaient promptement soustraits aux seconds effets du mal par un choléra spontané;

2° Que chez un grand nombre de malades, les purgatifs donnés en premier lieu avaient provoqué de forts borborygmes, des épreintes inutiles, ou bien s'étaient utilement convertis en vomitifs;

3° Que malgré les évacuations copieuses, les récurrences fébriles étaient durables et constantes dans leur type;

4° Que les saignées faites dans la première semaine n'avaient pas été nuisibles;

5° Que dans la fièvre algide le quinquina avait été utile et profitable;

6° Que les vomitifs, loin d'être nuisibles, avaient au contraire accéléré la guérison :

Ce savant et judicieux médecin suivit donc dans son traitement la méthode suivante:

Il faisait faire sur-le-champ une saignée, lorsque le besoin le demandait, et cela toujours dans la force du premier paroxysme.

Ensuite, dans les heures éloignées de la rentrée de l'accession, il donnait un vomitif d'ipécacuanha aux malades délicats, et de tartre émétique seul ou uni à l'ipécacuanha, aux plus robustes.

Il faisait réitérer la saignée selon l'exigence des cas.

19..

Le troisième jour, on répétait le vomitif seul ou uni à un purgatif.

Le matin du quatrième jour, on donnait trois gros de sel d'epsom.

Les premières voies étant dépurées par ces moyens, on commençait l'usage du quinquina à une once en quatre doses, prises de quatre en quatre heures.

La boisson ordinaire était une limonade forte à la glace, avec un peu de sucre.

On donnait une seconde dose de quina. S'il y avait constipation, on prescrivait un clystère, ou bien une dose de quina unie avec un quart d'once de sel d'epsom.

Dans le cas où le système nerveux était vivement affecté et la céphalalgie violente, on prescrivait les ventouses scarifiées à l'occiput, la saignée de la jugulaire, l'application des vésicatoires à la nuque, ou au cou, ou derrière les oreilles.

Les bains généraux, le musc et les opiats étaient convenables dans les convulsions nerveuses.

Lorsque la maladie paraissait se juger par les sueurs, on retira un grand avantage du bésoard magistral uni au musc.

Les anti-septiques les plus utiles furent les décoctions de camomille aiguisées par l'écorce de winter ou le quina, ou avec les branches d'oranger, de romarin, de valériane sauvage, avec quelques gouttes d'esprit de sel ou de soufre (1). On y joignait les évacuans, s'il était nécessaire.

Le vin généreux, joint à l'usage du musc et de quelques gouttes de teinture de myrrhe, produisit d'admirables effets dans le désordre des forces vitales; l'eau glacée, mêlée au vin, redonnait aussi du ton aux vaisseaux et facilitait les crises.

On détruisait avec le feu les parties gangrenées, pour les séparer des parties vivantes, et on en appuyait l'effet par l'usage des anti-septiques internes et externes. Dans les cas moins importans, on se contentait des scarifications et des mêmes remèdes.

Si les parotides étaient un dépôt critique de la matière

_____

(1) Acide hydrochlorique ou sulfurique.

morbifique, il fallait aussitôt donner issue à cette matière. Si au contraire les parotides naissaient dans l'état de crudité de la maladie, il fallait en attendre la résolution.

*Traitement de la fièvre périodique subintrante, avec menace de lésions organiques.*

Les rémissions, dans cette classe de fièvre, étaient courtes, le pouls tendu et très-accéléré, les accessions peu longues et tendant à se succéder furtivement plutôt qu'avec des frissons sensibles; la céphalalgie était manifeste, l'état de la poitrine et du bas-ventre indiquait quelque trouble obscur; et ces fièvres perdaient facilement leurs brèves rémissions, pour devenir continues avant la fin du premier septénaire.

Il fallait dès-lors couper court au mal par les saignées que cette classe de malades supportait plus facilement que les autres, débarrasser à temps le tube intestinal, employer les délayans, éloigner de la partie menacée l'afflux du mal, en lui ouvrant quelque exutoire en un lieu opposé. Si la fièvre n'acquérait pas par ces moyens des rémissions plus marquées, le quinquina était alors dangereux. Si au contraire ces rémissions survenaient avec un pouls moins dur, on employait le quina avec une diète délayante, et l'on tenait le ventre libre par l'usage des sels neutres; mais la guérison n'était ni prompte ni facile.

*Maladie unie à des lésions convulsives des nerfs, et stupéfaction des forces de la vie.*

Outre les convulsions symptomatiques, on en vit encore survenir dès le principe du mal; alors la fièvre, irrégulière dans son invasion, était continue. Dans cette circonstance, la série des désordres était considérable, prématurée et prompte. L'indication curative était de radoucir l'irritation et de ramener le calme; les bains, les petites saignées répétées, et surtout le musc, étaient propres à remplir ce but. Le musc a été recommandé dans de semblables circonstances par tous les médecins, depuis la plus haute antiquité.

*Combinaison de l'affection de quelque viscère du bas-ventre.*

Souvent la fièvre commençait avec son type ordinaire ; mais le vice *morbifique* attaquait chez beaucoup de sujets quelques-uns des viscères de l'abdomen , comme l'estomac , les intestins ou le foie. Dès-lors on voyait disparaître ou s'obscurcir les rémissions , et survenir le vomissement, la syncope ou la cardialgie, ou la diarrhée avec douleur ou oppression, le pouls s'abaissait et le bas-ventre se tuméfiait, le corps se couvrait d'une couleur jaunâtre , et présentait l'aspect d'une vraie hépatite putride. Dans cette espèce de combinaison , on voyait beaucoup de vers.

L'affection de l'estomac qui menaçait d'un érysipèle ce viscère, ne permettait l'emploi que d'un petit nombre de secours. La saignée des veines hémorroïdales parut très-profitable, surtout avant que les forces ne tombassent; le bain froid, les lavemens , les émulsions de semences froides , l'hydrogala, quelques cuillerées d'huile d'olives, et parfois de légers opiats , composaient toute la thérapeutique de cette affection.

En cas de diarrhée , le vomitif mis dans une potion huileuse était nécessaire, ensuite on recourait aux évacuans unis au petit-lait, aux anti-septiques acides, et à quelques opiats pour calmer l'irritation. Parfois on employa avec succès le vésicatoire pour réveiller ailleurs un nouveau centre de mouvement; les sudorifiques furent aussi utiles.

L'hépatite exigeait la saignée des veines hémorroïdales, ensuite on ouvrait les selles et on employait une diète extrêmement délayante; on pratiquait quelque émonctoire avec les épispastiques; on employait enfin l'extrait de chiendent, le bain , la décoction de polygala, l'oximel. Si le ventre était paresseux , un vésicatoire sur la région du foie était utile.

*Fièvre corruptive ou phthisie aiguë.*

Voici le tableau qu'en fait Cotunni :

Les malades, pendant quatre à cinq jours, étaient attaqués d'un sentiment universel de lassitude, qui par degrés s'étendait aux fonctions vitales, et obligeait les malades à se mettre au lit; le pouls n'était pas très-fréquent, mais mou, et plutôt grand et égal. Dès le premier jour, les malades avaient une légère sueur, tellement putride, qu'on ne pouvait en supporter l'odeur, même à une assez grande distance; la peau était très-molle et très-pâle, d'une chaleur un peu plus forte que dans l'état naturel, et désagréable au tact, parce que la fétidité y demeurait attachée. Ce qu'il y avait de plus surprenant, c'était la réunion des évacuations : car les malades avaient dès le commencement des déjections alvines aqueuses et bilieuses, d'une odeur insupportable; les urines, d'abord un peu safranées et copieuses, devenaient confuses et très-troubles. Au milieu de toutes ces évacuations, on voyait les malades sans forces, couchés à la renverse, tristes et craintifs sur leur état. Ils ne dormaient pas, mais ils avaient les yeux fermés, et ne les ouvraient que lorsqu'ils devaient parler; leur voix était claire, mais interrompue et languissante. Cet état durait huit ou neuf jours chez les uns, et treize jours chez les autres. Enfin les malades maigrissant de jour, étaient réduits à une émaciation extrême : en cet état, ils mouraient sans convulsion et en s'éteignant.

Les cadavres étaient recouverts d'une peau desséchée, et le bas-ventre était resserré étroitement contre l'épine dorsale.

Les individus d'un tempérament cholérique, ou qui assistèrent pendant long-temps les malades, furent atteints de cette espèce de fièvre.

La saignée dans ce cas était pernicieuse; le quina, la magnésie, le nitre furent inutiles; l'esprit de vitriol étendu dans l'eau, d'un très-petit soulagement. Enfin Cotunni trouva que les acides donnés en abondance réussirent parfaitement avec l'eau à la glace, ainsi que les clystères d'eau de fontaine fraîche.

### Fièvre algide et gangreneuse.

La première commençait sous une apparence bénigne; mais le froid croissant graduellement, la machine tombait dans ce froid glacial funeste qui donnait la mort.

L'autre terminait par quelque affection caustique, comme le démontre l'histoire suivante rapportée par le docteur Viglianti :

Une dame de 22 ans fut attaquée de la fièvre constitutionnelle, avec période régulière, et invasion marquée par de petits frissons aux extrémités inférieures, le paroxysme durait six heures, le pouls se maintenait serré, et le matin il était mou et ouvert; la langue blanche, les urines presque naturelles. Boisson de petit-lait, lavemens, potions huileuses, et légères saignées pour obvier à quelque douleur spasmodique de la tête.

Dans la nuit du treizième jour, spasme dans tout un pied, application de résolutifs anodins; mais la douleur fit de violens progrès. Le matin du treizième jour elle diminua; mais on aperçut sur le pied deux petites taches de six lignes de diamètre environ, de couleur livide, et le pied avec la jambe dans un état d'insensibilité. On scarifia les parties, qu'on enveloppa de neige. Après plusieurs jours l'escarre incisée se détacha, la gangrène se limita, on fit l'amputation du pied, et la malade guérit.

De l'automne, époque où cessa l'épidémie, jusqu'en décembre, on ne vit plus que des maladies sporadiques, surtout des fièvres quartes, qui, rebelles au quina, cédèrent aux vomitifs légers et répétés, à l'usage du mercure doux et aux boissons de quelque eau minérale malgré la saison, et enfin le quina continué pendant long-temps.

Il y eut peu d'ascites et d'anasarques, quelques fièvres tierces; le catarrhe fut fréquent, et dégénéra souvent en mal de poitrine aigu.

Il n'y eut pas de récidives d'épidémie.

Le régiment de Salm-Salm, en garnison à Thionville, fut attaqué, vers la fin de l'année 1788, d'une épidémie que l'on crut être une fièvre mésentérique, et qui fit périr beaucoup de soldats. M. Martin nous en a donné la relation suivante :

Les malades éprouvaient d'abord des lassitudes, une sorte de découragement, des maux de tête accompagnés de nausées et de vomitúriti ons; chez plusieurs, les seules facultés intellectuelles paraissaient engourdies ; mais les forces musculaires, le pouls , l'appétit même , étaient encore comme dans l'état de santé.

La maladie faisant des progrès, ceux qui en étaient attaqués étaient obligés de se rendre à l'hôpital. Dès-lors ils avaient la physionomie altérée , les yeux abattus , le coloris effacé , la langue sèche et couverte d'une pellicule blanche ; quelquefois le pouls était un peu irrité, mais le plus souvent il approchait beaucoup de son rythme naturel ; la peau était âpre et sèche, quelquefois froide , mais le plus souvent d'une chaleur âcre ; le bas-ventre était indolent, et quoiqu'il ne tardât pas à se météoriser , les malades ne se plaignaient ni de coliques, ni d'aucunes douleurs d'entrailles ; les selles étaient séreuses et peu fréquentes pendant la première semaine , parce que la matière morbifique faisait ses efforts par le haut , ce qu'indiquaient les nausées , les vomissemens et le peu d'effet des laxatifs.

Plusieurs malades eurent des épistaxis abondans, qui se réitéraient trois à quatre jours de suite. Ils avaient quelque chose de critique, et l'on vit survenir à leur suite une salivation qui durait autant que la maladie; un léger délire ou un assoupissement comateux accompagnait cet état, la respiration devenait pénible , et la circulation s'affaiblissait à mesure que le ventre se météorisait.

Les urines étaient tantôt limpides et tantôt safranées, quelquefois elles déposaient un sédiment muqueux , souvent elles étaient troubles; mais en général elles ne fournissaient aucun pronostic.

La maladie parcourait souvent ses périodes avec rapidité. Plusieurs malades moururent dans les premiers jours. Le pouls et la langue étaient encore dans leur état naturel, il n'y avait ni météorisme, ni dyssenterie; mais on apercevait quelques mouvemens spasmodiques qui dégénéraient bientôt en convulsions et se terminaient par un assoupissement léthargique, précurseur immédiat de la mort.

Dans les ouvertures des cadavres , on trouva les intestins

gangrenés et fort distendus ; parfois un gluten tenace les tenait collés les uns aux autres en différens points ; quelquefois
la vessie offrait des traces de gangrène, mais le plus souvent elle était dans son état naturel, même chez ceux qui
avaient éprouvé des suppressions d'urine ; le foie était gorgé
et très-volumineux, sa surface concave, très-livide, et ayant
des adhérences avec le diaphragme ; la vésicule du fiel contenait une bile sanieuse et sanguinolente ; les intestins étaient
enduits intérieurement d'une mucosité épaisse, et contenaient à peine quelques excrémens ; la rate et les reins parti-
cipaient à la corruption intestinale ; les poumons étaient livides, engorgés et adhérens à la plèvre ; le péricarde rempli
d'eau, l'estomac tapissé de mucosités comme les intestins ; le
cerveau était dans son état naturel, quoique les vaisseaux de
la dure-mère fussent très-injectés.

Le traitement le plus efficace fut de débarrasser les premières voies par l'émétique, que l'on donnait aussi en lavage,
et l'on passait de suite au quinquina à larges doses. Par cette
méthode, M. Martin, qui traita en deux mois plus de deux
cents malades, n'en perdit que quatorze.

La plupart de ceux qui guérirent eurent, du quatorzième
ou dix-huitième jour de la maladie, des éruptions critiques
ou des dépôts autour de l'anus.

L'opium associé au kermès minéral, et quelquefois au musc,
n'obtint pas un grand succès.

Dans l'été de 1789 parut une maladie de même nature à
Copenhague ; elle attaqua particulièrement les femmes, et elle
régna pendant près de six mois. Elle se déclarait par un sentiment de lassitude extraordinaire et universelle, suivie de
frissons modérés, soutenus et non violens, comme dans les
attaques des fièvres d'automne. A ce genre particulier de réfrigération, succédait par degrés une chaleur plus sensible à
la région frontale qu'aux autres parties, avec de légers vertiges lorsque les malades faisaient quelques mouvemens ; le
pouls était presque dans son état naturel ; la bouche était
mauvaise et se remplissait d'une pituite qui excitait la toux
et un ptyalisme. Dans le principe, la langue était humide

et couverte d'une mucosité blanchâtre; dans la suite elle devenait rouge, l'haleine avait une odeur légèrement acide. Les malades se plaignaient d'un resserrement à la région précordiale, qui augmentait s'ils prenaient les alimens même les plus légers; le ventre était dur et tendu, les urines tantôt naturelles, tantôt pâles, et quelquefois troubles, avec un sédiment terreux et pituiteux. Les malades avaient la plus grande répugnance pour les alimens et même pour les remèdes, et la maladie abandonnée à elle-même se traînait quelquefois pendant deux mois sans prendre cependant aucun mauvais caractère; seulement les malades guérissaient plus lentement.

Les délayans, les savonneux, les salins et les doux eccoprotiques furent les remèdes les plus efficaces; les purgatifs actifs et les drastiques suscitaient des convulsions et prolongeaient la maladie. Dans la convalescence, il fallait employer les toniques et une diète très-modérée.

Le docteur Raisin, de Caen, a consigné, dans l'estimable journal de médecine de M. Sedillot, l'histoire de l'épidémie de fièvre muqueuse qui régna pendant l'été et l'automne de 1810 à Bernières-sur-Mer, commune située à quatre lieues au nord-ouest de Caen, sur le bord de la mer, dans un pays plat, découvert, exposé à tous les vents; elle est séparée de la plage par des marais.

Le mois de janvier avait été froid et humide, février tempéré et humide, mars sec et tempéré; les six mois suivans furent chauds et secs; octobre chaud et humide, novembre humide et tempéré, et décembre froid et humide.

Les vents de l'ouest et sud-ouest furent dominans pendant les cinq premiers mois, et ceux du nord-nord-est, pendant les quatre mois suivans.

On attribua l'épidémie aux exhalaisons marécageuses élevées par l'évaporation des eaux, et portées par les vents sur les habitations du village.

La maladie commença vers la fin de juin, et se répandit avec une rapidité incroyable. Dès la mi-juillet, on comptait plus de trois cents malades. Elle était précédée de perte d'appétit, de lassitude et d'un malaise général qui durait trois à quatre jours, et parfois davantage. Ensuite céphalalgie sur-orbitaire plus ou moins intense, nausées, vomissemens de matières glaireuses, frissons suivis de chaleur, amertume de la bouche, la langue couverte d'un enduit blanchâtre. La fièvre était intermittente à divers types, ou bien continue rémittente. Chez un grand nombre de sujets elle avait si peu d'intensité, que plusieurs ne s'alitaient pas dans le commencement; elle était en général accompagnée d'un état de langueur et d'abattement.

Au début de l'épidémie, les malades peu fortunés pour la plupart, réclamaient rarement les secours de la médecine. Les fièvres intermittentes abandonnées à elles-mêmes traînaient en longueur, et finissaient quelquefois par prendre le caractère de fièvres continues. Les malades traités par des purgatifs réitérés eurent des maladies longues et des convalescences pénibles, ou bien ils devenaient leucophlegmatiques; beaucoup rendaient des vers lombrics par le haut et par le bas. Les fièvres intermittentes opiniâtres produisirent des engorgemens du bas-ventre. L'hypocondre gauche était particulièrement affecté.

Vers la fin d'août et en septembre, quelques maladies prirent un caractère bien prononcé d'adynamie. Au commencement de novembre, les fièvres furent continues, rémittentes, et leurs redoublemens très-marqués étaient accompagnés de sécheresse de la langue, et de délire suivi d'une grande faiblesse.

Vers le milieu de novembre, le nombre des malades commença à diminuer, et les maladies étaient moins graves; à cette époque, après une station des vents du nord de peu de durée, quelques symptômes pleurétiques vinrent compliquer la maladie. Le nombre des malades alla ensuite décroissant jusqu'à la fin de décembre, époque où elle disparut. Sa plus grande vigueur avait été dans les mois de septembre et octobre. On compta à cette époque, tant en malades qu'en convalescens, plus de sept cents individus. Cette épidémie attaqua les gens de tout âge, de tout sexe et de toute condition. Elle ne fut point contagieuse. Sa durée était ordinairement de quatorze jours; mais les convalescences étaient très-longues, et les rechutes furent fréquentes.

On peut évaluer à neuf cents le nombre des personnes qui furent attaquées de l'épidémie; il en mourut quarante-cinq, ce qui fait cinq pour cent. En général, la mortalité frappa les vieillards et les enfans.

Le traitement consista dans l'emploi des vomitifs administrés dès le début, des amers, tels que la camomille et la petite centaurée. Le lichen de Corse, le *semen contra* et la rhubarbe étaient utiles dans la complication vermineuse.

Lorsque les forces diminuaient, on prescrivait la teinture d'Huxham, ou la décoction de quinquina, ou le vin de camomille. Les purgatifs étaient rarement indiqués. Le vin scillitique, rendu tonique par le genièvre et l'écorce d'orange, produisit les meilleurs effets.

Dans les fièvres intermittentes qui conservaient leur marche périodique, le quinquina en poudre, à la dose d'une once en trente heures, réussit constamment; on maintenait son action en en donnant ensuite pendant plusieurs jours deux à trois drachmes, et en faisant continuer pendant long-temps les amers et un régime restaurant.

Lorsque l'adynamie paraissait après les vomitifs, on recourait de bonne heure à la décoction de quinquina camphrée; mais lorsque la maladie présentait des redoublemens bien marqués, on donnait le quinquina en poudre à la dose de 36 grains de trois en trois heures, dans l'intervalle des redoublemens.

On n'appliqua les vésicatoires que lorsque le quinquina ne pouvait arrêter le délire, ou lorsque les symptômes pleurétiques se déclaraient.

Vers le milieu de novembre, la fièvre ayant un caractère d'intermittence plus prononcé après les vomitifs, on recourait alors promptement au quinquina, et lorsqu'il survenait des engorgemens au bas-ventre, on employait les pilules de savon, de scille et de trèfle d'eau, et les apozèmes apéritifs;

quelquefois un vésicatoire sur le lieu correspondant à l'engorgement, contribua beaucoup à le dissiper.

Il régna à Paris en 1816, parmi les gens pauvres, une épidémie qui fut décrite par le professeur Petit, qui la regarda
non comme une variété de la fièvre muqueuse, mais bien
comme une affection morbide *sui generis*, et qu'il nomma
entéro-mésentérique.

Voici la description par lui-même :

Les jeunes gens, les personnes d'un tempérament lymphatique et les individus mal nourris y étaient les plus exposés.

### MARCHE DE LA MALADIE.

1re *Période.* — Tristesse, dégoût, malaise, lassitudes,
accablement, céphalalgie, vertiges, mauvaises digestions,
fièvre irrégulière, coliques, parfois dévoiement, douleur
lourde vers l'épigastre, selles liquides et jaunâtres.

2e *Période.* — Face livide, œil terne, peau sèche, chaleur ardente, decubitus sur le dos; les conjonctives et les
pommettes d'un rouge livide, inertie dans les facultés intellectuelles, paroxysmes fébriles le soir, fièvre la nuit. Sub-
délire, bouche aride, la langue recouverte d'un enduit gris-
cendré et quelquefois fuligineux; soif plus ou moins vive,
selles bilioso-séreuses, douleur très-intense à l'épigastre,
s'exaspérant sous la moindre pression : le ventre encore un
peu souple, les urines assez rares, le pouls fréquent, petit,
régulier, parfois insensible.

3e *Période.* — Grande altération de la face, les yeux injectés, secs, sombres et vitrées. Lorsque la maladie doit
avoir une terminaison funeste, prostration considérable des
forces, délire et somnolence. Ce délire cesse en fixant l'attention du malade. La peau est toujours sèche; elle se couvre
quelquefois de pétéchies. Le pouls aux approches de la mort
est vermiculaire, la langue tremblante ou immobile, la soif
inextinguible, les yeux tournés en haut, les paupières à demi-
fermées, la respiration gênée, l'haleine fétide, le ventre bal-
lonné, selles involontaires, urines claires, rougeâtres ou

troubles. L'agonie se déclarait et la mort suivait de près.

Les crises heureuses s'opéraient par des urines ou des sueurs abondantes. Le professeur Petit employa avec succès la médication suivante : lorsqu'il n'y avait aucun symptôme d'inflammation, les limonades vineuses végétales ou minérales, aromatisées avec la liqueur minérale d'Hoffmann. La décoction de quina camphré, des juleps anti-spasmodiques acidulés, les bols de camphre et de nitre, des lavemens de camomille et de quina, l'application successive des sinapismes et des vésicatoires volans, les frictions sèches et camphrées sur l'abdomen; et sur la fin de la maladie le vin de quina, à forte dose.

A l'ouverture des cadavres on trouva dans les intestins et surtout au bout de l'iléon des taches livides ou brunes, et les glandes mésentériques plus ou moins engorgées et souvent en suppuration.

### COROLLAIRES.

Nous avons vu, par les relations des épidémies de fièvre muqueuse que nous venons de rapporter, combien cette maladie diffère, dans ses symptômes, sa marche et ses effets, de la catarrhale; exposons-en le parallèle.

### Symptômes de la fièvre catarrhale.

Lassitudes spontanées, malaise général, douleurs rheumatalgiques dans tous les membres, céphalalgie sur-orbitale, qui, de gravative, devient aiguë; frissons récurrens le long de l'épine du dos, horripilations dans tous les membres, enfin froid fébrile modéré suivi de chaleur peu forte, pouls fréquent et vif sans être élevé. Ce paroxysmes a lieu ordinairement au coucher du soleil, et dure jusqu'au lendemain matin. Ce début est bientôt suivi du coryza, de l'enchifrènement, de sécrétion abondante d'humeur aqueuse et âcre par les narines, de larmoyement des yeux, d'ottalgie, de tuméfaction des glandes du cou; d'une toux continuelle, d'abord sèche, ensuite accompagnée d'une expectoration pituiteuse claire, qui devient plus épaisse; la peau est sèche et brûlante, le visage est parfois bouffi et les yeux ternes ou rouges, les urines naturelles. Cet état ne dure que trois à cinq jours, et se termine par les sueurs, les urines sédimenteuses, une expectoration, et une excrétion muqueuse par le nez, ou par une diarrhée, quelquefois par un écoulement critique purulent du conduit auditif, et plus rarement par la suppuration des parotides.

Le mal de gorge, l'inflammation de la poitrine, l'enrouement et l'oppression compliquent quelquefois la maladie, qui peut dégénérer en péripneumonie. Enfin elle prend aussi, mais assez rarement, le caractère adynamique.

### Symptômes de la fièvre muqueuse.

Horripilations suivies de frissons, nausées et vomissemens spontanés suivis de chaleur ardente, soif et céphalalgie, toux symptomatique produite par les congestions gastriques; les sueurs sont rares, la respiration difficile, douleur des hypocondres, agitation, débilité, inquiétude; la fièvre n'est point régulière, elle est continue chez les uns, tierce, double ou simple chez d'autres, et même octidienne. Les malades ont parfois des vertiges dès qu'ils veulent se lever ou se tenir assis sur le lit; la cardialgie est très-marquée, l'abdomen dur, tendu, tuméfié, et douloureux au toucher; le prurit du nez et l'enflure des pieds sont des symptômes communs chez les enfans; les urines sont souvent rouges et flammées, et il survient assez souvent une diarrhée muqueuse et des excrétions vermineuses par le haut et par le bas. La marche de la fièvre muqueuse est lente, et elle se prolonge communément au vingtième, quarantième, et même soixantième jour. Elle ne se juge point avant le quatorzième, à moins qu'elle ne soit larvée ou tronquée. La langue, et même la gorge, se couvrent d'une mucosité blanche et épaisse.

En examinant les quatre variétés de la fièvre muqueuse décrite par Rœderer et Wagler, et les autres épidémies semblables de Baglivi, de Huxham et de Sarcone, nous n'en voyons aucune qui ait quelque rapport avec la fièvre catarrhale.

Enfin, l'argument le plus propre à détruire toute erreur à cet égard, c'est que l'affection catarrhale, dans son état simple ou idiopathique, attaque seulement le système de la respiration, tandis que l'affection muqueuse ne compromet que le système gastrique et intestinal; l'anatomie pathologique rend ces faits incontestables.

### PRONOSTIC.

*Signes favorables.* —Les sueurs acides survenant du neuvième au dix-septième jour sont des crises imparfaites, mais qui soulagent du moins les malades. Les crises véritables et judicatoires sont: les vomissemens spontanés, muqueux ou bilieux; les urines sédimenteuses, les aphtes survenant après le quatrième jour, la tuméfaction des gencives, l'éruption de furoncles ou de pustules scabieuses vers le quatorzième jour, les décubitus passant à la suppuration, la surdité, un ictère peu intense et une diarrhée modérée, mais soutenue.

*Signes douteux ou funestes.* — Le défaut des crises ci-dessus fait redouter une métastase sur les viscères de la poitrine ou de l'abdomen, et son passage en squirre ou en gangrène.

Les diarrhées colliquatives, les douleurs continuelles du bas-ventre, les selles involontaires, écumeuses et très-fétides, la prostration des forces, la soporosité, le délire, le hoquet, les sueurs froides et la cessation subite des douleurs, sont pour la plupart des symptômes mortels. La métastase sur les poumons et la gangrène des intestins, furent deux terminaisons funestes observées par Rœderer et Wagler.

Le délire furieux, précédé d'un pouls à rythme interrompu et faible, le retour subit de l'ouïe vers le neuvième jour, le tremblement des membres, la carphologie, les yeux vitrés, la tuméfaction du visage, les convulsions et le trisme de la mâchoire inférieure, sont les avant-coureurs de la mort. L'urine devenant vers le quatrième jour obscure, jaune, limoneuse, avec un sédiment muqueux blanc et circulaire, est aussi un signe funeste.

Enfin la maladie se termine quelquefois en une phthisie incurable.

20

Comme il est très-rare que les malades succombent à la fièvre muqueuse simple, il n'est guère possible d'établir l'état pathologique des parties affectées, parce que la mort est presque toujours causée par une adynamie épigénoménique, ou par des métastases sur des organes qui ne sont point le siége primitif de la maladie. Cependant nous avons eu occasion d'ouvrir six cadavres d'individus morts de cette maladie, sans symptômes adynamiques ou métastatiques bien prononcés, et nous avons reconnu que toute la membrane interne de l'estomac, et surtout des intestins, était phlogosée, les orifices des glandes muqueuses et des vaisseaux absorbans étaient augmentés de calibre et visibles à l'œil. Un mucus visqueux et épais recouvrait toute cette membrane, et il fallait l'essuyer avec soin pour découvrir les innombrables sphyncters de ces orifices. Il y avait un grand nombre de stigmates gangreneuses surtout dans l'iléon; mais les vaisseaux sanguins entériques étaient peu injectés, toutes les glandes mésentériques étaient dures et engorgées, et l'épiploon, presque totalement consumé ou désorganisé.

### TRAITEMENT.

Dans la première variété de la fièvre muqueuse, Rœderer et Wagler employèrent avec succès l'émétique en lavage, et et comme nauséant; le mercure cru uni au sucre, et le camphre uni au mercure doux; lorsqu'il n'y avait pas une fièvre forte, les mucilagineux, les huileux et la manne.

Le traitement de la seconde variété était à peu près le même. On prescrivait la saignée chez les pléthoriques. S'il y avait de la diarrhée, on s'abstenait des laxatifs, et surtout des salins; on avait recours à l'ipécacuanha, aux huileux et à la rhubarbe à doses légères. On secondait les efforts de la nature pour expulser les embarras muqueux des premières voies; après les premiers laxatifs, on donnait de légers vomitifs, ensuite on revenait aux démulsifs, à la manne, aux anodins et aux laxatifs unis aux opiats. On terminait le traitement par des potions camphrées, comme anthelmintiques.

Les anti-phlogistiques et les stimulans étaient également nuisibles, et l'on ne fit usage des vésicatoires que pour relever les forces abattues.

Les clystères lénitifs étaient très-utiles dans la véhémence de la maladie, dans les cas de vomissemens spontanés et d'anxiété.

Enfin, si la fièvre prenait un type d'intermittence, on prescrivait aussitôt l'extrait de quinquina; ce remède fut non moins utile dans les menaces de gangrène.

La troisième variété étant du caractère d'une fièvre lente nerveuse, n'exigeait pas de traitement différent de celui des deux premières; seulement il fallait insister sur les anthelmintiques, tels que les émulsions camphrées chez les enfans, et débarrasser les premières voies avec l'ipécacuanha.

Enfin la quatrième variété n'était qu'une complication avec les maladies intercurrentes, dont elle subissait le traitement.

Le traitement suivi à Naples consistait dans la saignée, les vomitifs, les purgatifs salins, et ensuite le quinquina, les boissons acidules glacées, les vésicatoires ou les ventouses lorsqu'il y avait menace de congestion cérébrale, et l'on aidait ces moyens avec les bains, le musc et les opiats. Si le système nerveux était affecté, les anti-septiques furent très-utiles, et lorsque les fonctions vitales s'altéraient, on donnait du vin généreux animé avec la teinture de myrrhe, ou du vin mêlé avec l'eau à la glace.

On brûlait les parties externes qui se gangrenaient, et l'on donnait intérieurement les anti-septiques.

Si les parotides se formaient en un dépôt critique, on les ouvrait sans retard.

En général, les boissons délayantes et les purgatifs salins étaient employés avec succès.

Les autres complications de la maladie se traitaient suivant leur nature, par la méthode qui leur est appropriée.

Le traitement indiqué par l'illustre Pinel dans ce genre de maladie, est le même que celui de Rœderer et Wagler, que nous avons exposé ci-dessus, et l'on ne pouvait choisir de meilleurs modèles.

Huxham recommande de nettoyer les premières voies par de doux vomitifs, et par quelques purgatifs tels que la rhubarbe ; il proscrit les remèdes drastiques, et il insiste sur les tempérans et les légers diaphorétiques, les tisanes vineuses ou acidules ; enfin, dans les cas d'adynamie, il recommande les vésicatoires, le camphre, la thériaque, le castoreum, etc.

---

## FIÈVRE VERMINEUSE.

Une gastro-entérite peut être causée par l'action mécanique des vers, c'est-à-dire, par l'irritation que leurs mouvemens et leur succion produisent sur l'estomac ou le tube intestinal. Cette irritation peut provoquer une inflammation et par conséquent un état fébrile. Nous croyons donc que cette fièvre doit être appelée vermineuse, ou si l'on veut, *gastro-entérite helmintique.* Il est d'autant plus essentiel de la distinguer sous cette dénomination, qu'elle ne peut point être traitée comme la gastro-entérite simple, par l'application des sangsues et l'eau miellée ; et qu'il faut connaître la cause productrice et la combattre spécifiquement pour obtenir la guérison ; mais, quelle est la cause première qui détermine la génération des vers chez l'homme ? cette question traitée par de savans médecins est loin d'être résolue ; en attendant, nous rapporterons ici quelques faits qui ne seront pas sans intérêt, dans un temps où certains médecins systématiques voudraient rallier toutes les maladies à une seule cause provocatrice, au sang, source d'erreurs souvent renouvelée pour le malheur de l'humanité.

Une maladie épidémique se déclara tout-à-coup, et sans cause connue, en Savoie et en Italie, en 1545, attaquant de préférence les jeunes gens. C'était une fièvre véhémente, débutant avec la veille, le délire, la frénésie, ou bien la soporosité suivie d'un état léthargique, mal de tête extrême, lassitude, prostration des forces, douleurs lombaires et abdominales des plus cruelles. Les malades rendaient ensuite par le haut et par le bas une quantité prodigieuse de vers lombrics vivans. Cette évacuation était accompagnée d'affreuses angoisses et suivie immédiatement d'une éruption de phlyctènes et de la mort, à moins qu'elle ne survînt que vers le septième ou onzième jour; car, la maladie se terminait en bien ou en mal du quatrième au onzième. Les remèdes devaient être administrés promptement, et consistaient en purgatifs actifs, en boissons réfrigérantes et en cordiaux; mais cette maladie fit périr les trois quarts de ceux qu'elle attaqua.

Il régna depuis le mois d'août.1553 jusqu'en novembre, à Alkmaërt, une espèce de fièvre pestilentielle dans laquelle les malades rendaient beaucoup de vers, en voici un exemple: Une femme de 40 ans, très-bilieuse, éprouva tout-à-coup une violente céphalalgie; il survint un frisson suivi de chaleur. Le second jour, fièvre ardente, urines claires, pouls presque naturel, soif inextinguible; on fit une petite saignée qui occasionna une syncope; le troisième jour on prescrivit un purgatif de tamarins et de sirop de roses. La nuit suivante, la maladie prit un caractère très-marqué de malignité, et le quatrième jour il y eut beaucoup de délire; il survint une évacuation vermineuse qui le fit cesser, et la malade se plaignit de douleurs au ventre; elle avait un prurit incommode au nez; on appliqua sur le nombril un liniment avec l'huile d'œuf et de lys, du fiel de bœuf et du jus d'oignon; on donna un purgatif avec l'aloës et le sirop de roses, la malade rendit encore sept vers. Le huitième jour elle entra en convalescence. On remarqua chez d'autres malades des syncopes, la lividité du visage, l'enflure spasmodique du cou, des palpitations de cœur, des convulsions, des grincemens de dents et une petite toux sèche; les purgatifs et les cordiaux furent les seuls remèdes employés avec succès.

Au commencement de l'hiver de 1663 il régna dans les états Vénitiens une épidémie qui attaqua plus de neuf mille personnes; elle se terminait en peu de jours par la guérison ou la mort.

L'ouverture de plusieurs cadavres ayant fait voir une quantité incroyable de vers dans les intestins, un certain Gemmarius, médecin allemand, attaqué lui-même de cette maladie, essaya de prendre un remède composé d'un gros de rhubarbe, demi-gros de jalap et autant de semen-contra, rendit plus de deux mille petits vers et fut guéri; on prescrivit dès-lors ce même purgatif et l'on sauva les malades.

Bonnet, dans son *Sepulchretum anatomicum*, *lib. IV*, rapporte que pendant le siège de Hanau, 1659, il régna des fièvres malignes, où les malades après de grandes douleurs d'estomac et d'intestins, vomissaient et rendaient des vers, et étaient guéris.

Le même auteur rapporte qu'à la fin de l'été de 1675, il éclata dans la Bresse et les pays circonvoisins, une épidémie tellement meurtrière, que dans un mois elle emporta plus de six cents personnes dans la ville de Bourg, capitale de cette province, qui n'avait pas alors cinq mille habitans. Le roi y envoya un médecin du gouvernement qui ne fut pas plus heureux dans le traitement que ceux du pays. Comme les malades vomissaient beaucoup de vers lombrics vivans, on jeta par hasard du vin sur quelques-uns qui périrent sur-le-champ. Dès-lors on prescrivit aux malades cette boisson qu'on leur interdisait auparavant, et qui les guérit.

Les Ephémérides des curieux de la nature (*déc. II, an V, obs.* 169), rapportent qu'il se déclara en 1686, à Othen en Danemarck, une épidémie vermineuse. Les malades rendaient naturellement des vers par les selles; quelquefois cette diathèse vermineuse était accompagnée de céphalalgie, de cardialgie, de palpitations, de langueur, de prostration des forces et d'une fébricule. Les cathartiques et le mercure doux furent les moyens les plus héroïques pour combattre cette maladie.

Il régna en 1715, aux environs de Toul, une maladie contagieuse dont on mourait le second ou le troisième jour au plus : l'infection des cadavres était si grande, qu'on ne put en ouvrir, et que plusieurs fossoyeurs en moururent. Les caractères de cette maladie étaient une fièvre irrégulière, sueurs colliquatives, douleurs spastiques erratiques, céphalalgie, gastricisme, haleine fétide, urines crues, laiteuses, limoneuses, troubles; strangurie, région sous-orbitale cernée, amaurose subite avec grande dilatation de la pupille, prurit du nez, carphologie, grincement des dents, toux sèche. La bouche se tapissait d'aphtes, et il survenait un exanthême pourpré si fort, que la peau en tombait par lambeaux. La majeure partie de ces symptômes annonçaient la vermination. *Sunt exanthemata peculiaria verminosa ab aliis distincta, seu ab aliâ causâ animosâ congenita, suique generis essentialia.* Les malades qui étaient secourus promptement, rendaient des vers et étaient guéris. On prescrivit avec succès la rhubarbe unie à la magnésie, le mercure doux et cru; la teinture d'assa-fœtida unie à l'oxymel scillitique et aux eaux distilées de cochlearia et d'absynthe; la valériane et les acides minéraux étendus.

Dans les mois de janvier et février de 1737, le village de Sannoy et toute la vallée de Montmorency furent ravagés par une fièvre vermineuse meurtrière, dont voici les symptômes: Céphalalgie, lassitude universelle, suivie d'une grande faiblesse des extrémités inférieures; frissons suivis de sueur partielle, le visage tour-à-tour pâle, rouge et livide, le ventre météorisé, pouls dur, petit et fréquent, langue sèche et noire, les gencives brunes, urines rares, claires ou blanchâtres, dévoiement muqueux ou constipation; excrétion énorme de vers par la bouche et les selles, soif nulle, inquiétude, anxiété, pleurs et ris involontaires, délire vers le cinquième jour, et mort du septième au onzième jour. Les évacuans et les vermifuges faisaient rendre beaucoup de vers; ensuite on administrait les cordiaux pour rétablir les forces.

Le village de Grimand en Provence, est sur le penchant d'un coteau regardant l'est et le sud, à demi-lieue de la mer: l'air y est épais et nébuleux, les eaux mauvaises, les habitans pauvres et sujets aux fièvres intermittentes et aux cachexies. A la fin d'un printemps nébuleux, il se manifesta une fièvre épidémique très-grave, qui s'annonçait par le frisson et la céphalalgie avec redoublement le soir; chaleur âcre à la peau, pouls fréquent et élevé, et, dans la rémission, faible, irrégulier et souvent intermittent; sentiment de pesanteur à l'estomac; la langue blanche et visqueuse dans le principe,

*i*

se couvrait bientôt d'une couche sale et épaisse ; l'aphonie,
un délire comateux ; le grincement des dents et le trismus de
la mâchoire inférieure, se montraient dans le deuxième stade;
dès-lors, les malades rendaient beaucoup de vers ; les convulsions, la carphologie et le hoquet annonçaient la mort.

Une vieille femme étant morte après avoir rendu un ténia,
on ouvrit son cadavre, où l'on trouva les intestins grêles et
les replis du colon tapissés d'une fourmilière d'ascarides
collés contre les membranes, avec une bile verte et muqueuse ;
l'estomac portait quelques stigmates livides.

Le traitement se composa de minoratifs, de potions amères
et camphrées, de lavemens avec le lait sucré, de boissons
antisceptiques, et de cordiaux auxquels la faiblesse du pouls
et les syncopes fréquentes obligeaient de recourir.

Une épidémie des plus redoutables éclata tout-à-coup au
mois d'avril 1756 à Linières-la-Doucette, dans le bas Maine.
Elle attaqua près de neuf cents personnes, dont plus de cent
soixante succombèrent. La maladie était caractérisée par des
accidens fort singuliers : Douleurs générales accablantes,
déchiremens douloureux à la plante des pieds, angine, délire,
assoupissement, éruptions miliaires et pourprées, grincemens des dents. Chez les filles pubères, il survenait parfois
des hémorragies utérines si prodigieuses, que dans vingt-
quatre heures la mort s'ensuivait, à moins qu'on ne les ré-
primât avec l'eau de Rabel. Les malades rendaient une énorme
quantité de vers par le haut et par le bas : selles noirâtres
très-fétides, avec picotemens dans l'abdomen ; soif extrême,
chaleur âcre à la peau, vomissemens érugineux, lipothymies
fréquentes, larmoiement, pouls petit et serré, changeant
continuellement de rythme, délire et tremblement des jambes :
la mort arrivait avec une affection soporeuse ou la frénésie.

Les évacuans, les boissons antiphlogistiques, les anti-
spasmodiques et les anthelmintiques, furent les moyens les
plus salutaires. La saignée du pied fut parfois utile. Les convalescens perdirent leurs cheveux.

Le canton de Harcourt et la ville de Caen en Normandie,
furent affligés, dans les années 1760, 62 et 65, d'une épi-

démie vermineuse qui fit beaucoup de victimes. Elle débutait par des lassitudes, le dégoût, la diminution des forces. Cet état de langueur amenait une sorte d'engourdissement; bientôt il survenait un flux de ventre glaireux d'une fétidité insupportable, avec des myriades de vers. La langue d'abord blanche et muqueuse devenait noire, sèche et gercée. Les malades étaient assoupis, et se réveillaient en sursaut et en poussant des cris effrayans; souvent ils se plaignaient d'une constriction à la gorge. L'haleine était fétide; il y avait des vomissemens. La mort venait du sixième au septième jour; passé ce terme, ceux qui rendaient beaucoup de vers obtenaient une assez prompte guérison, mais ils perdaient leurs cheveux.

Les boissons accidulées, nitrées, amères, et les vermifuges formèrent la base du traitement.

Il régna durant plusieurs années à Toulon, parmi les gens pauvres et les galériens, une épidémie de fièvres vermineuses caractérisées par des redoublemens périodiques, avec céphalalgie, accablement, inquiétude, délire, bouche pâteuse, langue aride et douleurs vagues dans l'abdomen, diarrhée avec ténesme, urines jumenteuses, mouvemens convulsifs, hoquet, éruptions pourprées ou miliaires, et surtout une excrétion énorme de vers.

Les évacuans, les vermifuges, le tartre émétique et le quinquina furent les seuls remèdes qui réussirent avec les boissons acidules, et les vésicatoires dans les affections soporeuses.

Le savant Van Denbosch, médecin de La Haye, publia en 1766 un mémoire intitulé : *Historia constitutionis epidemicæ verminosæ quæ per insulam Overflack et Godreed contiguam grassata est*, dont voici un extrait :

Une constitution vermineuse se manifesta dans le sud-ouest de la Hollande, dès l'année 1760, et continua jusqu'en 1763. Elle devint épidémique dans les îles d'Overflack et Godreed, situées à l'embouchure de la Meuse et de l'Escaut oriental, leur situation marécageuse les rendant plus propres au développement des épidémies, d'autant plus que, dans l'automne pluvieux de 1760, leurs lagunes furent long-temps inondées. La ville de Cailan fut la plus maltraitée par cette maladie.

Invasion brusque et irrégulière; horripilations et frissons suivis d'une chaleur sèche et ensuite d'une sueur abondante, parfois avec les extrémités froides; céphalalgie atroce, dilatation de la pupille, prurit du nez, bourdonnement dans les oreilles; douleurs récurrentes par tout le corps, anxiétés précordiales, suivies de déjections alvines putrides d'une odeur cadavéreuse, et mêlées de beaucoup de vers et de caroncules membraniformes; peu de vomissement, beaucoup d'anomalies dans le pouls et la respiration, perturbation des facultés mentales; la langue d'abord muqueuse devenait sèche, aride et noire; soif modérée ou ardente; les urines claires ne devenaient sédimenteuses qu'après les évacuations alvines. Dans le progrès de la maladie, on observait encore la rigidité du cou et des membres, l'engourdissement des extrémités, les veilles, la surdité, le délire ou le coma. La maladie dégénérait souvent en lente nerveuse consomptive.

Les indications curatives étaient de débarrasser le tube intestinal par des purgatifs. On donna les anthelmintiques, tels que la décoction d'absynthe, la teinture d'assa-fœtida et le quinquina. On employa les lavemens antisceptiques, les boissons apéritives, aiguisées avec les sels neutres, le petit-lait et les acides minéraux.

On vit régner dans l'hiver de 1773, à Champagnoles en Franche-Comté, une épidémie de fièvre vermineuse que le docteur de Villaine attribua à la mauvaise nourriture, suite de la disette des grains pendant deux années consécutives. Elle s'annonça par de légers paroxysmes fébriles, suivis d'une réfrigération générale, ptyalisme incommode, concentration du pouls, céphalalgie, éructations, anxiétés précordiales, cardialgie, yeux ternes, livides et larmoyans, visage tantôt pâle et tantôt coloré, langue blanche et visqueuse; dans la troisième période, débilitation, assoupissement, carphologie, vomissemens, mouvemens automatiques des membres avec râle et délire, pouls formicant, météorisme du ventre, haleine fétide, face hippocratique; signes d'une mort prochaine. Les malades rendaient des vers par le haut et par le bas, ce qui les soulageait. Le traitement fut simple : l'application des sangsues aux tempes arrêtait le délire. On combattait la vermination avec la potion suivante : eau de pourpier, 2 gros; esprit de nitre dulcifié, 12 gouttes; sirop de framboises, 1 gros : ou bien avec une poudre composée de calomélas, 6 grains; coraline et semen-contra, 12 grains de chaque, dans du miel. On donna l'infusion de camomille en boisson, et l'on soutenait les forces avec le vin et le quinquina. On prescrivit aussi les lavemens, les fomentations, les vésicatoires et les sinapismes, selon les indications.

La même maladie régna dans les années 1773, 74 et 75, dans la Normandie, et surtout à Monceaux, Cottevrard, St-Hellier et au Gros-Theil, et présenta absolument les mêmes symptômes; on employa l'émétique, les boissons acidulées, celle de quinquina émétisée, les amers et les anti-vermineux. La saignée fut reconnue nuisible.

Le Pecq de la Clôture cite plusieurs autres épidémies de ce même genre dans son estimable ouvrage sur les maladies de la Normandie.

### COROLLAIRES.

Les médecins ont long-temps discuté sur la question de savoir si les fièvres malignes provoquaient la génération des vers dans le corps humain, ou si c'étaient ceux-ci qui étaient cause de la fièvre maligne. Les docteurs Andry surtout et Brera ont fait de grandes recherches à cet égard; mais *adhuc sub judice lis est*. Quant à nous, nous pensons que cette maladie est une variété de la fièvre muqueuse, et qu'elle n'est nullement contagieuse. Nous croyons que les vers engendrés par une cause ou un agent morbide inconnu, provoquent cette maladie par l'irritation que leur présence dans l'appareil digestif y excite.

Les symptômes ordinaires qui accompagnent les fièvres dites vermineuses sont, comme l'a observé Geoffroy, une pyrexie irrégulière, des sueurs copieuses partielles, récurrentes, colliquatives; des aphtes, des éruptions anomales, des hémorragies, des douleurs spastiques, la céphalalgie, les nausées, l'inappétence ou la boulimie irrégulière, le prurit du nez, la région sous-orbitale cerclée d'une lividure et tuméfiée, la pâleur et la rougeur alternatives du visage, haleine fade, langue blanche et ses papilles relevées, pupille très-dilatée, amaurose subite et récurrente, soubresauts des tendons et grincemens des dents, un sommeil agité, toux sèche, ptyalisme, vertiges, respiration et circulation irrégulières et gênées; hoquet, éructations, tuméfaction de l'abdomen, douleurs poignantes mais passagères à la région ombilicale; urines crues, lactées, limoneuses ou supprimées; à ces symptômes se joignent souvent ceux d'adynamie et d'ataxie; mais les déjections vermineuses par le haut et par le bas sont les signes les plus caractéristiques de la maladie; en voici un exemple :

Nous eûmes un enfant de 12 ans qui fut pris tout-à-coup d'une fièvre ardente avec douleurs intolérables aux régions épigastrique et abdominale, suppression des urines et des selles, envies de vomir, langue blanche au milieu et rouge par les bords; les yeux injectés et délire dès le premier jour. Nous regardâmes cette maladie comme une gastro-entérite très-aiguë: quarante sangsues furent appliquées sur les régions douloureuses, et remplacées par des cataplasmes émolliens; des lavemens et une boisson antiphlogistique abondante furent prescrits. Le lendemain matin l'enfant eut un épistaxis très-copieux; dès-lors, cessation du délire, mais les douleurs subsistent; on continue les cataplasmes qui avaient provoqué une grande évacuation de sang par les piqûres des sangsues, la fièvre continuait. La décoction de tamarins produisit quelques selles bilieuses et muqueuses, et la maladie restait stationnaire; enfin, au sixième jour, après un traitement contre-stimulant très-actif, le malade rendit un vers, nous lui administrâmes aussitôt une dose de gr. xv de calomélas, et gr. jv de gomme gutte qui produisit trois selles copieuses, dans lesquelles se trouvèrent huit grands vers lombrics vivans et beaucoup de mucosité. Le septième jour, apyrexie, et le neuvième, entrée en convalescence : c'était une véritable gastro-entérite vermineuse, et nous avouons que nous avions commis une erreur de diagnostic, et peut-être employé mal à propos les sangsues en aussi grand nombre, car cette médication fut tout au moins inutile.

## AUTOPSIE CADAVÉRIQUE.

L'ouverture des cadavres fait voir une quantité de vers lombrics et ascarides dans le tube intestinal. Nous avons vu les parois internes de ces viscères corrodés et comme frappés de stigmates violacées, que nous avons cru être produites par la succion de ces insectes. On trouve de plus dans le conduit alimentaire des mucosités, de la bile et des matières excrémentielles noires et d'une odeur insupportable. En outre, si la maladie s'est prolongée avec ataxie, le cerveau donne des traces d'inflammation, mais qu'on ne peut regarder que comme tout-à-fait secondaire.

## PRONOSTIC.

Rien n'est plus obscur que le jugement à porter dans le diagnostic et le pronostic de la maladie dont nous traitons. L'anomalie des symptômes, la marche irrégulière des acci-dens, rendent le premier très-difficile; quant au second; la sortie libre et abondante des vers est d'un bon augure, ainsi qu'une sueur chaude et modérée avec un pouls large, régulier et soutenu. Le hoquet et les vomissemens de vers sont un signe fâcheux, et le premier signe annonce souvent le pas-sage à la gangrène de l'estomac. Les taches livides qui se montrent sur le corps sont les avant-coureurs de la mort. Le trismus, les convulsions, le délire, le météorisme du ventre, la soporosité, les pleurs, le rire, les déjections involontaires, les hémorragies passives sont tous des symptômes funestes, surtout si le pouls devient faible et intermittent.

TRAITEMENT.

La maladie étant reconnue, l'indication curative n'est plus incertaine; en effet, elle ne consiste qu'à expulser du tube intestinal la cause actuelle des désordres qui y règnent, à calmer l'irritation qui en a été l'effet, et à rétablir enfin l'équilibre des fonctions de ce viscère : il est ensuite des accidens consécutifs ou épiphénoméniques auxquels il est souvent nécessaire de remédier. Ainsi, on éliminera les vers en sollicitant les contractions gastro-intestinales par des évacuans tels que le calomélas, l'aloës, la rhubarbe, le jalap ou l'huile de croton-tillium à la dose d'une goutte dans du sucre, ou enfin deux gouttes de créozote dans du sirop; parfois il convient d'administrer un émético-cathartique, en combinant l'ipécacuanha avec le jalap; on applique des clystères de décoction de lichen de Corse, de semen-contra, de la geofrea anthelmintica, animée avec le camphre; les épithèmes d'onguent d'arthanita camphré sur le nombril, chez les enfans qui se refusent aux boissons : les clystères de lait sucré ont souvent réussi. On remplira la seconde indication par l'infusion de tamarins, la limonade, l'eau miellée même, si funeste aux vers, d'après les expériences de Redi et de Moreali. Les sangsues appliquées sur la région épigastrique ou aux veines hémorroïdales ne conviennent que dans le cas ou après l'expulsion des vers il existe encore une forte irritation dans le système gastro-entérique. Lorsqu'il n'y a plus qu'un état de langueur dans les fonctions digestives, on les relève avec les amers et surtout le quinquina pris modérément. Le vin fut reconnu utile dans l'épidémie de Bresse en 1675. Un régime tonique contribuera à rétablir les forces et à prévenir une nouvelle congestion vermineuse; quant aux complications ou aux accidens consécutifs, c'est un objet d'étude très-important pour le médecin praticien; il se manifeste souvent des phénomènes singuliers qui trompent l'observateur même le plus expérimenté. C'est ainsi que nous vîmes, dans notre salle de l'Hôtel-Dieu de Lyon, un jeune marin arrivé au septième jour d'une fièvre muqueuse, devenir dans une nuit d'une couleur brune cuivrée comme un mulâtre, au point de ne pas le reconnaître ; il mourut dans la journée. Nous ouvrîmes son cadavre : le cerveau, la poitrine, le cœur et les viscères abdominaux étaient sains, mais les intestins de couleur noire et comme gangrenés; l'estomac vivement enflammé,contenant trois vers lombrics de la longueur démesurée de 13 pouces sur 3 lignes de diamètre, le duodenum et l'ileum en contenaient 7 autres un peu moins grands.

Un enfant âgé de 7 ans fut apporté dans notre salle, il avait été mordu cinq semaines auparavant par un chat réputé enragé ; il présentait en effet tous les symptômes de la rage confirmée ; il mourut dans la nuit. On ne put reconnaître aucune trace de la morsure, l'ouverture du cadavre nous présenta le cerveau dans son état normal, le larynx et le pharynx légèrement enflammés, mais le canal digestif contenait 68 vers lombrics de 8 à 9 pouces de long, savoir : 3 dans l'arrière-bouche, 7 dans l'œsophage, et 2 autres avaient percé ce tube et pénétré dans la poitrine entre les plèvres ; 15 dans l'estomac avec érosion de sa membrane muqueuse. Le duodenum et les gros intestins contenaient le reste. La plupart de ces reptiles étaient vivans.

C'est donc sur ces phénomènes que le médecin doit porter une attention sérieuse pour leur appliquer une médication rationnelle et ne pas commettre des erreurs de diagnostic souvent mortelles.

FIN DU PREMIER VOLUME.

www.ingramcontent.com/pod-product-compliance
Lightning Source LLC
Chambersburg PA
CBHW060419200326
41518CB00009B/1411